简易古食方护佑全家人丛书

古方中的调脾胃家常菜

余瀛鳌　陈思燕　编著

中国中医药出版社
·北京·

前言

我国传统在治疗疾病的同时，非常重视饮食的调养作用。做好了日常饮食的功课，一方面可以起到辅助治疗疾病的作用，另一方面可以起到预防疾病发生、发展的作用。这也是我国药膳食疗一直受到大众高度重视的原因。

中医认为“药食同源”，食物与药物同出于大自然，密不可分，只是具有各自的形、色、气、味、质等不同特性，本质上并没有严格区别。

食物一般偏性较轻，作用和缓，适用人群广泛，常服无碍；而药物偏性较重，食后反应强烈，有些甚至有毒性，必须对症，不宜久服。通过单纯的食物或药物，或食物与药物相结合来进行营养保健以及治疗康复，在我国传统中极为普遍。也有不少既可作为食物也可作为药物的材料，称为“药食两用材料”，在食疗中是最为常用的。如在众多的本草、方剂典籍中，枸杞子、山药、羊肉、乌鸡、桂皮、生姜、枣、椒、茴香、扁豆、薏米、甘草、茯苓、酒、醋等材料出现的频率极高。

《寿亲养老新书》中说：“水陆之物为饮食者不管千百品，其五气五味冷热补泻之性，亦皆禀于阴阳五行，与药无殊……人若知其食性，调而用之，则倍胜于药也……善治药者不如善治食。”

饮食永远是一个人健康的根基。《素问·五常政大论》中说：“谷肉果菜，食养尽之。”《素问·脏气法时论》中说："五谷为养，五果为助，五畜为益，五菜为充，气味合而服之，以补精益气。"

如有一些身体不适，首先要用食疗调理，食疗无效时再用药疗。唐代医圣孙思邈在《备急千金要方》中说："凡欲治疗，先以食疗，既食疗不愈，后乃用药尔。"讲的就是这个"先食后药"的原则。

基于以上的认知，我们编纂了这套图书。它针对五脏保养和常见疾病，借鉴整理了大量中医典籍古方以及流传广泛的民间验方，每方都介绍来源出处、功效、做法、材料特性以及宜忌人群，有据可查，安全可靠。在选方时贴近现代生活，尽量不选用药材繁多、制作不便者。强调古为今用，不刻板地生搬古方，对现代生活中不便操作的部分做了替代和改良，使之更加实用。

本套系列图书以古方为基础，以食疗为手段，以健康为目的，帮助人们在日常生活中加强保养，重新发现日常食物的价值，以最自然的方式，让生命更加和谐、健康、安宁。希望这些古老的智慧和经验，成为生生不息的能量之源，守护一代又一代人的健康！

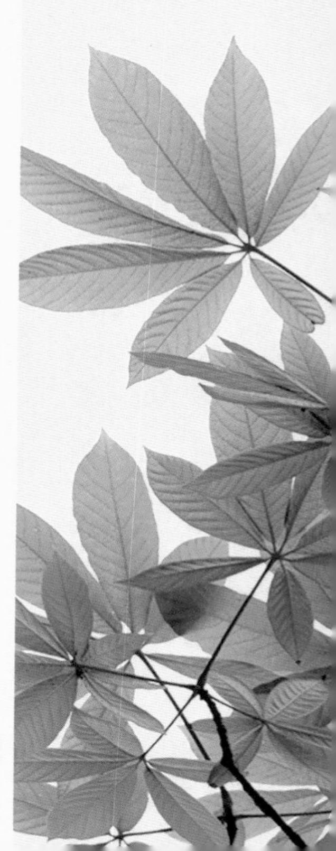

编者

2020年2月于北京

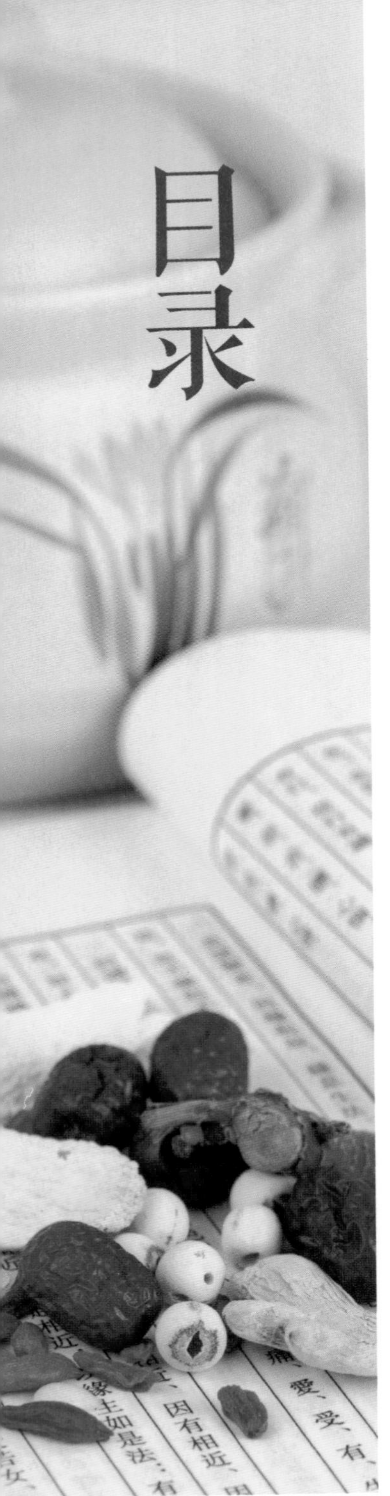

目录

壹 调好脾胃，才能身体倍儿棒

脾胃是后天之本，脾胃好才能吃嘛儿嘛儿香，百病不生。

脾胃对人有多重要……2

脾胃是“后天之本”……2

脾胃虚衰，百病由生……2

男女老少都要重视养脾胃……3

脾胃是一个整体系统……4

中医眼中的脾……4

中医眼中的胃……6

脾与胃相表里，同病同治……7

这些因素会损伤脾胃……8

先天禀赋不足……8

饮食不节……8

外感六淫……10

劳逸过度……11

情志失调……11

其他疾病和长期服药……11

脾胃失调，不同类型的调理法……12

脾胃气虚，最宜健脾益气……13

脾胃阳虚，最宜温补脾阳……14

脾胃寒湿，最宜温脾燥湿……15

脾胃湿热，最宜清热利湿……………16
脾胃气滞，最宜理气化滞……………17
小儿脾虚，最宜消积化食……………18

脾胃病最宜食补……………………19

三分治，七分养……………………19
食补也应对证………………………19
粥养脾胃最有益……………………20
以脏补脏养脾胃……………………20
面点主食好消化……………………21
黄色食物健脾胃……………………21

调护脾胃的好习惯…………………22

食不过饱……………………………22
食不刺激……………………………22
食不过烫……………………………23
食不过冷……………………………23
三餐定时定量………………………23
保暖防风，不妄劳作………………24
保持好心情…………………………24

四季脾旺不受邪……………………25

春日省酸增甘，以养脾气…………25
夏日省苦增辛，以养肺气…………26
秋日省辛增酸，以养肝气…………27
冬日省咸增苦，以养心气…………27

古方常用的调脾胃食材……………28

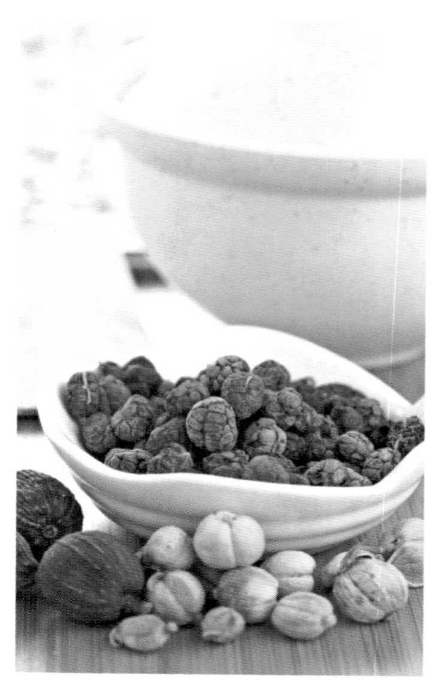

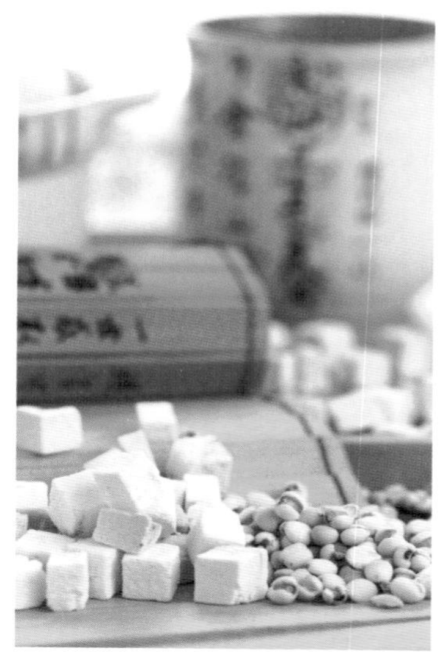

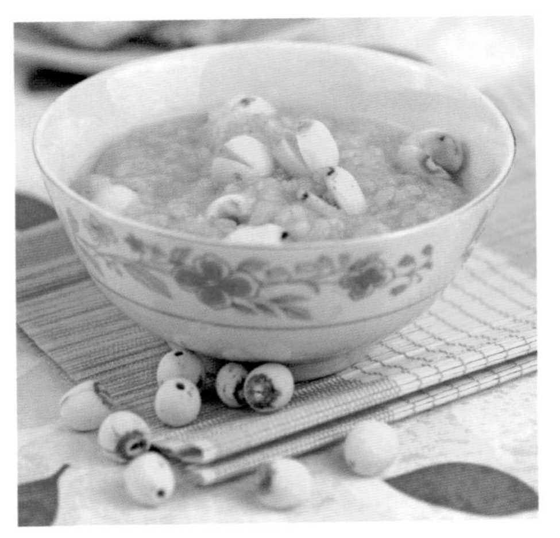

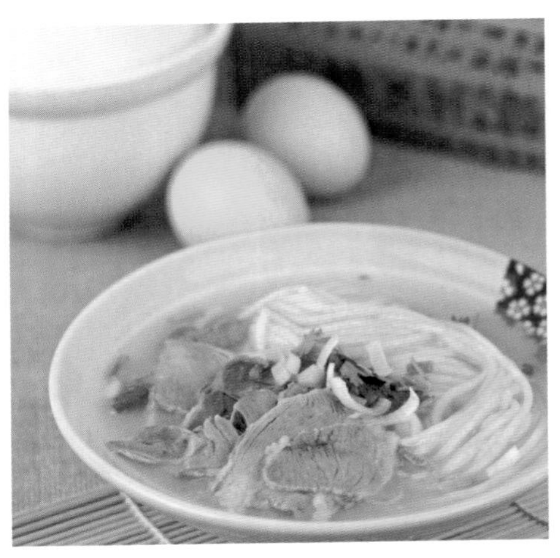

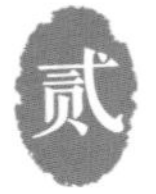

贰 脾胃气虚者，健脾益气更强健

用于腹胀纳呆、久泻不止、倦怠气短、神疲乏力、胃下垂等脾气虚弱者。

人参茯苓粥……38

参芪茯苓羊肉粥……39

猪肚白术粥……40

大麦羊肉粥……41

参枣粥……42

桂圆生姜大枣粥……43

薯蓣粥……44

粟米鸡肉粥……45

白扁豆粥……46

莲子芡实粥……47

八宝粥……48

莲子锅巴粥……50

大麦饭……51

鸡蛋羊肉面……52

八珍糕……54

山药茯苓包子……56

鸡蛋炒面……57

八宝豆腐……58

栗子炖鸡……60

山药排骨汤……61

黄芪陈皮炖猪肚……62

人参鹌鹑汤……63

鲫鱼豆腐汤……64

牛肉羹……65

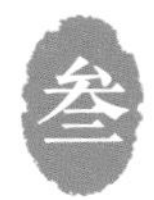

叁 脾胃阳虚者，温补脾阳胃更暖

用于形寒肢冷、脘腹冷痛、完谷不化、便溏久泻等脾胃阳虚者。

神仙粥……68

延伸用法：葱姜散……69

金粟粥……70

羊肉粥……71

大蒜粥……72

荜茇粥……73

草果羊肉粥……74

干姜粥……75

肉桂粥……76

吴茱萸粥……77

猪肚粥……78

豆豉羊肚粥……79

四和汤……80

泄泻方……81

豆蔻饼……82

花椒鸡丁……83

猪肾汤……84

花椒火腿汤……85

豆蔻草果炖乌鸡……86

当归生姜羊肉汤……88

姜橘椒鱼汤……90

龙眼生姜汤……92

姜枣汤……93

姜糖饮……94

姜韭牛奶饮……95

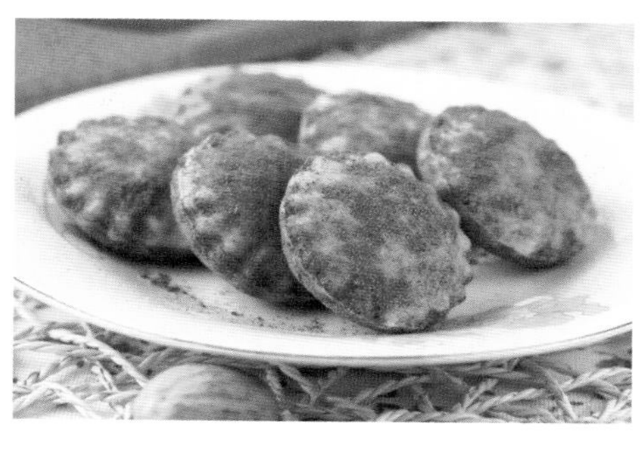

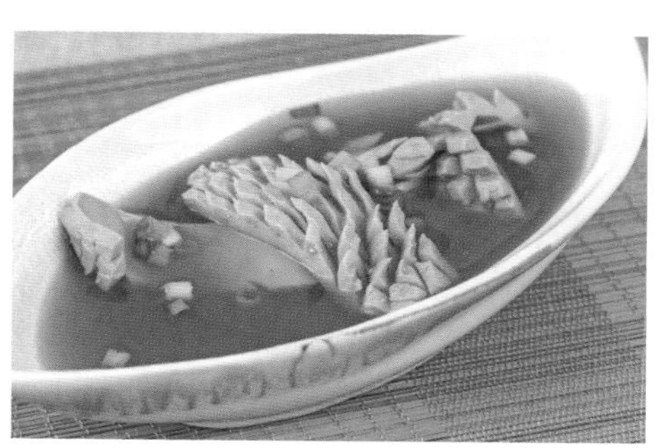

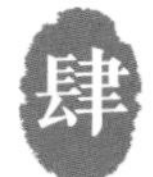

肆 脾胃寒湿者，温脾燥湿助运化

用于腹胀冷痛、吐泻、吞酸、水肿、身重、形寒等脾胃寒湿者。

高良姜粥……98

豆蔻粥……99

花椒粥……100

小茴香粥……101

川椒热汤面……102

益脾饼……104

砂仁荷叶饼……106

芫爆散丹……107

砂仁炖羊肉……108

雄鸡小豆汤……109

砂仁肚条……110

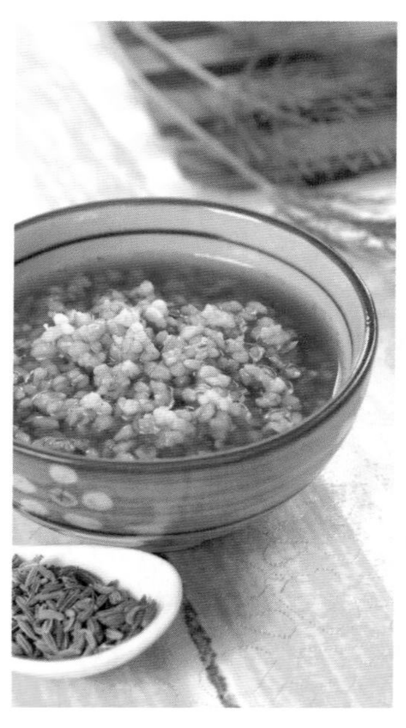

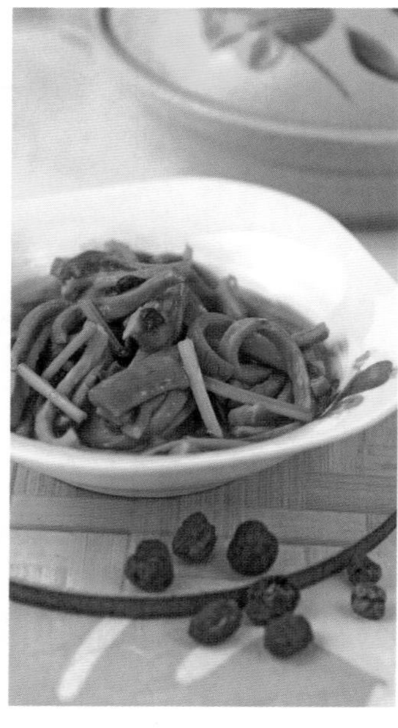

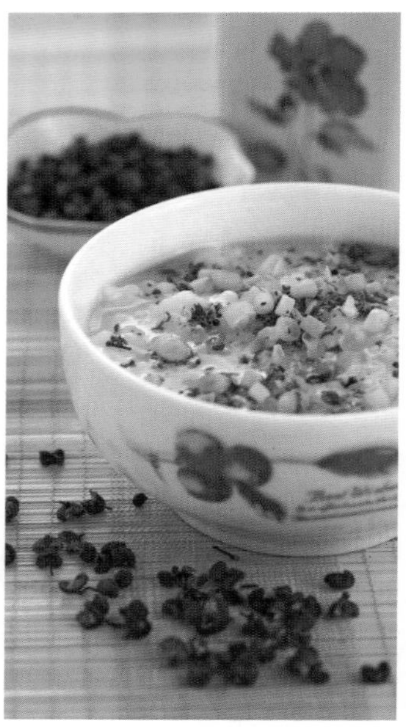

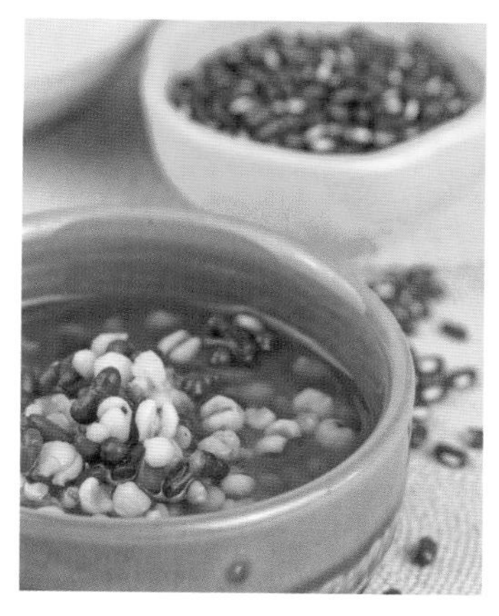
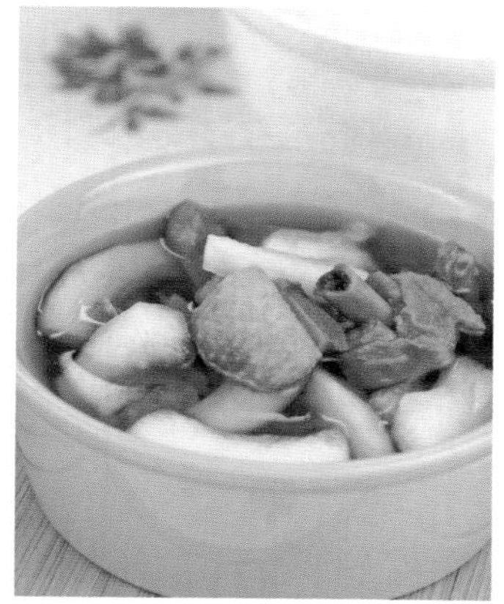
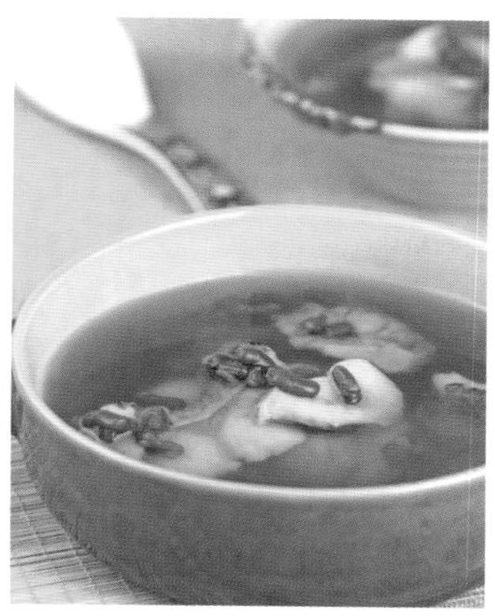

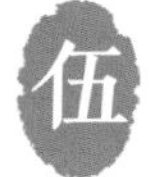伍 脾胃湿热者，清热利湿祛胃火

用于口臭、呕恶、便秘、大便黏腻、泄痢、尿黄等脾胃湿热者。

小白菜粥……114
赤小豆薏仁粥……115
赤小豆茅根粥……116
丝瓜绿豆粥……117
糙米粥……118
大麦薏仁茯苓粥……119
凉拌芹菜腐皮……120
凉拌茼蒿……121
拌双瓜……122
凉拌白菜心……123
清炒竹笋……124
绿豆汤……125
水芹蛋汤……126
赤豆鲤鱼汤……127
三七藕蛋汤……128
海带冬瓜汤……129
冬瓜鸭肉汤……130
荸荠猪肚羹……132
牛奶蜂蜜饮……134
甘蔗汁……135

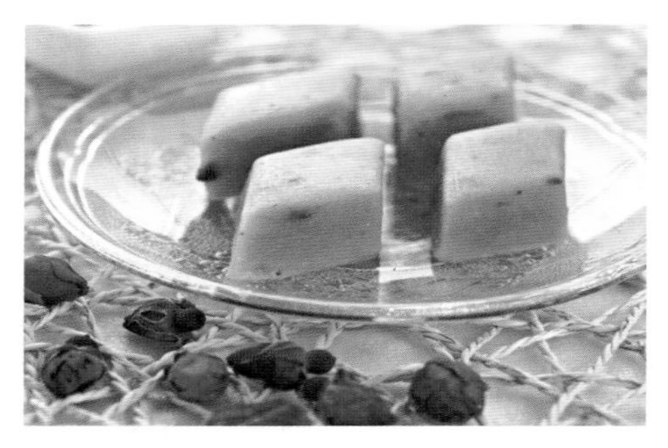

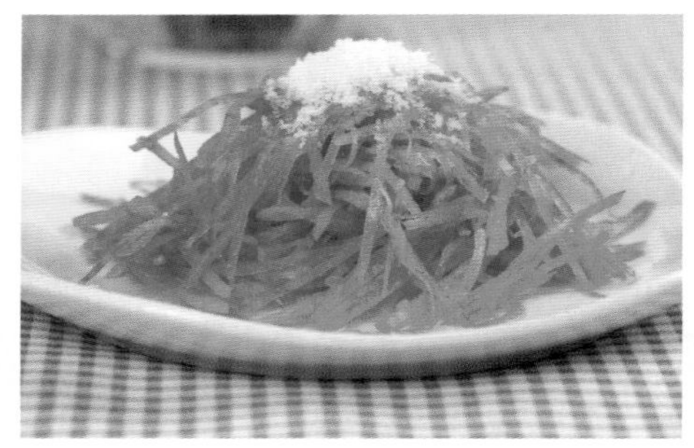

陆 脾胃气滞者，理气化滞更通畅

用于脘腹胀痛嘈杂、嗳气吞酸、反胃呕逆、便秘烦躁等脾胃气滞者。

橘皮粥……138
砂仁粥……139
生姜枇杷粥……140
薤白豆豉粥……141
桂心茯苓桑皮粥……142
曲米粥……144
三仙粥……145
玫瑰糕……146
糯米浆……148
砂仁藕粉……149
糖杨梅方……150
陈皮豆豉羊肚丝……151
素肉卷……152
清炒萝卜……154
凉拌心里美……155
薄荷疙瘩汤……156
降气消食汤……157
苏叶姜丝木瓜汤……158
萝卜羊肉汤……159
香菜乌鸡汤……160
猪肚羹……161
萝卜蜂蜜羹……162
大麦茶……163
茉莉花茶……164
金橘饮……165

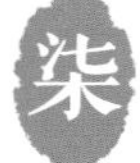

柒 小儿脾虚者，消积化食助生长

用于食积腹胀、厌食、吐泻、便秘、瘦弱、萎黄的小儿脾虚者。

二芽粥……168
粟米粥……169
鸡内金粥……170
山楂内金粥……171
山楂神曲粥……172
萝卜粥……173
大枣薯蓣粥……174
猪肚山药粥……175
大麦豇豆粥……176
萝卜子生姜粥……177
红萝卜大麦粥……178
锅巴山楂粥……179
高粱米粥……180
玉米面粥……181
消积饼……182
炒大麦面……184
山楂糕……185
豆腐锅巴……186
胡萝卜消积汤……188
鸡肝内金汤……189
山药羊肉丸子汤……190
山药鸡胗汤……192
菠菜豆腐羹……193
山楂陈皮饮……194
牛奶大枣饮……195

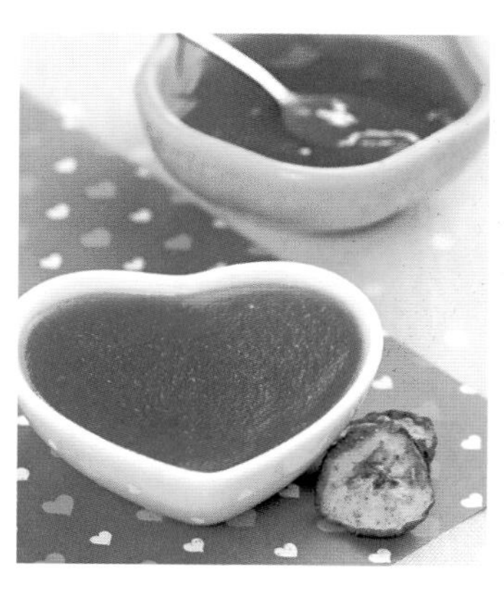

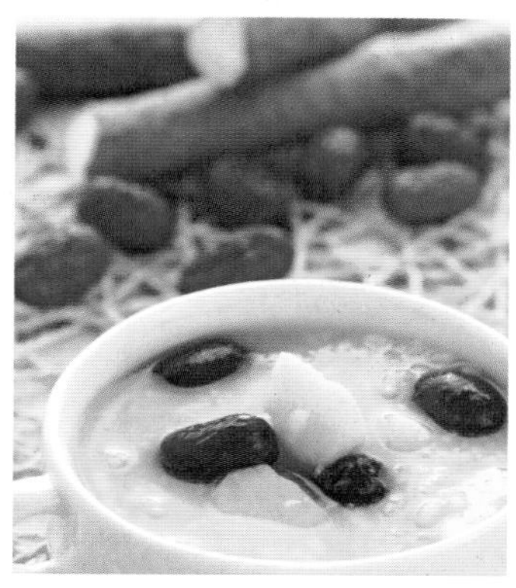

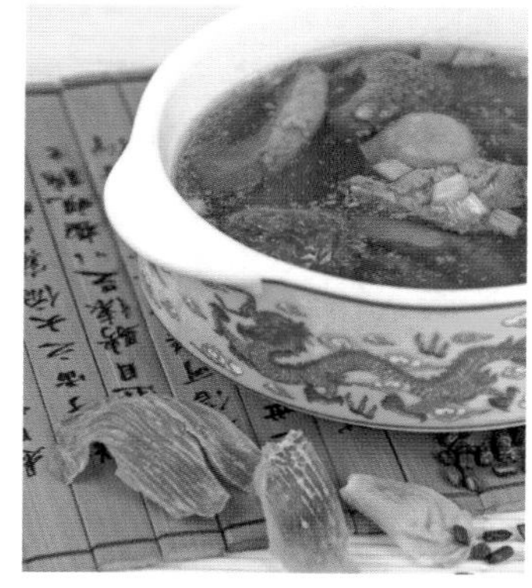

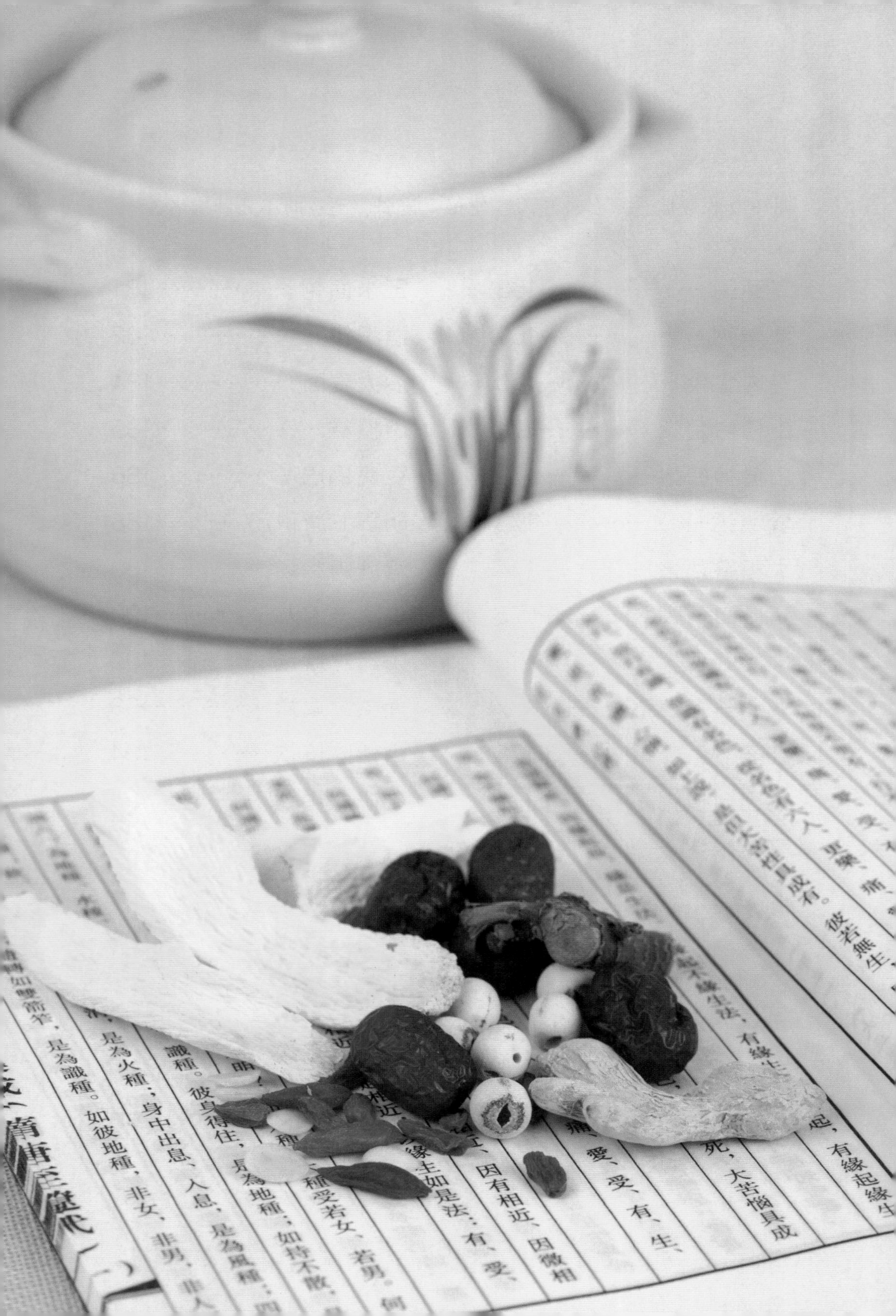

起，有緣起緣生
死，大苦惱具成
痛、愛、受、有、生、
因有相近、因微相
彼若無生
是為識種。如彼地種，非女、非男、非人

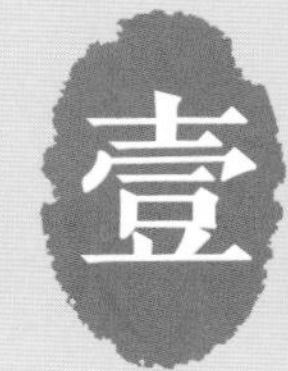

调好脾胃，才能身体倍儿棒

脾胃是后天之本，脾胃好才能吃嘛儿嘛儿香，百病不生。

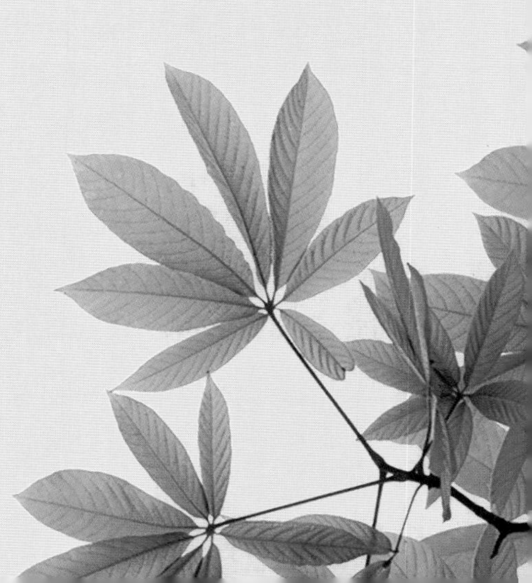

脾胃对人有多重要

脾胃是“后天之本”

脾胃可以吸收和运化饮食中的各种营养物质，化生为精、气、血、津液等以维持人体正常的生理活动，使人肌肉丰满、四肢健壮。所以说，脾胃是人体气血生化之源，又被称为“后天之本”。

脾胃虚衰，百病由生

人的元气全赖后天脾胃水谷精气时时充养，才能长盛不衰，维持机体正常运作。一旦脾胃之气衰弱，元气得不到水谷之气的充养，就会随之虚衰，导致五脏六腑、四肢百骸、五官九窍、十二经脉皆失于滋养，进而发生各种病变。

《素问·平人气象论》中说：“人以水谷为本，故人绝水谷则死，脉无胃气亦死……元气之充足，皆由脾胃之气无所伤，而后能滋养元气。若胃气之本弱，饮食自倍，则脾胃之气既伤，而元气亦不能充，而诸病之所由生也。”“平人之常气禀于胃，胃者，平人之常气也。人无胃气曰逆，逆者死。”

金代李杲所著《脾胃论》中说：“大肠小肠五脏皆属于胃，胃虚则俱病。”“脾胃虚则九窍不通。”“内伤脾胃，百病由生。”“脾胃之气既伤，而元气亦不能充，而百病之所由生。”

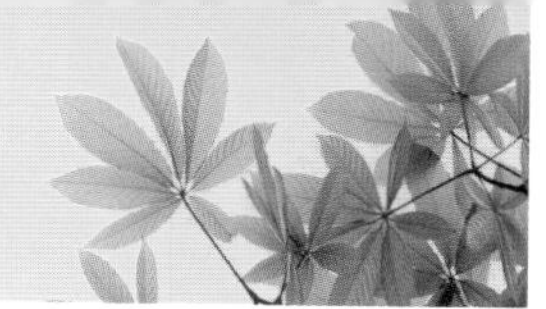

男女老少都要重视养脾胃

不论男女老少，最关键、最首要的调养就是养好脾胃。脾胃功能好，能让男人更强壮，女人更美丽，老人慢点老，孩子快点长。即便患了疾病，脾胃良好的人，能吃能喝，代谢通畅，身体也能更快康复。

男人脾胃差，工作压力抗不住

男人脾胃功能不佳，常会有胃痛、消化不良、腹泻或便秘的情况，同时肌肉力量减弱，疲惫乏力，精神不振，难以承担繁重的工作，尤其在紧张和压力大的时候就更扛不住了。只有养好脾胃，身体更强壮，才能更好地去打拼。

女人脾胃差，早早变成黄脸婆

脾胃好的女人往往容光焕发、体型适中。而脾胃功能不佳者，常有消化不良、食少、气逆、呕吐、腹胀、便秘等表现，同时面色萎黄、肌肤失养无光泽、口唇苍白、皱纹早生、精神状态不良，体型不是消瘦就是虚胖，人显得比实际年龄老。

老人脾胃差，虚弱多病难调养

老年人脾胃功能不佳，除了身体和容貌都会衰老更快以外，还易发生糖尿病、高脂血症、肾病等各种慢性病，可以说是“百病丛生”。如有手术、感染等急症，调治康复起来相当缓慢、困难。因此，老人养好脾胃是延年益寿、提高生活质量的关键。

孩子脾胃差，面黄肌瘦长个慢

儿童脾胃虚弱，容易出现厌食、偏食、积食、便秘或腹泻等状况，长期得不到改善时，常表现为面黄肌瘦，发育迟缓，身高、体重低于正常水平，营养不良，“豆芽菜”体型，容易感冒。因此，小儿调养的重点就是养好脾胃，保障其健康成长。

脾胃是一个整体系统

中医所指的脾胃并非脾脏和胃两个单纯的器官，而是包括了消化系统、血液系统、免疫系统、泌尿系统、神经系统所属部分器官在内的一套系统，是人体重要的生理系统之一。它由脾脏、胃腑、所属经络（脾经、胃经）、肌肉、四肢、口、唇等组成。

由于脾与胃互为表里，脾为脏，胃为腑，一阴一阳，共同完成一系列重要的生理作用，因此中医常将脾胃作为一个整体，在调养和治疗时也往往同时进行。

中医眼中的脾

脾主运化

脾主管消化吸收、运输营养物质，并参与水液代谢，具有运化水谷精微和运化水湿的功效。

若脾运化水谷功能失常，则营养不能通达各组织器官，且代谢不利而存留体内，容易出现纳差、腹胀、便溏、身重乏力等状况。若脾运化水湿功能失常，则水湿停滞于体内，常表现为胸闷呕逆、水肿、痰饮、腹水、泄泻等，所谓“诸湿肿满，皆属于脾”。

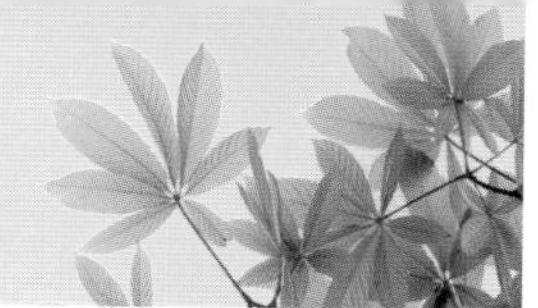

脾主统血

■ 生血：脾有生化血液的功能，为气血生化之源。脾虚易导致血虚、贫血。

■ 摄血：脾气对血液有固摄作用，使血液在脉道内正常运行，而不溢出妄行。脾虚易引起各种出血证，如便血、崩漏、皮下出血等。

脾主肌肉

“脾主身之肌肉”，脾气足则肌肉精壮丰满，结实有力。反之，肌肉失去滋养，则人会逐渐消瘦，四肢乏力，痿软松弛。

脾在窍为口，其华在唇，在液为涎

口唇为消化道开口处，常能反映出脾的盛衰。脾健则人体食欲良好，口唇红润，否则会出现食欲不振、口淡乏味或口味异常、唇淡无华的现象。脾虚还会出现口水多而自流的状况，在儿童、老人身上更为明显。

脾气主升

■ 升清：脾的运化可将水谷精微上输到心、肺，经脉道输布到全身。

■ 升阳举陷：脾气可固摄筋络、升举内脏，维持人体各内脏的正常位置，避免内脏下垂。脾气虚易中气下陷、固摄无力，而导致出现胃下垂、子宫脱垂、带下、脱肛等症状。

脾喜燥恶湿

“脾恶湿”，脾阳最易为寒湿之邪所伤。脾阳旺盛，则运化水湿功能正常，否则，脾为湿困，易出现水肿、腹胀、纳呆、肢重乏力等症。

脾主意志

“脾藏志”“志意和，则精神专注，魂魄不散，悔怒不起，五脏不受邪”。忧思最为伤脾，不仅内伤脾胃，还易引起情志方面的疾病。

中医眼中的胃

胃主受纳和腐熟水谷

胃具有接纳和腐熟水谷、消化食物的功能。

胃气主降

胃主降浊，胃气以通降为顺。胃气下降，食糜下行，有利于脾的运化和小肠分清泌浊。胃气不降，停滞或上逆，易引起恶心、呕吐、嗳气、脘腹胀满疼痛等不适。

胃气定生死

胃气是生命活动的主要标志，正所谓“有胃气则生，无胃气则死”。

胃喜润恶燥

胃的运作需依赖胃中津液。若有燥热之邪，最易灼伤胃的阴津，而出现口干、唇干、舌干、喜饮烦渴、龈肿、吐血、胃溃疡等症状。

脾胃常见不适症状的中医名词解释

胃脘：泛指整个胃体、胃腔。

痞满：自觉脘腹胀满，触之无形，按之柔软，压之无痛。

纳呆：也叫胃呆、纳少、食少，即进食减少，吃下去的东西不消化。

便溏：大便不成形，形似溏泥，俗称薄粪。

泄泻：排便次数增多，粪便稀溏，甚至泻如水样。

嗳气：胃中气体上出咽喉所发出的声响，其声长而缓，多见于饱食之后。

嘈杂：胃中有似饥饿、空虚伴灼热的一种感觉。

吞酸：酸水自胃上激于咽喉之间，未及吐出又复吞咽，酸味有如刺心之感。

呃逆：打嗝，指气从胃中上逆，喉间频频作声，声音急而短促。

噎嗝：饮食不下或食入即吐。

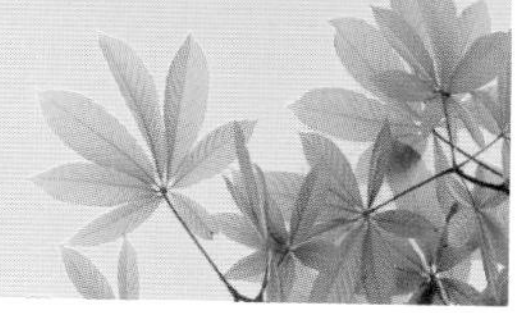

脾与胃相表里，同病同治

脾与胃互为表里。脾为脏、为里，胃为腑、为表，一阴一阳，一受一运，一升一降，一燥一湿，相辅相成，紧密配合，共同完成消化、吸收、运输精微物质等任务。

同时，脾与胃也互相作用和影响，往往一起发生病变，在调治时也常常需要协同，一起治疗和调养才能见效。因此，在中医里，脾胃有“同病同治”之说。

属阴
脾
脾最怕水湿
为脏，为里
主运化
脾气主升
喜燥恶湿
胃最怕火旺
为腑，为表
主受纳
胃气主降
喜润恶燥
胃
属阳

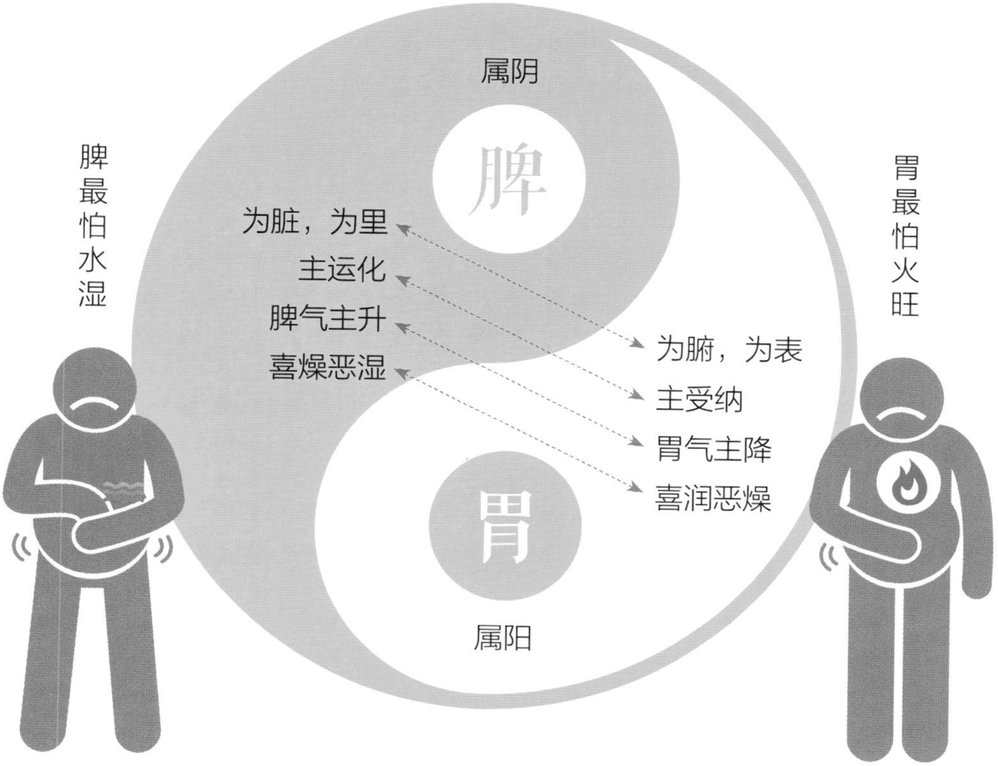

这些因素会损伤脾胃

先天禀赋不足

父母孕育胎儿时，自身或年龄较大，或体弱多病，或精气亏虚，可导致子女先天不足，从小就形体瘦弱、免疫力差、容易生病、生长较慢，尤其是脾胃功能低下最为突出。这样的孩子比较“娇气”，如果后天再不注意科学喂养和起居养护，很容易患上慢性脾胃疾病。

饮食不节

长期饮食失调是损伤脾胃、诱发脾胃疾病的最重要因素。

饮食过饥或过饱

饮食不足、长期饥饿会造成营养不良，气血生化不足，进而造成脾胃损伤，出现面黄肌瘦、神疲乏力、腹胀便溏等症状。

饮食过饱、暴饮暴食，会造成食积腹胀、气滞不通，出现脘腹胀满、嗳腐吞酸、上吐下泻等症状。积滞日久不化，则会化生痰热，导致各种疾病发生。

饮食不规律，如饥一顿、饱一顿，不按时吃饭，会导致脾胃气机失调，功能紊乱。

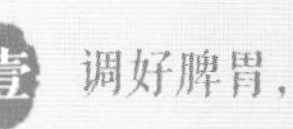

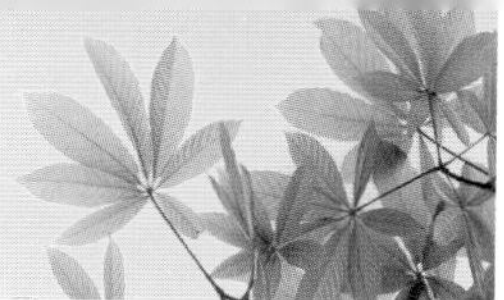

《医学正传·胃脘痛》中说：“更原厥初致病之由，多因纵恣口腹，喜好辛酸，恣饮热酒煎，复寒凉生冷，朝伤暮损，日积月深，自郁成积，自积成痰，痰火煎熬，血亦妄行，痰血相杂，妨碍升降，故胃脘疼痛，吞酸嗳气，嘈杂恶心，皆噎膈反胃之渐者也。”

饮食不洁

经常食用不洁净的食物，如陈腐、变质、有毒及未熟制杀菌的食物，容易致胃病。饮用污水对脾胃也有很大的损害，容易导致慢性胃病的发生。

过食辛辣刺激食物

长期食用辛辣刺激的食物，容易损伤胃黏膜，并伤及胃阴，加重胃燥。如过食辣椒、花椒、大蒜、洋葱、芥末、陈醋、浓咖啡等，都会对消化道产生损害，出现胃脘疼痛、呕吐、痞满、灼热等不适。

过食肥甘油腻

过食肥甘油腻的肉类，易积滞难消，从而化生湿热，损伤脾胃，出现胃痛、呕吐、痞满、口臭、嗳气、痰湿肥胖等症状。

过量饮酒

酒性大热，酗酒会损伤消化道黏膜，耗伤胃阴，使胃灼热，甚至胃出血。酒还会引起痰湿及湿热症，引起慢性胃病及糖尿病等代谢障碍性疾病。

饮食过热或过凉

很多人喜烫食，但如果常吃刚出锅、烫口的食物，易造成消化道溃疡甚至癌变，故进食应以温热为度，切勿烫口。

长期食用寒凉食物，尤其是刚从冰箱中取出的食物，易损伤脾阳，造成脾胃虚寒，降低脾胃运作功能。如冰镇饮料、冰水、冰淇淋等，即便在盛夏，也不宜多吃、常吃。

外感六淫

“风、寒、暑、湿、燥、火”为自然界的六气，如果太过时，则会侵入人体，成为致病之邪气，也称为“六淫”。

风邪

风邪侵袭脾胃，人体易出现腹胀痞满、腹部冷痛、厌食、嗝咽不通、饮食不下、呕吐、冷泻等症状，春季尤甚。

寒邪

寒为阴邪，易损人阳气。身体受寒尤其伤脾阳，导致脾胃虚寒，易出现胃脘冷痛、呕吐、呃逆等症状，冬季尤甚。

暑邪

暑为阳邪，易耗气伤阴。暑热难当时易出现饮食减少、口燥咽干、身热神疲等症状。如盛夏暑热夹湿，则会胃脘痞满、恶心呕吐、食少胸闷、便溏不爽、四肢困倦。

湿邪

多雨潮湿之地湿邪偏盛，如侵犯脾胃，易出现胃脘痞胀、胸闷纳呆、口中黏腻、恶心呕吐、腹泻等症状，夏季尤甚。

燥邪

燥热之邪侵袭脾胃，则伤津耗液，导致胃火灼热，出现唇干舌燥、口渴津干、食少、干呕、呕逆、尿黄、便秘等症状，秋季尤甚。

火邪

火邪可由天气炎热造成，也常由其他邪气化热而生。火邪会耗伤胃阴，造成口燥咽干、尿黄、便秘、胃灼痛、胃出血、吐血、便血等。

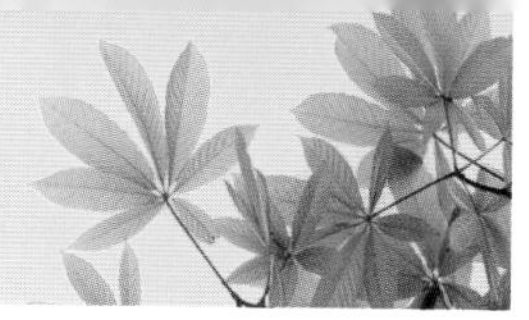

劳逸过度

劳逸应该有度，过于劳累或过于安逸，都不利于脾胃保养。

过于劳累

过度劳累包括体力劳动和脑力劳动。体力劳动过度会使气血损耗过大，中气受损，出现气短乏力、神疲懒言、胃纳减退，引发慢性胃炎。脑力劳动过度则耗气伤脾，如长时间伏案工作、加班熬夜、思考、学习等，会使脾胃运化迟滞，出现脘腹痞满不适、食欲减退，因此，脑力劳动者也是脾胃病的高发人群。

过于安逸，久坐久卧

“久卧伤气、久坐伤肉”，过度安逸、体力劳动太少，尤其是长时间卧床或久坐不动，也会引起脏腑功能失调，肠胃气机呆滞，脾胃运化功能减退，导致食欲不振、纳差腹胀、嗳气不舒、恶心、腹泻、气虚乏力。

情志失调

情志失调易致气机壅滞，肝气郁结，横犯脾胃，“肝气犯胃”而引起慢性脾胃病。“怒伤肝，思伤脾”，怒和思对脾胃的伤害最大。因此，爱生气、精神抑郁、忧思过度者均易出现脘腹胀满或胁痛、不思饮食、呃逆、呕吐、泛酸、嗳气、大便溏泄等脾胃气机不调的症状。

其他疾病和长期服药

身体多病日久，会造成气血虚弱，其他脏腑的疾病也会导致脾胃功能减弱或失调。此外，长期服用药物也会累及脾胃，造成脾虚，引起脾胃病。

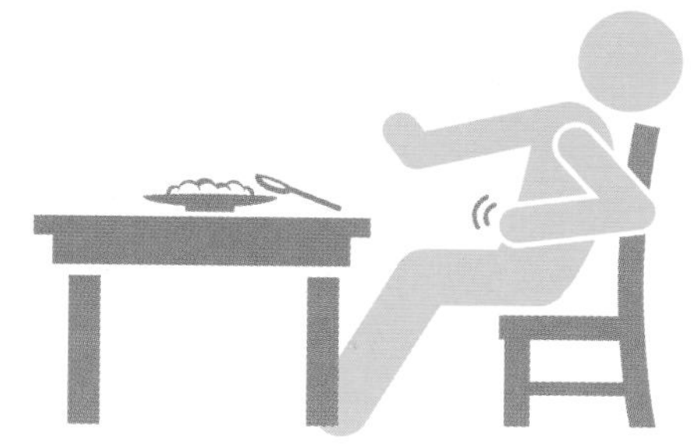

脾胃失调，不同类型的调理法

同样是腹胀、吃不下饭、拉肚子，有的是虚寒引起的，有的是湿热导致的，有的和脾胃气机不调有关……所以，仔细分辨脾胃失调的病因和类型非常重要，这样才能知道采用哪种方法来调理，应该选择哪类药材和食物，做到对证调养。

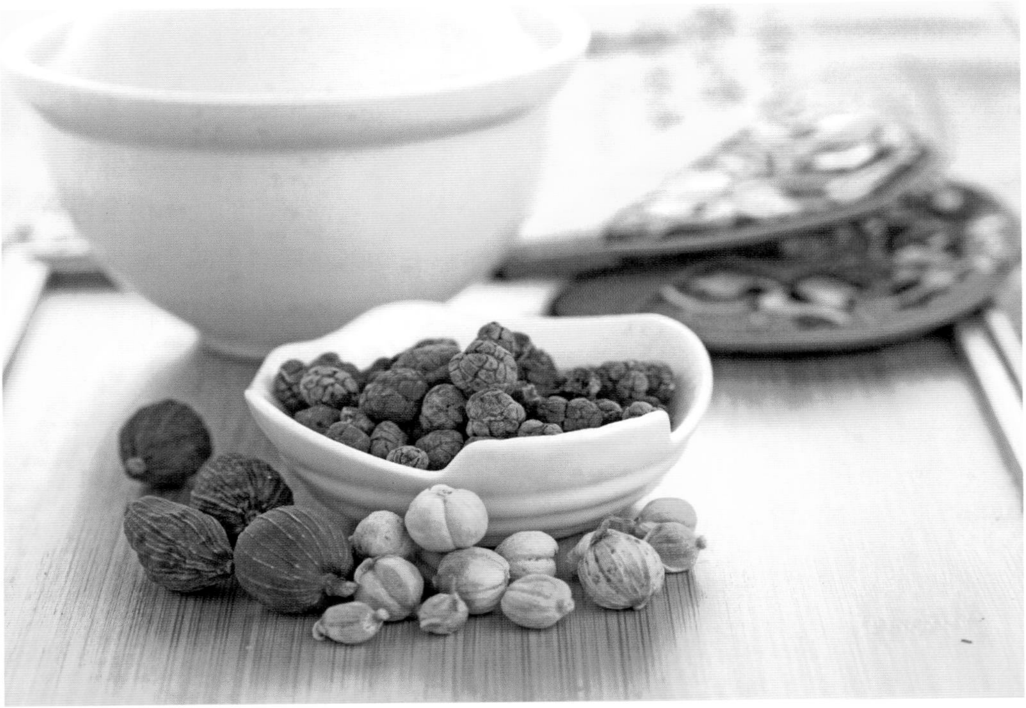

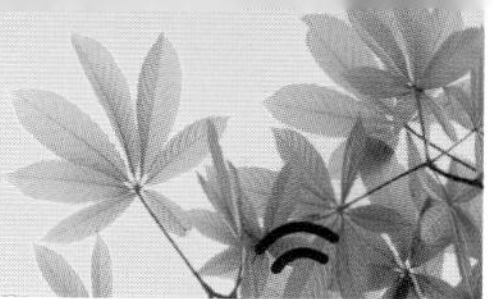

脾胃气虚，最宜健脾益气

脾胃气虚是指由于脾（胃）气不足而引起的脾胃受纳、腐熟及运化功能失常。常因饮食不节、情志失调、劳倦过度、病后虚弱等原因引起。

主要表现	腹胀纳呆，食后胀甚，泄泻，肢体倦怠，神疲乏力，少气懒言，形体消瘦或肥胖浮肿，舌苔淡白； 严重者脾气下陷，出现久泻不止、脱肛、胃下垂、子宫脱垂等中气下陷症状； 亦会出现月经过多、崩漏、便血、尿血、衄血（鼻出血）、皮下出血等慢性出血症状
治疗原则	健脾益气，充足气血
调养食材	山药、大枣、粳米、糯米、粟米、锅巴、熟藕、栗子、黄豆、豆腐、扁豆、豇豆、牛肉、羊肉、鸡肉、兔肉、牛肚、猪肚、鲫鱼、莲子、芡实、鹌鹑、土豆、香菇、人参、党参、白术、黄芪等

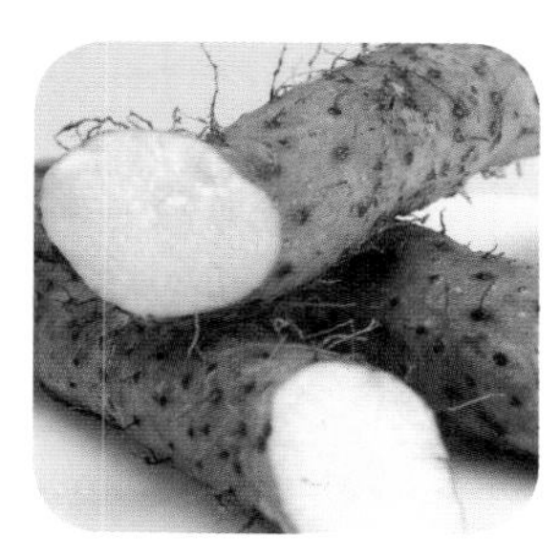

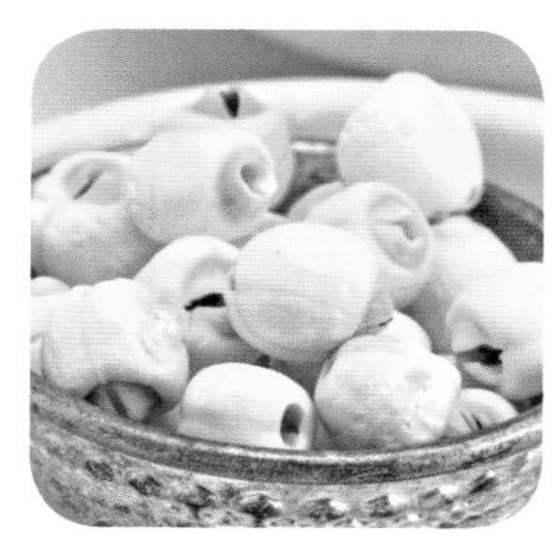

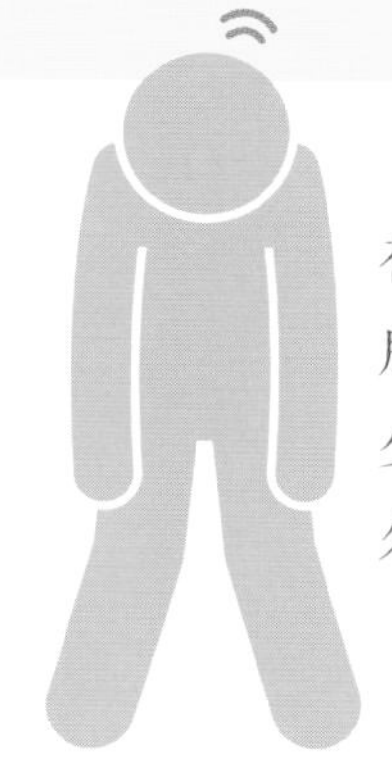

神疲乏力
肢体倦怠
少气懒言
久泻脱肛

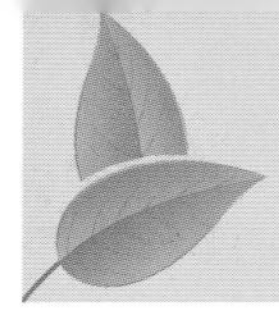

脾胃阳虚，最宜温补脾阳

脾胃阳虚是指由于脾胃阳气虚弱、命门火衰、温煦功能减退、阴寒内生而引起的一系列脾胃不适症状。常由脾胃气虚加重、久病耗损、过食生冷、风寒侵袭、误用寒凉药物等原因，伤及脾胃阳气所致。

主要表现	形寒肢冷，畏寒喜暖，脘腹冷痛绵绵，喜温喜按，空腹痛重，饭后痛减，易犯吐清水，纳呆腹胀，大便完谷不化，便溏或久泻，呕吐，小便清长或不利，面目失华或浮肿，妇女白带多而清稀，舌苔白滑等
治疗原则	温脾暖胃，缓急止痛
调养食材	羊肉、牛肉、鸡肉、生姜、干姜、高良姜、葱、砂仁、肉桂、小茴香、韭菜、大蒜、胡椒、花椒、肉豆蔻、红糖、大枣、丁香、佛手等

脘腹冷痛
形寒肢冷
大便溏泄

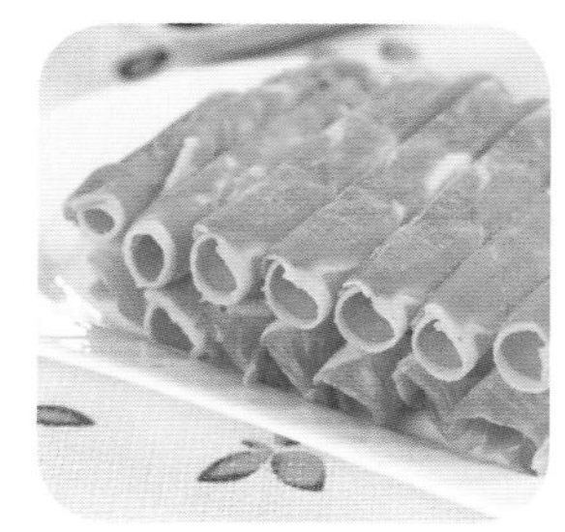

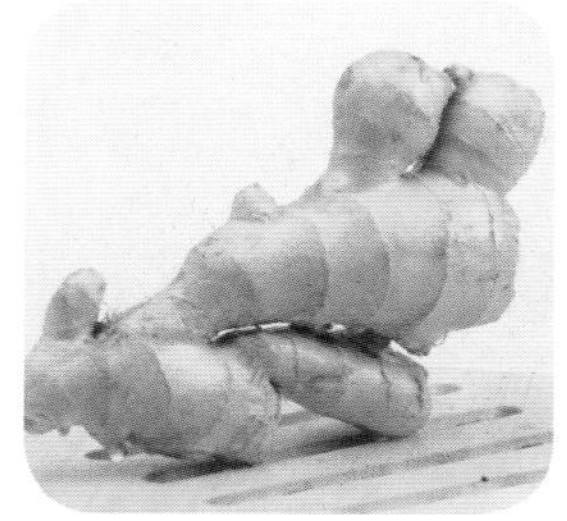

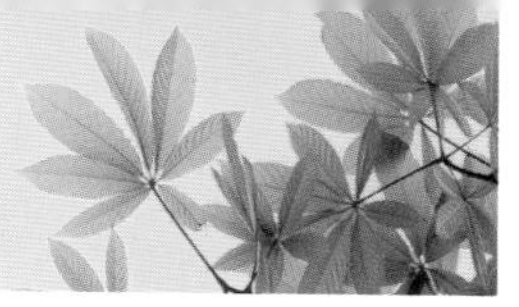

脾胃寒湿，最宜温脾燥湿

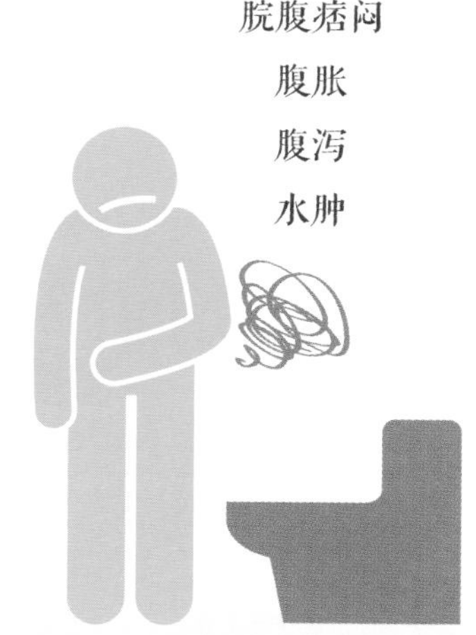

脾胃寒湿是指由于外感寒湿之邪或寒湿内盛、脾阳不振、胃气凝滞而致寒湿困阻于脾胃，运化失常，胃失和降。常因冒雨涉水、气候阴冷潮湿、久居寒湿之地、嗜食生冷食物等原因引起。

主要表现	脘腹痞闷胀满，胃脘冷痛，呃逆，恶心呕吐，纳呆，泄泻，口泛清水或吞酸，身重倦怠，形寒肢冷，腹痛便溏，妇女白带量多清稀，小便短少，水肿，舌苔厚而白腻等
治疗原则	温脾燥湿，健脾化湿
调养食材	猪肚、大枣、山药、砂仁、草果、豆蔻、茴香、韭菜、香菜、大茴香、肉桂等

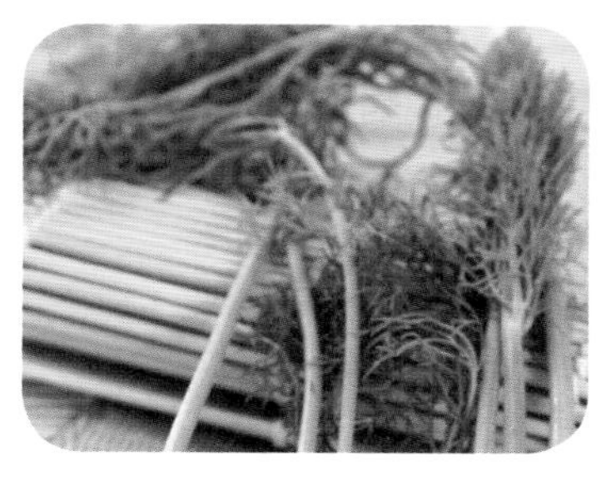

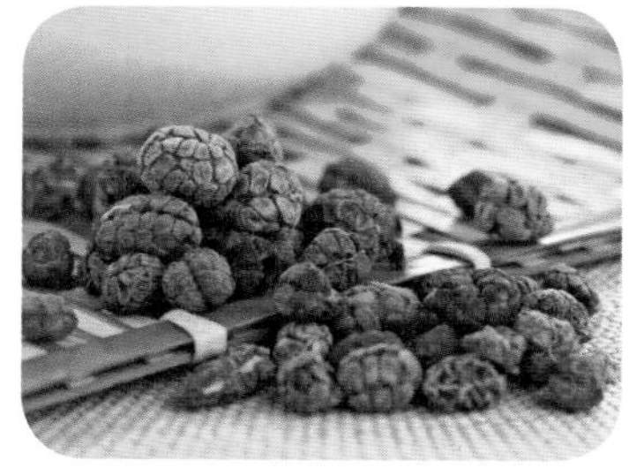

脾胃湿热，最宜清热利湿

脾胃湿热是指湿热之邪内蕴于中焦，脾胃运化功能受阻所致的脾胃不适。常因长夏暑湿闷热或久居湿热之地，或过食肥甘厚味，导致脾胃湿热蕴阻。湿为重浊黏滞之邪，与热邪交杂，易出现水湿浊秽之症，夏季及南方地区多发。

主要表现	脘腹痞满，胃纳不香，呕恶，纳呆，口苦黏腻，口干，口臭，肢体困重，发热，便秘或大便黏腻不爽，泄痢，小便短黄混浊，面目发黄，舌苔垢腻，妇女带下稠浊等
治疗原则	清热利湿，健脾益气
调养食材	粟米、鸭肉、薏苡仁、茯苓、赤小豆、绿豆、绿豆芽、冬瓜、大白菜、梨、生藕、甘蔗、葛根、木瓜、苍术等

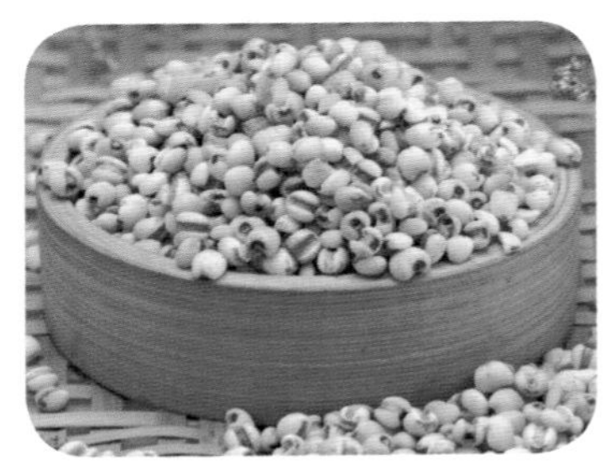

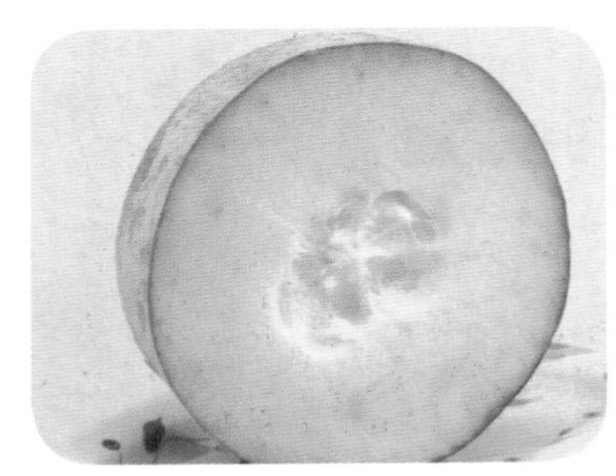

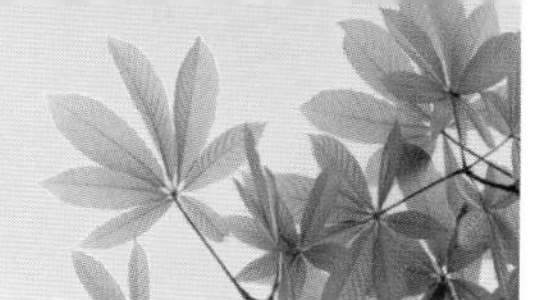

脾胃气滞，最宜理气化滞

脾胃气滞是指中焦气机失于疏泄、气机壅滞胃脘而致气机不调。常因情志不遂、肝郁犯胃，或饮食不节、多食少动、寒气入胃等因素引起。其中，情志不调的因素占很大比例，因此，调养时要先把情绪调理好，再多吃健脾理气的食物，气顺了，脾胃才能安和。

主要表现	脘腹疼痛胀满，腹痛，胃脘嘈杂，胸胁胀痛，嗳气吞酸，反胃呃逆，恶心呕吐，食少纳呆，肠鸣，便秘，大便干结，烦躁失眠，舌暗等
治疗原则	健脾理气，消积化滞
调养食材	白萝卜、陈皮、柑橘、金橘、山楂、麦芽、谷芽、菠萝、鸡内金等

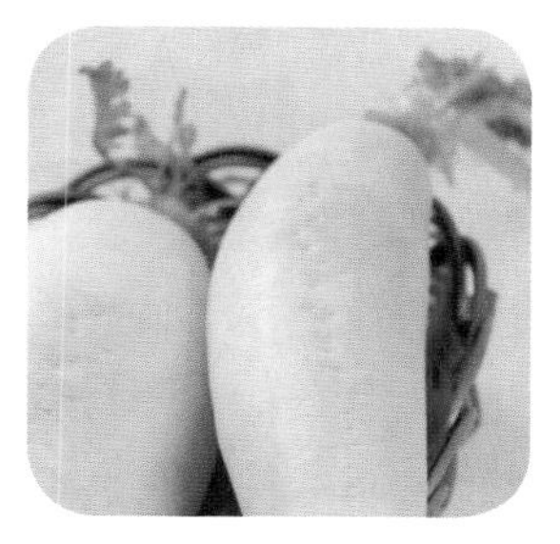

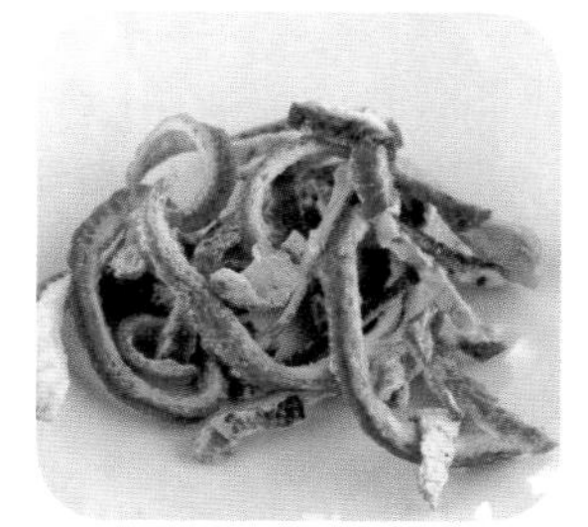

反胃呕逆
嗳气吞酸
腹胀嘈杂
便秘

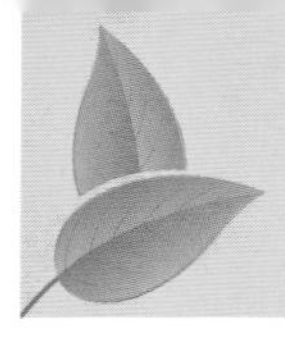

小儿脾虚，最宜消积化食

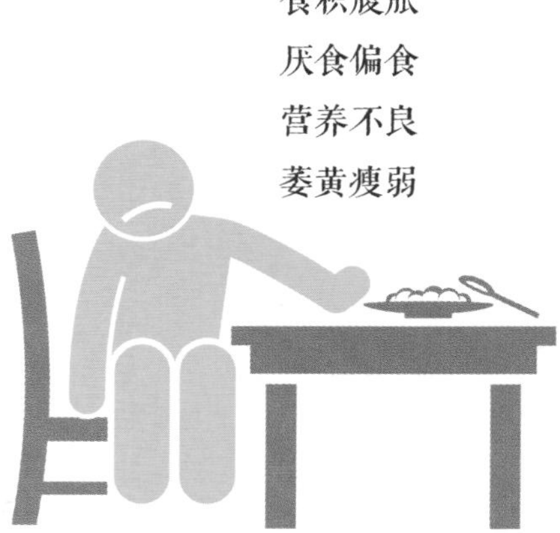

小儿脏腑娇嫩，脾胃功能发育还不完全，尤其容易患脾胃虚证。由于孩子自我控制能力差，如果有饥饱失当、饮食不洁的问题，或寒暑之时未能及时增减衣物，都会直接反映在脾胃失调上。长期下来，会引起小儿脾虚，不利于生长发育。

主要表现	食积腹胀，便秘或腹泻，食欲不振，厌食，偏食，呕吐，营养不良，面色萎黄无华，体倦乏力，体型瘦弱矮小，容易感冒、疳积等
治疗原则	消积化食，健脾益气
调养食材	山楂、陈皮、白萝卜、莲藕、莲子、山药、大枣、粳米、锅巴、玉米、豆腐、牛肉、鸡肉、猪肚、土豆、葡萄、胡萝卜、栗子等

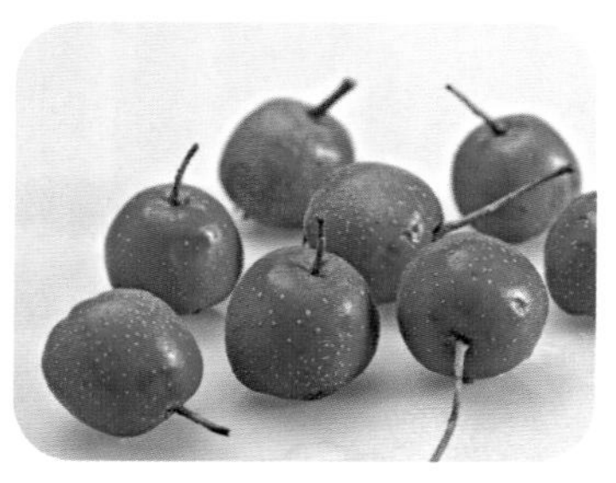

疳积：指小儿脾胃虚弱、运化失常所致干枯羸瘦之证。多表现为面黄肌瘦、毛发稀疏枯焦、腮缩鼻干、唇白睑烂、脊耸体黄、咬甲斗牙、焦渴、嗜异、腹部膨隆、精神萎靡。

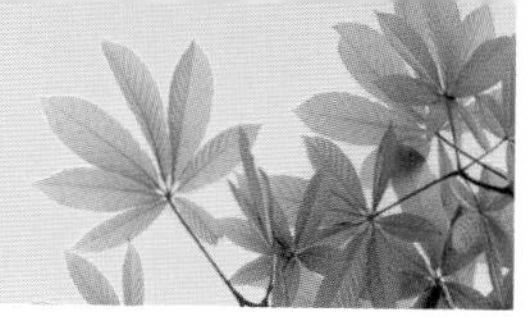

脾胃病最宜食补

三分治，七分养

“药补不如食补”。唐代孙思邈所著《备急千金要方》中说：“凡欲治疗，先以食疗，既食补不愈，后乃用药尔。”一般来说，药物多用于疾病，食物多用于调补。当疾病发作时用药，症状缓解后，应停药而改以食物调养为主。脾胃病更是要“三分治，七分养”，饮食得当最为关键。

中医认为“药食同源”，中药材和食材都有寒、温、热、平、凉的性味，只是功效轻重及毒性不同。中药材偏性较大，不宜久服，而食材平和安全，久服无害。还有一些药食两用材料，如山药、大枣、山楂、枸杞子等，既是常用中药，也是常见食物，非常适合日常滋补调养。

食补也应对证

中医最讲究“对证调治”，不论用药还是食补，必须根据自身体质选择适当的食物。方向对了，即使慢，长期坚持也能达到目的。但如果不对证，相当于方向错了，可能会越补越糟糕！

热者寒之	寒者热之
温热体质者 宜寒凉性食物	寒凉体质者 宜温热性食物
虚者补之	实者泻之
体质虚弱者 宜补益性食物	体质实热者 宜清泻性食物
湿者燥之	燥者润之
体质湿重者 宜燥湿化湿类食物	体质燥热者 宜甘润生津类食物

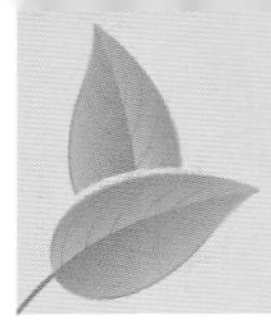

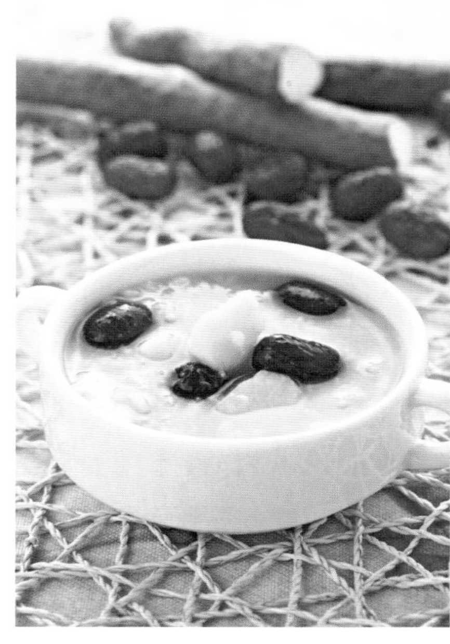

粥养脾胃最有益

粥被称为“天下第一养人”之品，粥养脾胃是我国的传统食疗法。粥以谷粮淀粉类食物为主材，是膳食结构的根基，也是人体热量和营养需求的重要来源。

粥口感软烂，熬粥过程中，淀粉已充分糊化，更有利于脾胃功能差的人消化吸收，食后不易产生腹胀感。尤其是老人、儿童，不仅脾胃虚弱，还有牙齿残缺、咀嚼困难的问题，软糯的粥是最为适合的保养品。

粥是各种药食材料的百搭品。如果想添加中药材，做成药粥最为方便适宜，它能有效溶解药物成分，便于服用，口味也可根据需要调节，早晚温热食用，特别适合脾胃虚弱、饮食不调者。

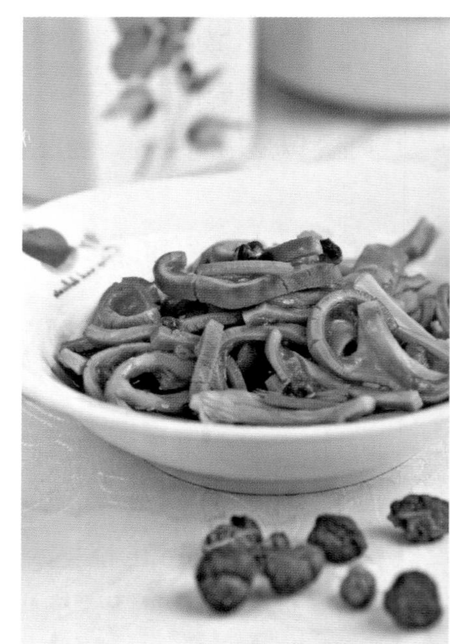

以脏补脏养脾胃

中医有“以脏补脏”的说法，动物内脏可补益相应的人体脏器，有一定的“同气相求”效果，单独食用亦可，如能搭配一些补益的中药材，效果会更好。

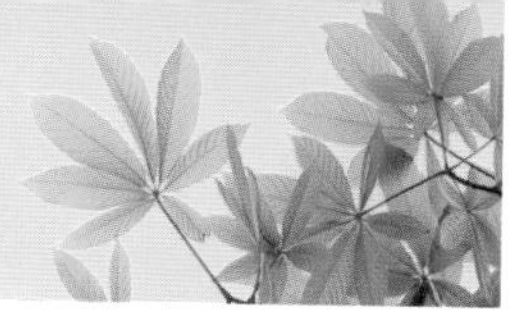

因此，在补脾胃的食疗中，常用到动物胃，如猪肚、牛肚、羊肚，可以起到健胃增食、促进消化、止脾虚泄泻的作用。

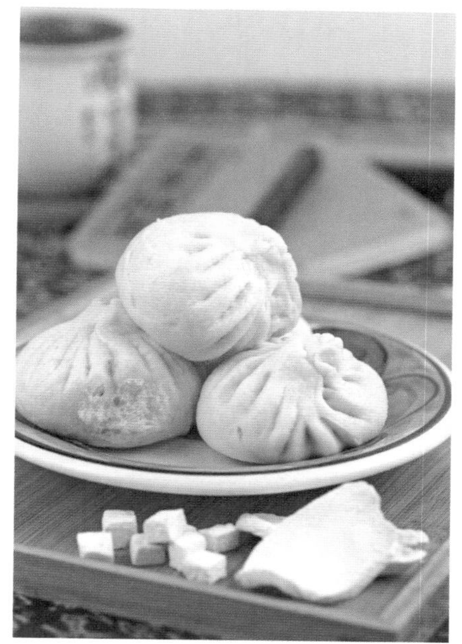

面点主食好消化

面点、米饭等主食也是食养脾胃的重要形式。将谷物（常用糯米、粟米、面粉等）与某些食物和中药材一起制作成饭、面、糕、饼、包子、馒头等主食或点心，一次可以多做一些，连续多日食用比较方便，且容易把一些食材或药材以粉末形式混入其中，让人更容易消化，口味也不会受很大影响，老人、孩子都更容易接受。

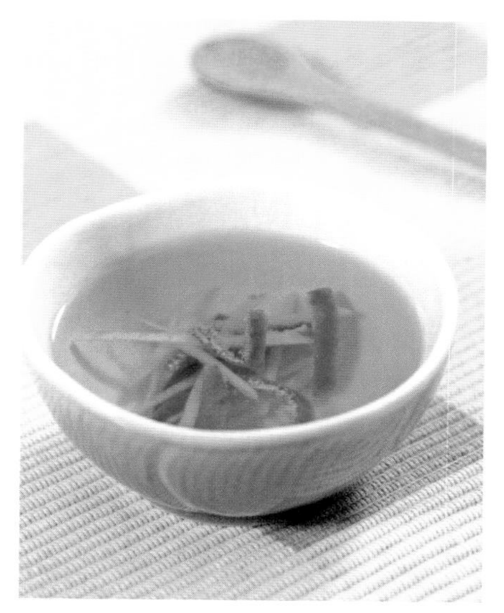

黄色食物健脾胃

脾在五脏中属“土”，代表万物生长的根基，对应的颜色就是黄色，而大多数黄色食物也确有补益脾胃的功能。如玉米、粟米、土豆、南瓜、甘薯、黄豆等谷薯豆类食物，均有健脾益气的作用，而菠萝、柠檬、柑橘、橙子、陈皮、柿子等黄色甘酸的水果，多有促进消化、健胃消食的作用。

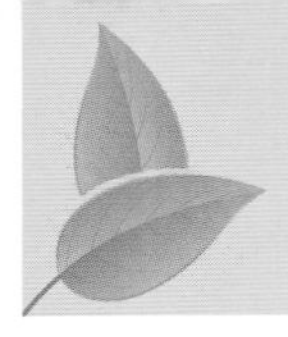

调护脾胃的好习惯

食不过饱

长期吃得过饱是很多疾病的隐患，这是由于它首先损伤了脾胃，进而引发其他疾病。《黄帝内经》中说：“饮食自倍，肠胃乃伤。”进食过量，难以运化而积滞在肠胃中，易出现腹胀气滞、嗳腐泛酸、食积腹痛、上吐下泻等脾胃不适。时间长了，不仅是肠胃疾病，肥胖、高血脂、糖尿病等均易发生。因此，每餐进食应以七八成饱为宜。尤其是晚上睡眠不安者，晚餐更应控制进食量。

食不刺激

饮食尽可能清淡，口味柔和，不偏食，不恣意妄食，进食过杂，少吃刺激性的食物，以免刺激肠胃，使胃黏膜灼伤受损，出现胃痛、嘈杂吞酸、溃疡甚至胃出血的状况。

辣椒、花椒、葱、韭、蒜、醋等辛辣刺激的食物最好不要一次吃太多，以免出现胃溃疡、胃痛。

少吃麻辣火锅、油腻厚味，否则影响消化。

喝酒喝到胃出血的情况时有耳闻，切勿养成酗酒恶习。

咖啡、浓茶对胃有刺激作用，不宜过量，晚间尤为不宜。

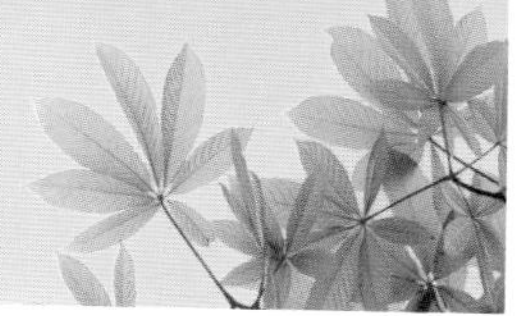

食不过烫

长期进食过烫、过热食物，会使口腔、食管、胃肠道黏膜灼伤。长期如此，旧的损伤未愈，新的损伤又来，就会形成消化道及胃肠溃疡，不仅伤胃，严重的还容易引起癌变。因此，进食应以温热为宜，50~60℃比较合适。刚出锅的热汤、热饺子，刚煮开泡好的咖啡、热茶，往往温度在90℃左右，对养护肠胃十分不利，最好晾一会儿再食用。

食不过冷

长期进食过冷、冰镇的食物，容易造成肠胃功能紊乱，尤其损伤脾阳，宜造成脾虚、胃寒，使食物难以运化，积滞在肠胃中，导致腹痛、腹胀、气机壅滞、便秘或腹泻。自身脾胃虚寒者往往一吃冷食就会腹泻，可谓“立竿见影”。因此，即便在盛夏，也要少吃冷食、冷饮，刚从冰箱里取出的食物最好加热至常温食用。

三餐定时定量

饮食不规律是脾胃的大敌。一日三餐最好定时定量，遵循规律而行，才能让脾胃调和。简单地说，就是该吃饭的时候一定要吃饭，每餐既不过饱，又不感到饥饿。切忌因为各种原因，饥一顿饱一顿，或有一顿没一顿。不少年轻人觉得自己身体好，吃饭往往任性或随性，结果是胃病早早上门。

早餐不可少

早餐不仅不可少，而且一定要吃饱，否则人体难以应对一上午的大量活动。如果不吃早餐，到了饭点，胃酸也会照常分泌，这样就容易造成胃溃疡。

午餐重营养

人体下午的消化吸收能力较强，午餐吃得质量好一些，如多吃些高蛋白、高营养的肉类食物，也比较容易吸收运化。

晚餐莫多吃

晚餐不宜吃得过晚、过饱，不要吃难以消化的油腻、厚重、黏滞食物。尤其不要在睡前进食过多、过饱，否则会影响睡眠，正所谓“胃不和则卧不安”。

减肥不可不吃饭

不少人出于减肥目的而节食，甚至断食，殊不知过度饥饿也容易使脾胃不调。可以每餐七成饱，或晚餐只吃五成饱，同样可以达到减肥目的。

保暖防风，不妄劳作

《脾胃论 · 摄养》中说：“忌浴当风，汗当风。须以手摩汗孔合，方许见风，必无中风中寒之疾。”“遇天气更改，风寒阴晦，宜预避之。大抵宜温暖，避风寒，省语，少劳役为上。”

可见，养护脾胃应注意保暖，严防风寒，工作生活要保持规律，劳逸结合，避免劳倦疲累，才能使脾胃和顺。

保持好心情

不良情志刺激是引起脾胃问题的常见原因。《景岳全书》中说：“脾胃之伤于内者，惟思忧忿怒最为伤心，心伤则母子相关，而化源隔绝者为甚，此脾胃之伤于劳倦情志者，较之饮食寒暑为更多也。”由此可见，保持良好的心情对调养脾胃病是多么重要！

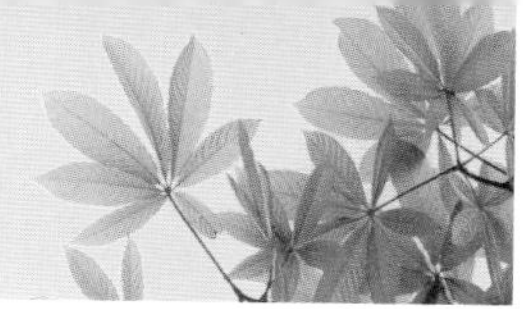

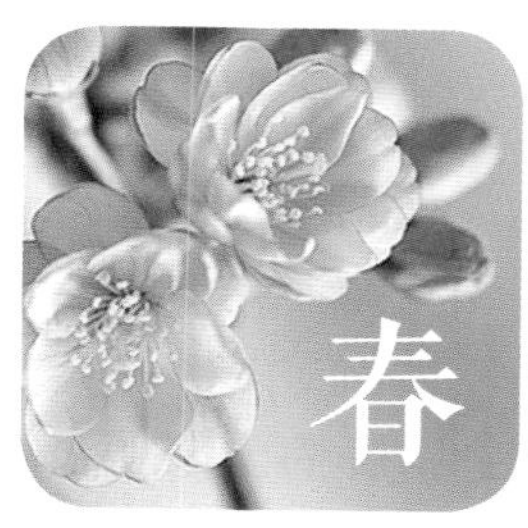

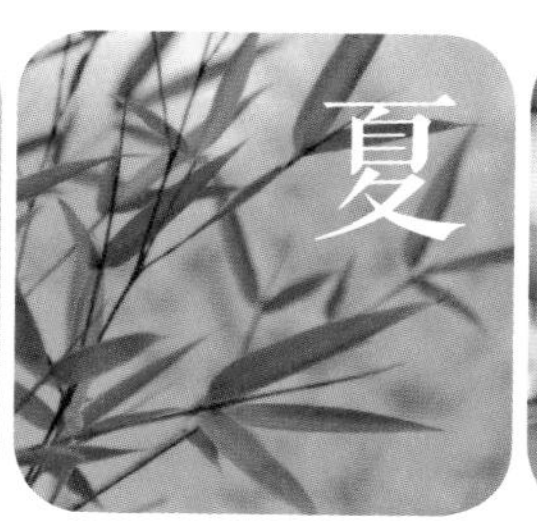

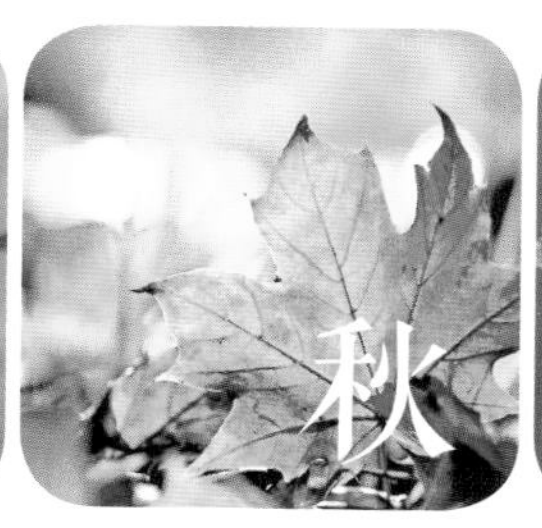

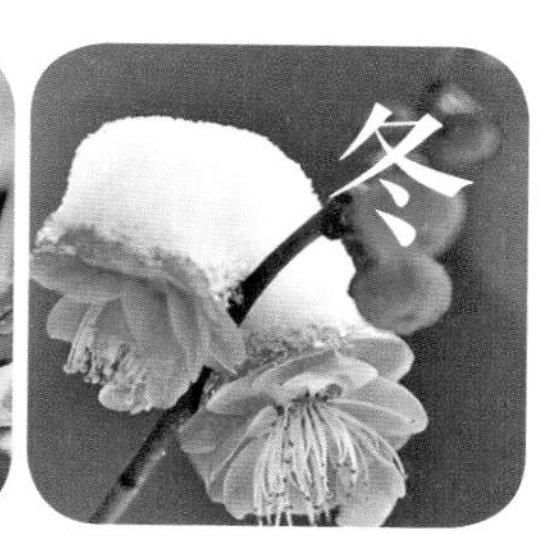

四季脾旺不受邪

《金匮要略·脏腑经络先后病篇》中说：“四季脾旺不受邪。”就是说，脾在四季中对抵御外邪侵犯人体都起着重要作用，是人体免疫力的基础。因此，一年四季都应好好养护脾胃。

春日省酸增甘，以养脾气

唐代孙思邈在《备急千金要方》中说：“春七十二日，省酸增甘，以养脾气。”春季主生发，对应人体的肝，肝气过旺或偏亢，会伤及脾，影响脾的运化功能。中医认为，五味入五脏，其中，酸味入肝，甜（甘）味入脾，春季如果酸味食物吃多了，会造成肝阳偏亢。因此，春季应少吃些酸味食物，平抑肝阳，而增加一些甘甜味的食物，以养护脾气。

春季常有“春瘟”，即各种流行性疾病，如流感、肝炎、皮肤病等，在饮食上应多吃养肝补血、清肝泻火的食物，如菠菜、芹菜、豆腐、豆芽菜、笋、荠菜、绿豆等。少吃辛辣刺激性食物，少吃容易上火、燥热的食物，如羊肉、火锅等。南方天气潮湿多雨时，可添加薏苡仁、茯苓等食材以防湿邪伤脾。

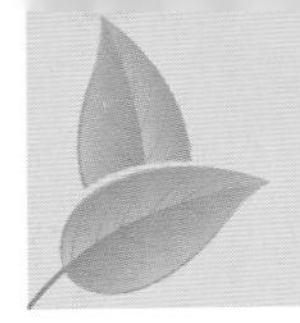

夏日省苦增辛，以养肺气

《备急千金要方》中说：“夏七十二日，省苦增辛，以养肺气。”夏季属火，对应人体的心。苦味入心，辛味入肺。适当吃苦味食物，如苦瓜、苦菊等，可降心火，但苦味食物多比较寒凉，夏季如果吃寒凉食物过多，容易将阴寒积于腹内，造成胃寒，胃喜暖恶寒，宜常保温暖，因此，夏季也不宜吃太多苦寒的食物，以免损伤脾胃阳气。

辛味食物有助于宣发、补益肺气，肺气充足，人体免疫力就增强，不易被夏季的暑湿邪气所伤。俗话说“冬吃萝卜夏吃姜”，夏季可适当增辛，饮食中加些姜、葱、蒜等芳香调料。但应注意，最好少吃辣椒等过于辛辣刺激的食物，还是要以清淡饮食为主。

长夏防湿

古人将夏末秋初时节（夏至—处暑）称为“长夏”，其气候特点是多雨潮湿，水气蒸腾，“桑拿天”极多，湿邪偏盛而易伤脾胃，所以又有“长夏防湿”的说法，在饮食上也特别强调祛湿的重要性。

长夏主气为湿，对应人体的脾。湿为阴邪，其性重浊黏滞，易阻气机，湿热交杂，则易胸脘痞闷、不思饮食、口臭便秘、小便少而黄，大便黏滞不爽、上吐下泻、发热头重、体倦肢乏、水肿、起湿疹。

长夏饮食中应多吃健脾胃、祛暑湿、消热毒、利小便的食物，如绿豆、西瓜、黄瓜、丝瓜、莴笋、番茄、海带、薄荷、芦荟、茯苓、薏苡仁、赤小豆、荷叶等。

秋日省辛增酸，以养肝气

《备急千金要方》中说：“秋七十二日，省辛增酸，以养肝气。”秋季主收藏，多燥邪，对应人体的肺。辛味入肺，酸味入肝。秋季应适当少吃辛辣食物，以免加重燥邪，刺激肺气，引起咳嗽痰喘。多吃些酸味食物，可起到收敛固涩、滋养肝血、濡润五脏的作用，尤为适宜。秋季还是腹泻的高发季节，尤其是老人、儿童，常表现为急性肠胃炎，多吃些酸涩的食物，如山药、乌梅、山楂、陈皮、柿子等，可起到预防腹泻的作用。

秋季饮食还要以甘润生津为主，宜多饮汤粥饮品。多食用梨、蜂蜜、莲藕、莲子、荸荠、银耳、白萝卜、胡萝卜、百合、大枣、枸杞子等食材，能起到滋阴润燥、养护脾胃、增强免疫力的作用。

冬日省咸增苦，以养心气

《备急千金要方》中说：“冬七十二日，省咸增苦，以养心气。”冬季寒邪偏盛，对应人体的肾。咸味入肾，苦味入心。冬季如果肾气过旺，会损伤心气，影响心脏功能，使心血管疾病高发。因此，冬季不宜多吃咸味食物，以免加重高血压及水肿，而应适当多吃苦味食物以养护心气，预防中风、心梗等心血管意外。

冬季在饮食上是一个适合滋补调养的季节，比较适合补益气血，可多吃些肉类、谷粮类、豆类、坚果类食物以健脾益气，如牛肉、羊肉、鸡肉、鲤鱼、猪肚、大枣、山药、栗子、土豆、玉米等。但要注意调味不要过重，切勿过咸。冬季容易饮食过度，气机壅滞，此时不妨多吃些柑橘、芥菜、山楂，多饮茶以促进消化，给肠胃和心血管减轻负担。

古方常用的调脾胃食材

大枣

大枣味甘，性温，归脾、胃经。可补中益气，养血安神，常用于脾胃虚弱、食少便溏、气血不足、倦怠乏力、妇人贫血、脏躁、心悸失眠等。《本草纲目》中说“枣为脾之果，脾病宜食之，谓治病和药，枣为脾经血分药也”。

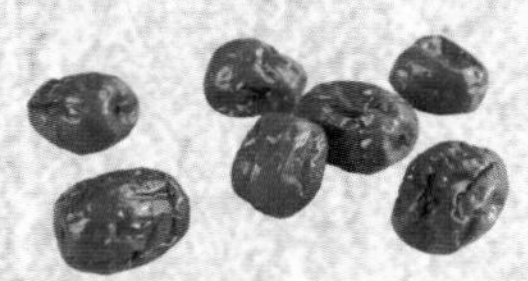

山药

山药也叫薯蓣、淮山。可补脾养胃，益气生津，固涩止泻，有气阴双补之效。常用于脾胃虚弱、不思饮食、泄泻便溏、久泻不止、白带过多等。《本草纲目》说它“健脾胃，止泄痢，化痰涎，润皮毛”。

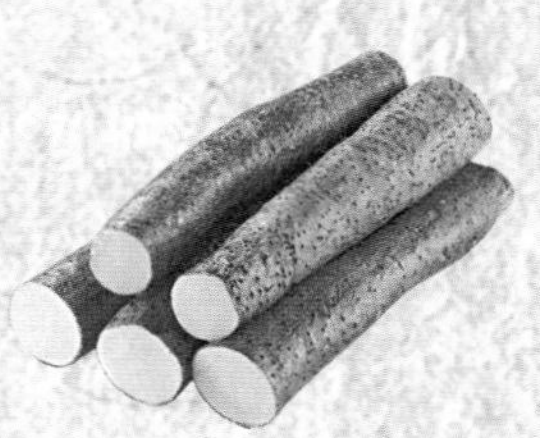

莲子肉

莲子肉可补脾益气，止呕开胃，固精止泻，养心安神。常用于脾胃虚弱、呕吐不食、久痢虚泻、遗精带下、心悸失眠等。《本草纲目》说它“乃脾之果也”。“除寒湿，止脾泄久痢，赤白浊……”

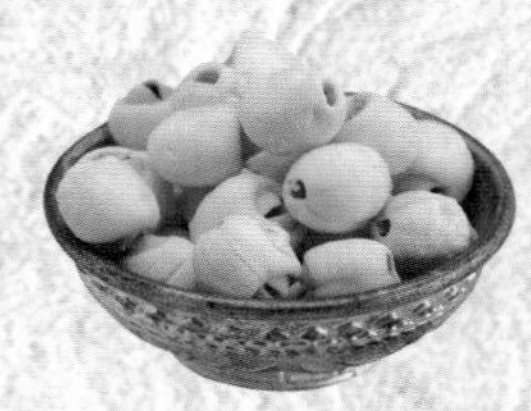

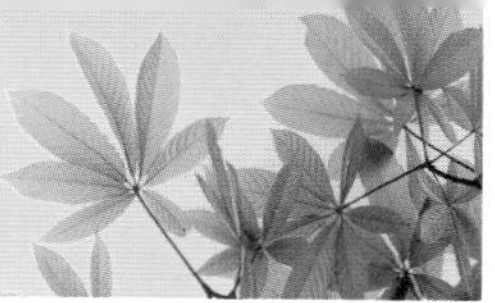

粳米（大米、白米）

粳米补中益气，健脾和胃，除烦渴，止泄痢，常用于脾胃气虚、食少纳呆、倦怠乏力、心烦口渴、泻下痢疾。《本草经疏》中说“粳米即人所常食米，为五谷之长，人相赖以为命者也。其味甘而淡，其性平而无毒，虽专主脾胃，而五脏生气，血脉精髓，因之以充溢，周身筋骨肌肉皮肤，因之而强健”。

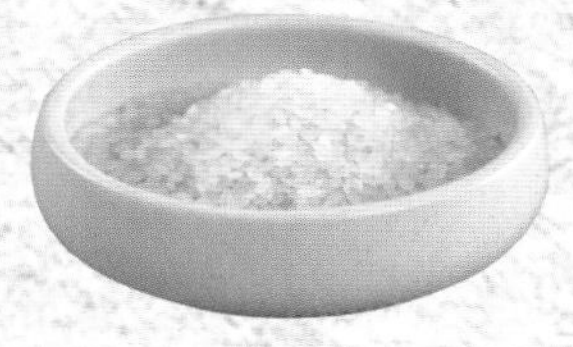

粟米（小米）

粟米味甘，性凉，可健脾和中，除热解毒。常用于脾胃虚热、反胃呕吐、食不消化、消渴烦闷、泄痢不止。《本草纲目》说它“降胃火，故脾胃之病宜食之”。

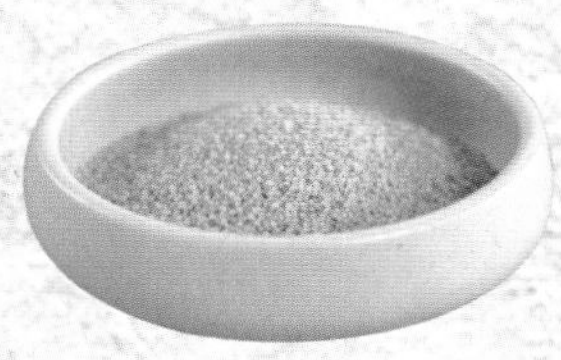

锅巴（锅焦）

锅巴也叫锅焦、锅粑、黄金粉，是烧干饭时所起的焦锅巴。《本草纲目拾遗》说它“补气，运脾，消食，止泄泻”。常用于老人及小儿脾虚、消化不良、久泻不愈。

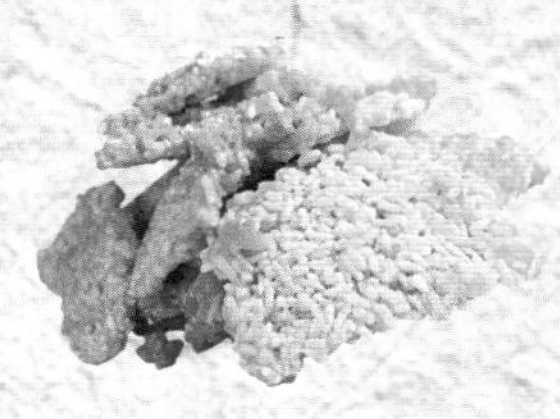

小麦（白面）

小麦味甘，性凉，可养心，益肾，除热，止渴，常用于脾胃虚弱、烦热消渴、肠滑泄痢等。《本草拾遗》中说“小麦面，补虚，实人肤体，厚肠胃，强气力”。

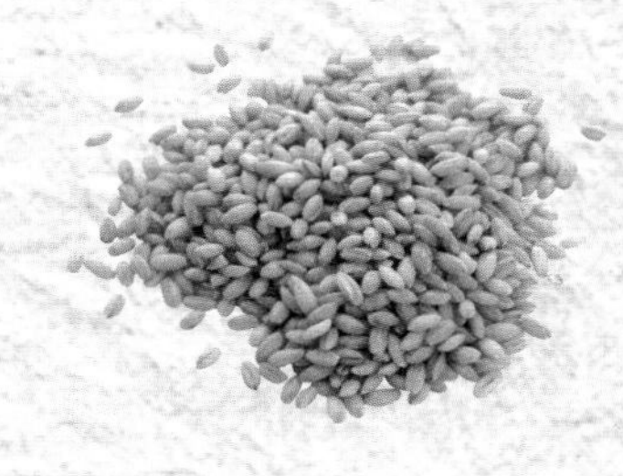

猪肚

猪肚为猪的胃，有补虚损、健脾胃的作用，常用于脾胃虚弱、虚劳羸弱、泄泻、下痢、消渴、小儿疳积黄瘦等。《神农本草经疏》中说“猪肚，为补脾胃之要品，脾胃得补，则中气益，利自止矣”。同理，牛肚、羊肚也有类似健脾胃功效。

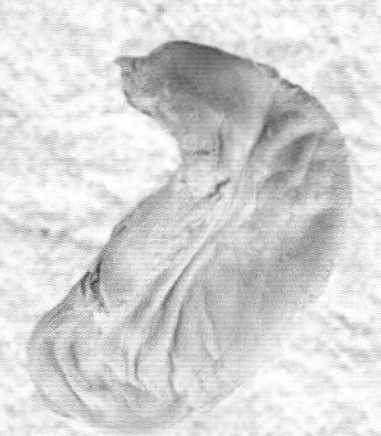

牛肉

牛肉可补脾胃，益气血，强筋骨，增力气，常用于脾胃虚弱、气血不足、吐泻、虚损羸瘦、痞积、水肿、腰膝酸软等。《医林纂要》中说“牛肉味甘，专补脾土，脾胃者，后天气血之本，补此则无不补矣”。

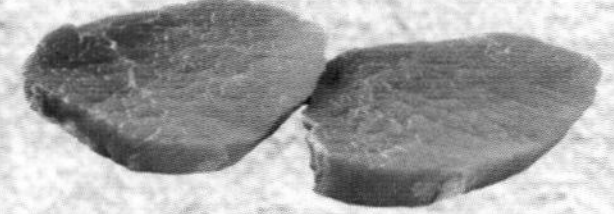

羊肉

羊肉味甘，性热，可温中健脾，暖胃补虚，益气养血，补肾壮阳，常用于脾胃虚寒、食少反胃、泄痢、气血亏虚、虚劳羸瘦、腰膝酸软等。《日华子本草》说它“开胃肥健”。金元著名医家李杲说：“羊肉，甘热，能补血之虚，有形之物也，能补有形肌肉之气。凡味与羊肉同者，皆可以补之。故日补可去弱，人参、羊肉之属是也。人参补气，羊肉补形也。”

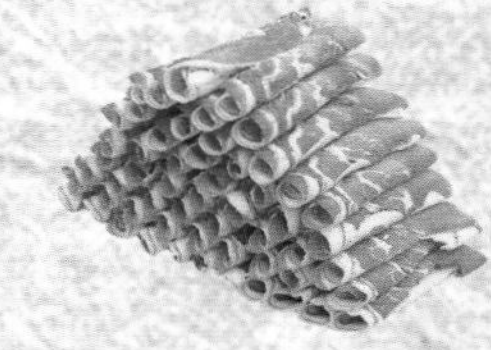

鲤鱼

鲤鱼健脾和胃，利水下气，安胎通乳，常用于脾胃虚弱、水湿不运所致的胃痛、泄泻、水肿胀满、黄疸、脚气等，也适合妊娠脾胃不和、孕吐少食者。

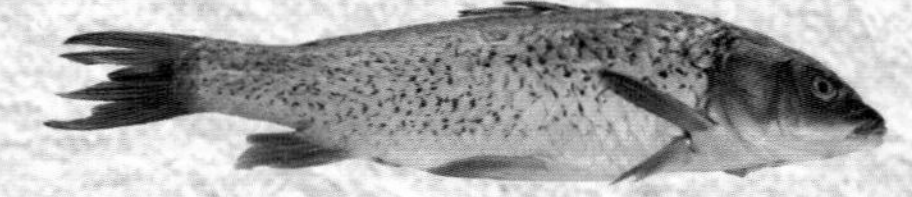

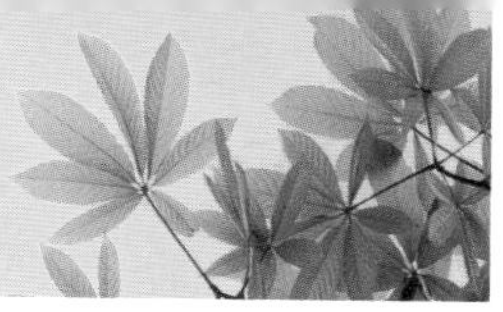

鸭肉

鸭肉味甘，性凉，可健脾养胃，凉补气血，利水消肿，养阴除热，适合脾胃虚弱、内热烦渴、水肿者，尤宜阴虚内热者补益。《随息居饮食谱》说它“滋五脏之阴，清虚劳之热，补血行水，养胃生津，止嗽息惊，消螺蛳积”。

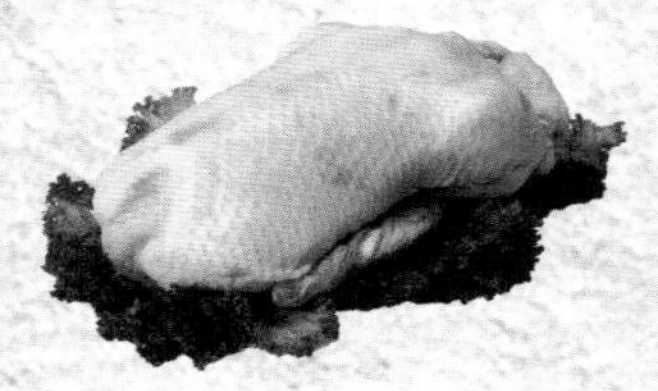

鸡肉

鸡肉味甘，性温，可温中益气，补精添髓，养血生肌，常用于瘦弱乏力、贫血萎黄、脾虚食少、反胃腹痛、泄泻下痢、水肿等，是补益虚损的常用食疗品。《名医别录》说它“补益五脏，续绝伤，疗劳，益气力”。

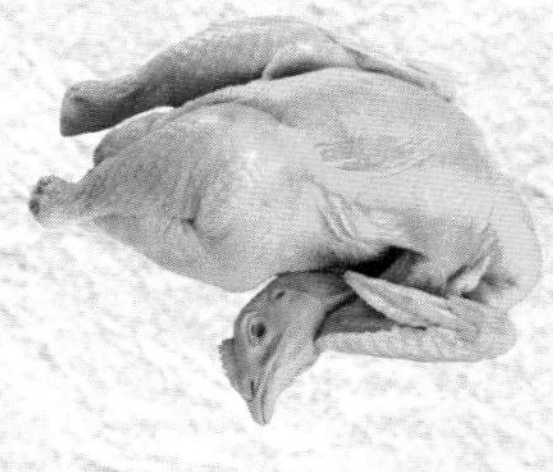

栗子

栗子味甘，性温，可养胃健脾，补肾强筋，常用于气虚乏力、反胃呕吐、脾虚泄泻、腰脚软弱等，止泻效果尤佳。《名医别录》说它“主益气，厚肠胃”。《玉楸药解》中说“栗子，补中助气，充虚益馁，培土实脾，诸物莫逮”。

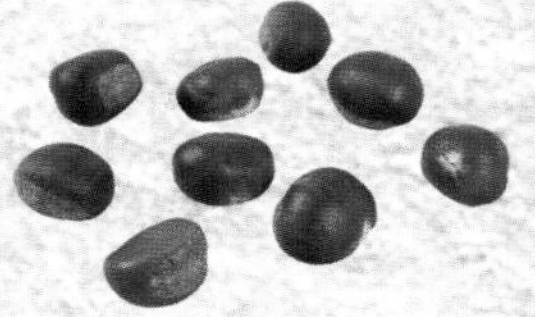

芡实（鸡头米）

芡实可补脾止泻，益肾固精，祛湿止带，常用于脾胃虚弱、久泻不止、滑精、遗尿、白浊、带下等气虚所致的滑泻证。《神农本草经百种录》中说“鸡头实，甘淡，得土之正味，乃脾肾之药也”。

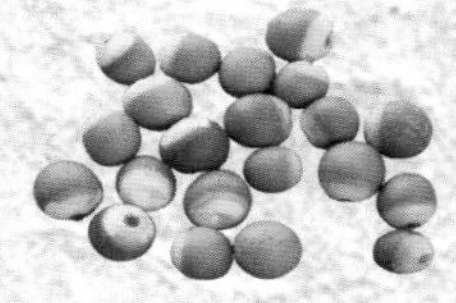

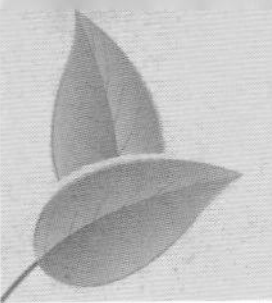

土豆（马铃薯、洋芋）

土豆可和胃调中，健脾益气，解毒消肿，常用于胃痛、胃溃疡、便秘、慢性肠炎等肠胃病。《湖南药物志》说它“补中益气，健脾胃，消炎”。其绵软易于消化，可作为老人、幼儿脾虚食少、胃痛吐泻者的食疗品。

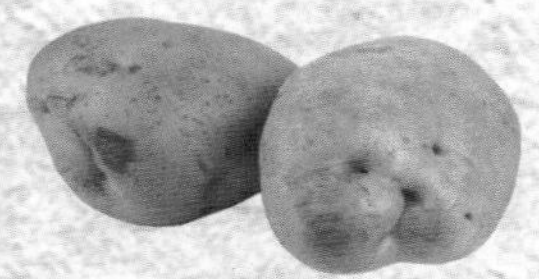

豆腐

豆腐味甘，性凉，可益气和中，生津润燥，清热解毒，常用于胃火内热、消渴、脾虚腹胀、热痢等。《食鉴本草》说它“宽中益气，和脾胃，下大肠浊气，消胀满”。《本草求真》说它“治胃火冲击，内热郁蒸，症见消渴、胀满”。

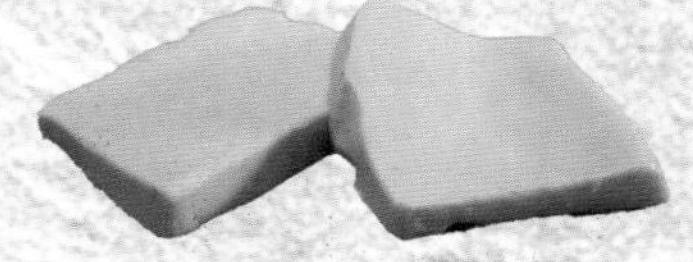

砂仁

砂仁味辛，性温，是炖肉时的常用调味料，可化湿开胃，温脾止泻，理气安胎，常用于湿阻脾胃、脾胃气滞或虚寒所致食欲不振、腹痛胀满、呕吐泄泻，也适合妊娠恶阻孕吐、胎动不安者。《药性论》说它“主冷气腹痛，止休息气痢，劳损，消化水谷，温暖脾胃”。

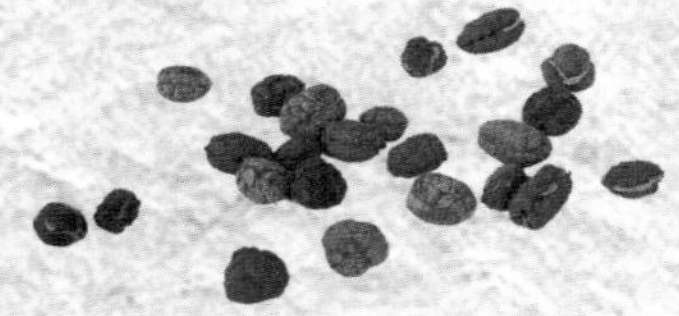

肉豆蔻

肉豆蔻味辛，性温，也是常用调味料，可温中行气，涩肠止泻，常用于脾胃虚寒、久泻不止、脘腹胀痛、食少呕吐、宿食不消。《神农本草经疏》说它“为理脾开胃、消宿食、止泄泻之要药。”《本草汇言》说它“为和平中正之品，运宿食而不伤，下滞气而不峻，止泄泻而不涩”。

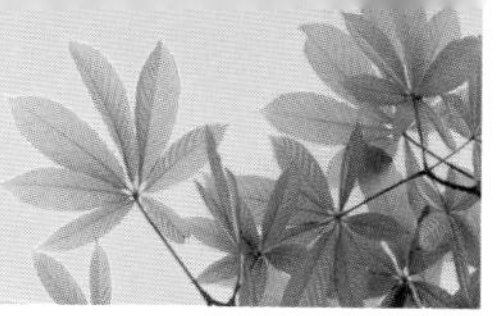

赤小豆

赤小豆可健脾利水，和血排脓，消肿解毒，常用于脾虚湿滞、水肿胀满、脚气肢肿、黄疸尿赤、风湿热痹、痈肿疮毒、肠痈腹痛，尤宜脾胃湿热、水肿胀满者。《名医别录》说它“主寒热，热中，消渴，止泄，利小便，吐逆，卒澼，下胀满”。

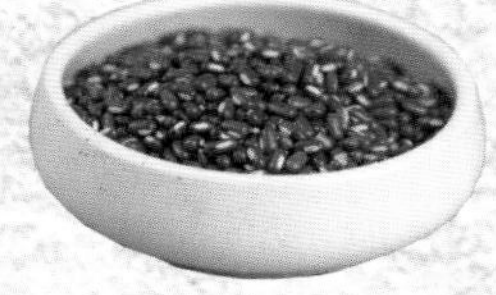

薏苡仁（薏米）

薏苡仁味甘、淡，性凉，可健脾渗湿，除痹止泻，清热排脓，常用于脾胃湿热内蕴或脾虚所致泄泻、带下、水肿、脚气、小便短赤、湿痹拘挛、肠痈腹痛等。《药品化义》说它“味甘气和，清中浊品，能健脾阴，大益肠胃。主治脾虚泄泻，致成水肿”。便秘者及孕妇忌用。

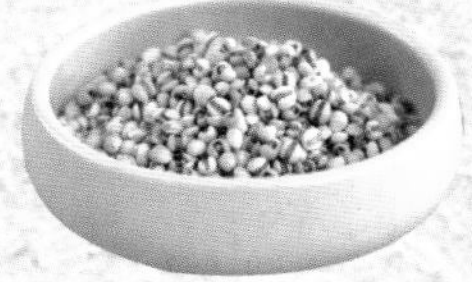

绿豆

绿豆味甘，性寒，可清热解毒，利水消肿，常用于脾胃湿热所致泄泻、热毒痈肿、口舌生疮、水气浮肿等，也可用于药物及食物中毒。《本草纲目》说它“消肿治痘之功虽同赤豆，而压热解毒之力过之。且益气、厚肠胃、通经脉，无久服枯人之忌”。虚寒腹泻者不宜多吃。

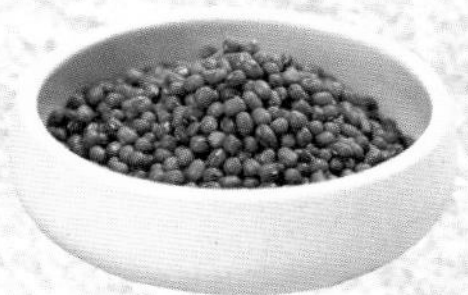

茯苓

茯苓可利水渗湿，健脾宁心，常用于脾虚所致食少呕哕、便溏泄泻、带下、水肿胀满、小便不利、痰饮咳逆等。《用药心法》说它“除湿之圣药也。味甘平补阳，益脾逐水，生津导气”。虚寒精滑或气虚下陷者忌服。

姜

姜味辛，性微温，可解表散寒，温中止呕，被称为“止呕圣药”，单用可治胃寒所致脘腹冷痛、恶心呕吐，与其他清热药合用，也能治胃热呕吐。姜还是解鱼蟹毒的常用调味品，对一些有毒性的中药，也有一定的解毒作用。

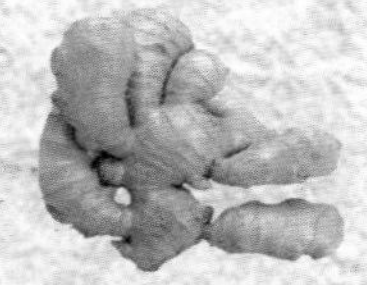

茴香（小茴香）

茴香味辛，性温，可温肾散寒，和胃理气，常用于脾肾虚寒所致少腹冷痛、胃痛、呕吐、寒疝、腰痛等。《本草汇言》说它为“温中快气之药也。”茴香也是解毒调味品，《随息居饮食谱》说它“杀虫辟秽，制鱼肉腥臊冷滞诸毒”。阴虚火旺者慎服。

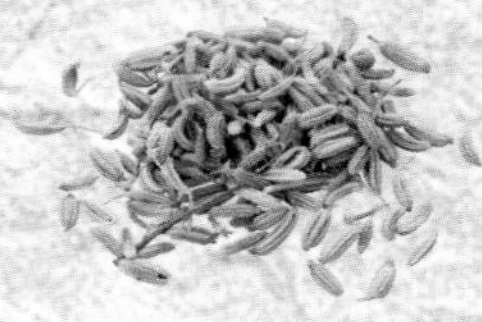

白萝卜（莱菔）

白萝卜味辛、甘，性凉，可消积滞，化痰热，下气，宽中，解毒，常用于食积胀满、反胃吐食、吐血、消渴、肠梗阻等。《唐本草》说它“散服及炮煮服食，大下气，消谷，去痰癖；生捣汁服，主消渴”。尤宜饮食过度而气滞内停、消化不良者，老人、幼儿皆宜。

莲藕

《神农本草经疏》中说“藕，生者甘寒，能凉血止血，除热清胃，故主消散瘀血，吐血、口鼻出血，产后血闷，金疮伤折及止热渴，霍乱，烦闷，解酒等功。熟者甘温，能健脾开胃，益血补心，故主补五脏，实下焦，消食，止泻，生肌，及久服令人心欢止怒也。”

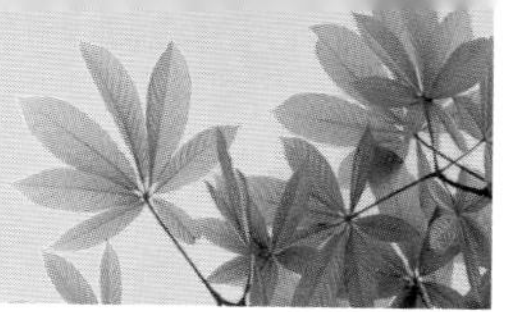

橘皮

橘皮味辛、苦，性温。可理气调中，燥湿化痰，常用于胸腹胀满、不思饮食、呕吐哕逆等。橘皮还是解鱼蟹毒的常用调味品，也常用于解酒毒。《本草纲目》说它“疗呕哕反胃嘈杂，时吐清水，痰痞，痎疟，大肠闭塞……入食料解鱼腥毒”。气虚及阴虚燥咳患者不宜多吃，吐血证慎服。

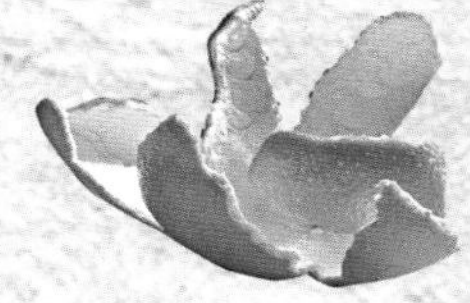

白菜

白菜可通利胃肠，清热消痰，解毒醒酒，消食下气，常用于胃热火旺、食积便秘、痰热烦渴、胃溃疡等。俗话说“白菜豆腐保平安”，尤其是冬季，白菜是通利肠胃的“当家菜”。

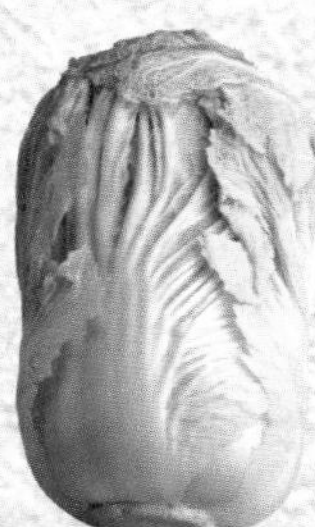

山楂（红果）

山楂味酸、甘，性微温。可消食健胃，行气散瘀，常用于肉食积滞、胃脘胀满、痞满吞酸、泻痢腹痛、小儿乳食停滞等。《滇南本草》说它“消肉积滞，下气；治吞酸，积块”。脾胃虚弱者慎服。

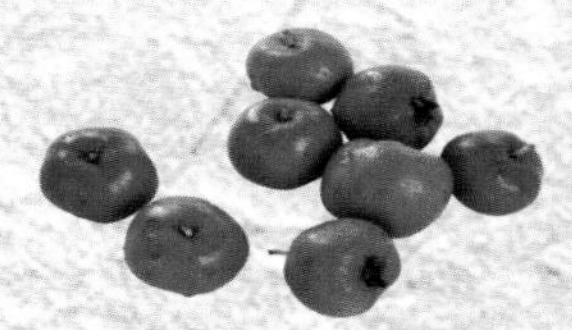

茉莉花

茉莉花味辛、甘，性温，可理气开郁，辟秽和中，常用于下痢腹痛、肝胃气痛等，尤宜因心情郁闷所致腹痛、不思饮食者。《随息居饮食谱》说它“和中下气，辟秽浊。治下痢腹痛”。《饮片新参》说它“平肝解郁，理气止痛”。

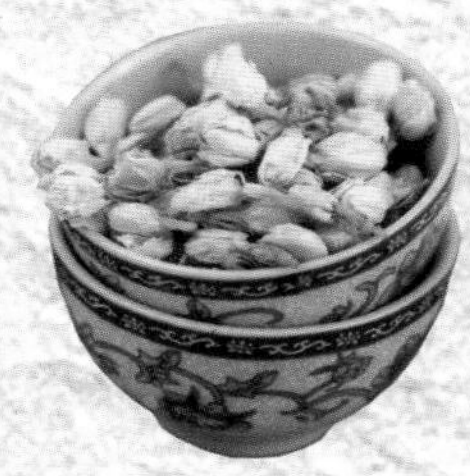

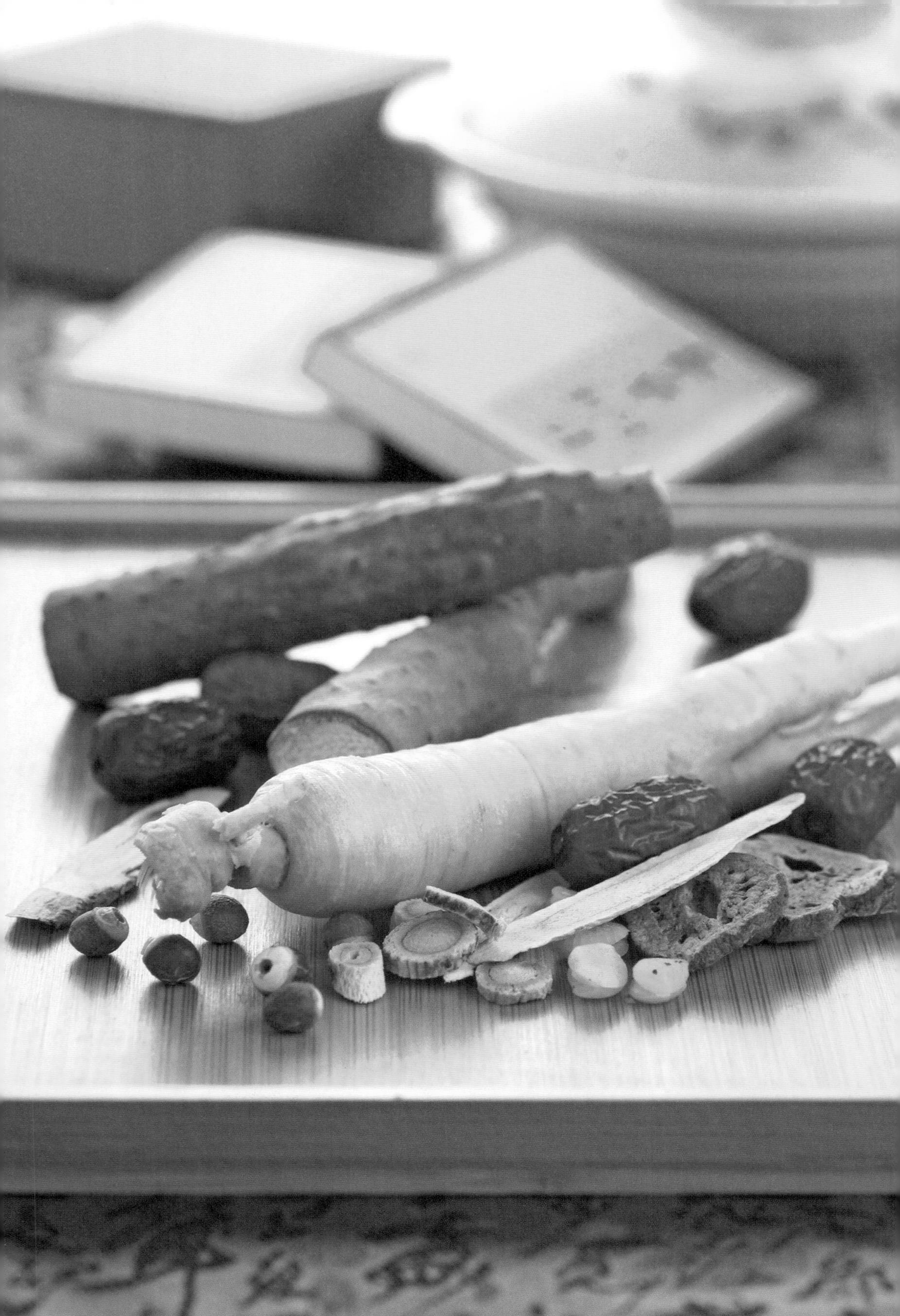

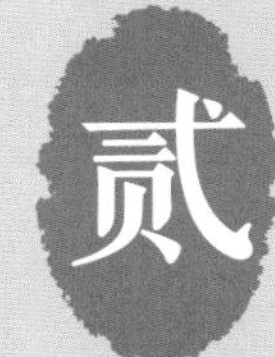

脾胃气虚者，健脾益气更强健

用于腹胀纳呆、久泻不止、倦怠气短、神疲乏力、胃下垂等脾气虚弱者。

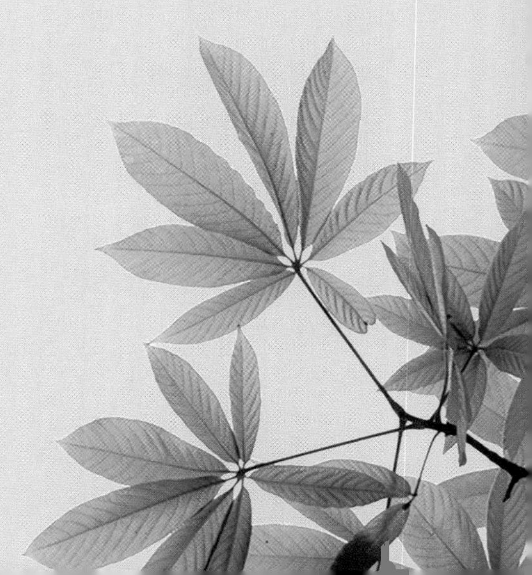

人参茯苓粥

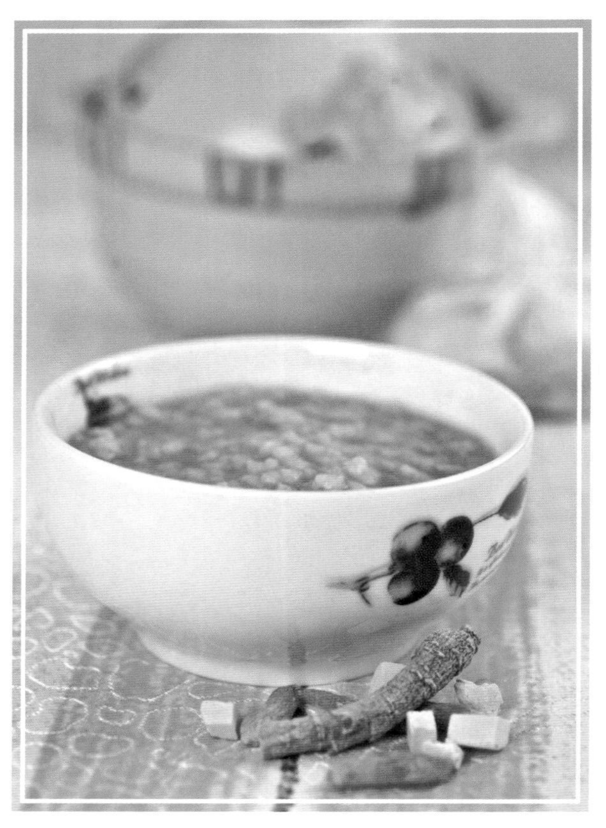

【出处】

《圣济总录》。

【功效】

益气补虚，健脾益胃，用于脾胃虚弱、食欲不振、反胃呕吐、大便溏软。

【材料】

人参3克，白茯苓15克，生姜3克，粳米100克。

【做法】

1 先将人参、生姜切成薄片；白茯苓捣碎，一起浸泡30分钟，煎取汤汁。

2 将淘洗好的粳米倒入汤汁中，补足水，共煮成粥。分早晚2次食用。

专家箴言

人参味甘、苦，性微温，可和中健脾，补益胃气。研究证明，慢性胃炎者服人参后，可见食欲增强，胃纳增加，食少、胃痛等症状减轻或消失。搭配健脾利湿的茯苓和温中散寒、止呕吐的生姜，能全面调理脾胃功能。

此粥适合脾胃气虚所致倦怠乏力、面色苍白、饮食减少、食欲不振、反胃呕吐、大便稀薄者。此方药力和缓，脾胃气虚者可常年服用。人参也可用党参或太子参代替。

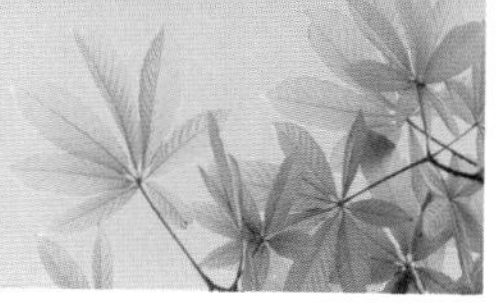

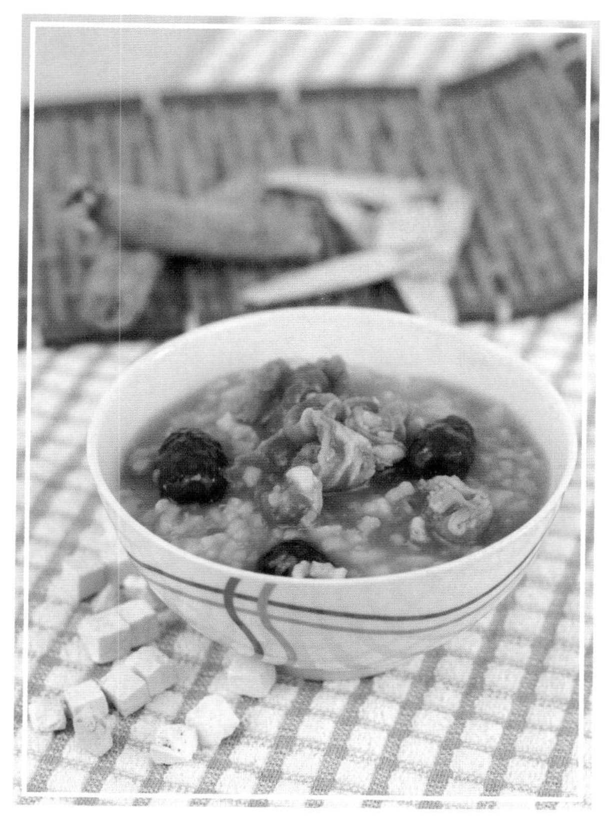

参芪茯苓羊肉粥

［出处］

《安老怀幼书》。

［功效］

益气补虚，温中暖下，用于脾胃虚弱、气虚体弱、胃寒疼痛。

［材料］

羊肉150克，黄芪、人参、白茯苓、红枣各10克，粳米100克。

［调料］

盐、姜粉各适量。

专家箴言

羊肉可健脾胃，助阳气，暖腰腹，搭配其他健脾养胃的药材煮粥，尤宜脾胃气虚冷痛者。

［做法］

1 将羊肉洗净，切薄片备用。

2 锅中放入黄芪、人参、茯苓，加适量水，煮30分钟，去渣留汤。

3 汤中倒入粳米、红枣，补足水，煮30分钟，至粥稠时下入切好的羊肉片，再煮沸，加盐及姜粉调味即成。

猪肚白术粥

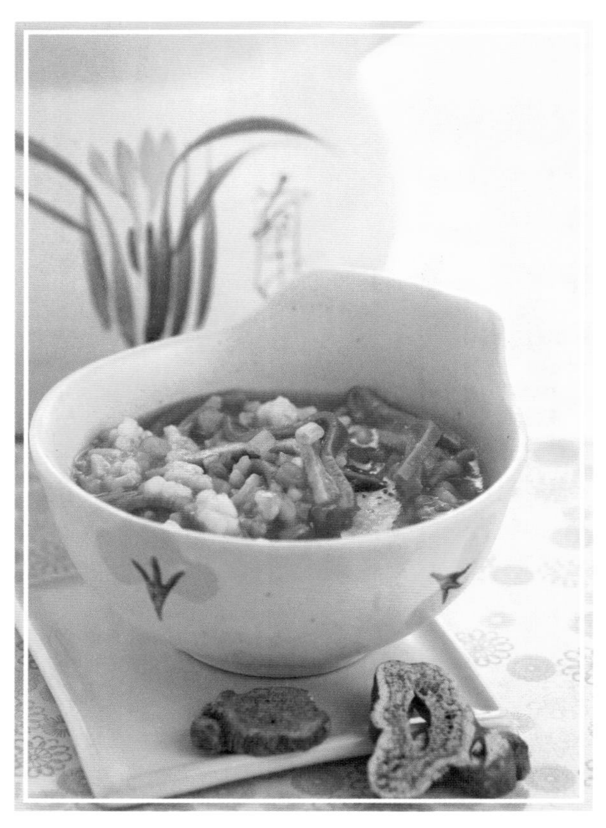

【出处】

《圣济总录》。

【功效】

健脾益胃，用于脾胃虚弱、食欲不振、脘腹虚胀、呕吐酸水、便溏泄泻、烦热乏力以及胃溃疡等。

【材料】

猪肚、粳米各100克，白术10克，香葱末少许。

【调料】

姜粉、盐、胡椒粉各适量。

【做法】

1 将猪肚洗净，切丝；粳米淘洗干净；白术放入锅中，加适量水，煎煮30分钟，滤渣留汤。

2 汤中放入猪肚丝和粳米，大火烧开，撇去浮沫，煮至粥稠时加调料调味，盛入碗中，撒上香葱末即可。

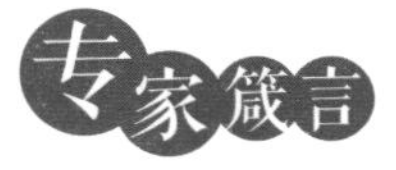

猪肚补虚损，健脾胃，《神农本草经疏》说它“为补脾胃之要品，主治虚弱、泄泻、下痢……”白术则是补脾气的良药。此方尤宜脾胃气虚、消化不良、食少便溏、脘腹胀满者。

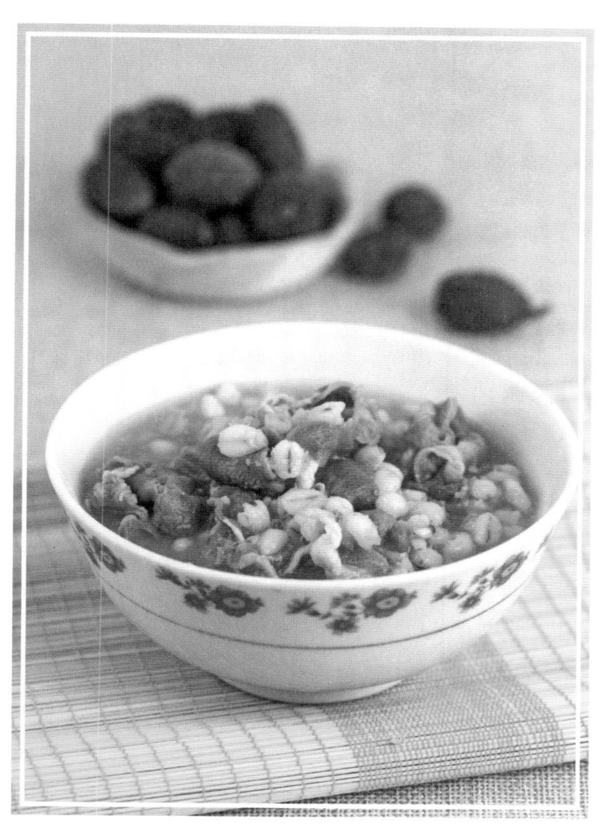

大麦羊肉粥

［出处］

《饮膳正要》。

［功效］

温中暖胃，下气健脾，破冷气，除腹胀，用于脾胃虚寒、气虚乏力、胃痛、腹胀。

［材料］

羊肉150克，大麦米100克。

［调料］

盐适量，草果粉2克。

［做法］

1 将羊肉洗净，切薄片；大麦米淘洗干净。

2 锅中放入大麦米和适量水，煮至大麦将熟时，倒入羊肉片，再煮沸，加调料调味即成。

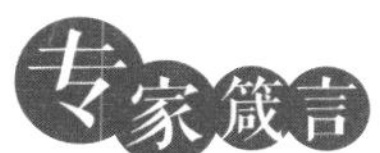

大麦可和胃，宽肠，利水，消食，疗胀。羊肉能健脾暖胃。此粥尤宜脾胃虚寒、形体瘦弱、气虚乏力以及经常胃痛、腹胀者食用。

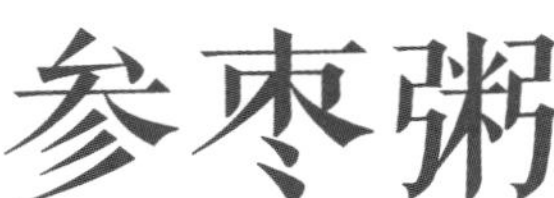

参枣粥

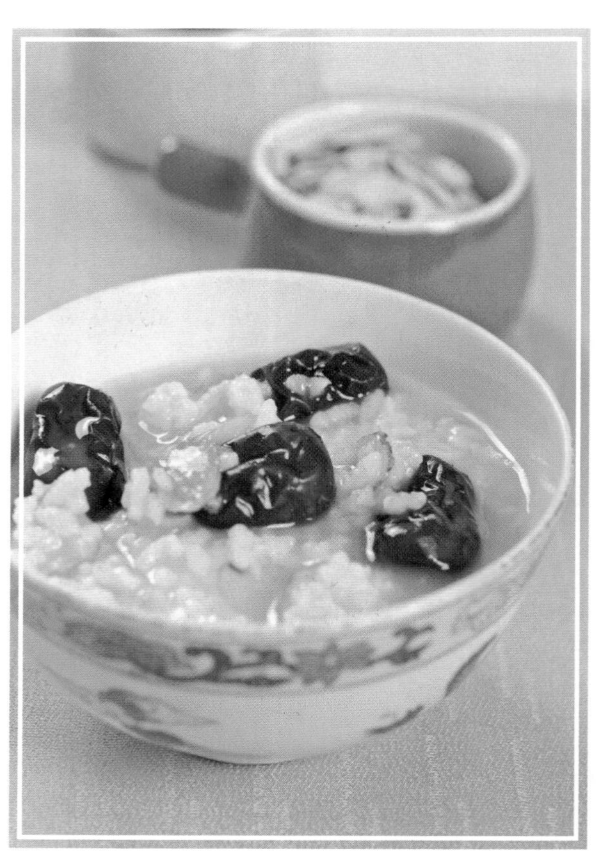

【出处】

《醒园录》。

【功效】

健脾益气，生津止渴，用于脾胃虚弱、气短乏力、食少便溏、久泻脱肛、贫血等。

【材料】

党参、大枣各10克，糯米100克。

【调料】

白糖适量。

【做法】

1 将党参、大枣洗净，用温水浸泡，同入锅中，加适量水，小火煮30分钟。

2 倒入淘洗干净的糯米，一起煮成粥，加白糖食用。

专家箴言

党参可补中，益气，生津，常用于脾胃虚弱、气血两亏、体倦无力、肠胃中冷、食少、口渴、久泻、脱肛等。大枣可补中益气，养血安神，常用于脾虚食少、乏力便溏、贫血、失眠。糯米可益气健脾，常用于久泻食减。此粥尤宜脾胃虚弱、气血两亏、食少便溏者食用。

有实邪、气滞、火盛及饮食积滞者均不宜食用。

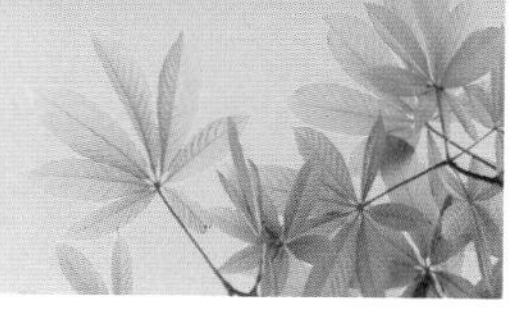

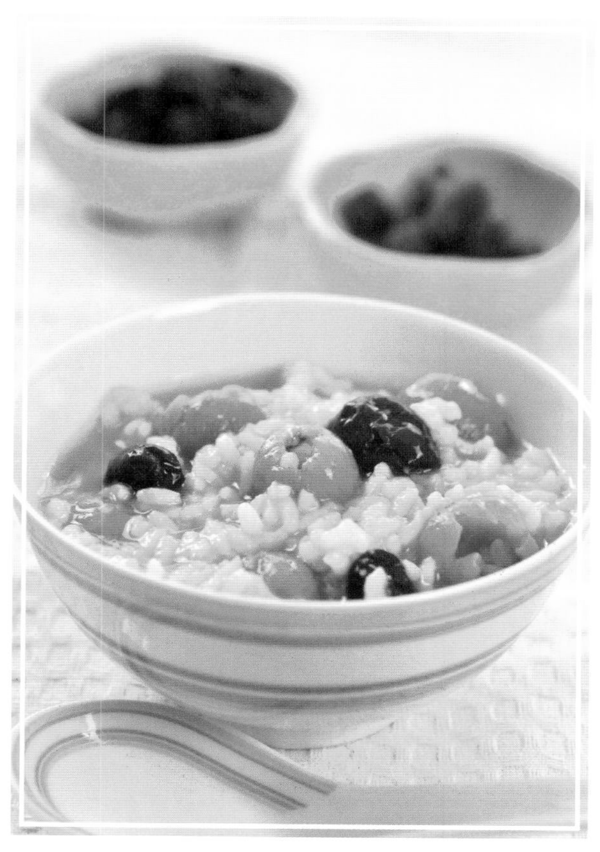

桂圆生姜大枣粥

【出处】

《泉州本草》。

【功效】

健脾养血，用于脾胃虚弱、气血两亏、贫血萎黄、虚劳衰弱、食欲不振、脾虚泄泻、气虚水肿。

【材料】

龙眼干、大枣各15克，生姜10克，粳米100克。

【做法】

1 将龙眼干、大枣、生姜洗净，同入锅中，加适量水，小火煮30分钟。

2 拣出生姜，倒入淘洗干净的粳米，一起煮至粥成。

专家箴言

龙眼也叫桂圆，可补心脾，益气血，健脾胃，养肌肉，常用于思虑伤脾、失眠心悸、虚羸、病后或产后体虚，及由于脾虚所致的泄泻、水肿、失血症。大枣也是健脾益气、养血生肌的常用品。原方为桂圆、生姜、大枣煎汤服用，此处改为煮粥，更温和日常。

此粥适合脾胃虚寒者，而外感实邪、胃热火盛、痰饮胀满者不宜多吃。

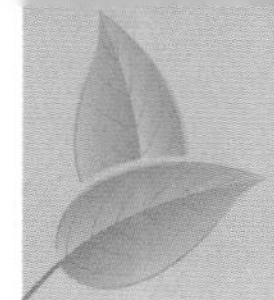

薯蓣粥

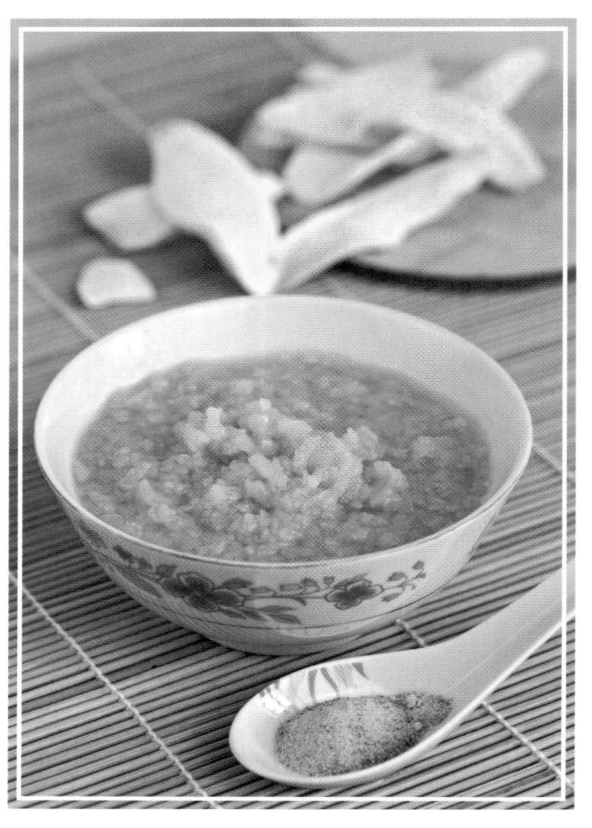

【出处】

《东医宝鉴》《医学衷中参西录》。

【功效】

健脾胃，止泄泻，增饮食，用于脾胃虚弱、不思饮食、瘦弱乏力、脾虚泄泻、慢性肠炎等，老幼脾虚泄泻者皆宜食用。

【材料】

山药粉15克，糯米100克。

【调料】

胡椒粉、盐各适量。

【做法】

1 将糯米炒熟。

2 锅中放入炒糯米和适量水，煮至粥稠时放入山药粉和调料，搅匀，再煮沸即成。

专家箴言

薯蓣即山药，可健脾止泻，常用于脾虚食少、泄泻便溏、久泻不止等。《神农本草经》说它“主伤中，补虚，除寒热邪气，补中益气力，长肌肉，久服耳目聪明”。《本草纲目》说它“益肾气，健脾胃，止泄痢，化痰涎，润皮毛”。《医学衷中参西录》中说此粥“治阴虚劳热，或喘，或嗽，或大便滑泻，小便不利，一切羸弱虚损之证”。

有实邪、气滞、便秘者不宜多吃。

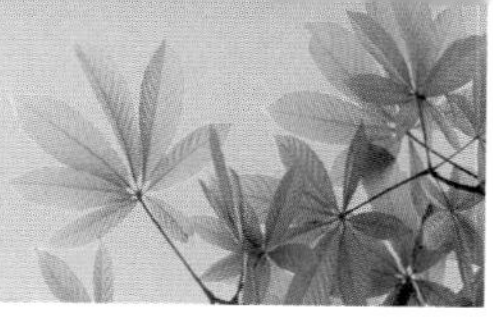

粟米鸡肉粥

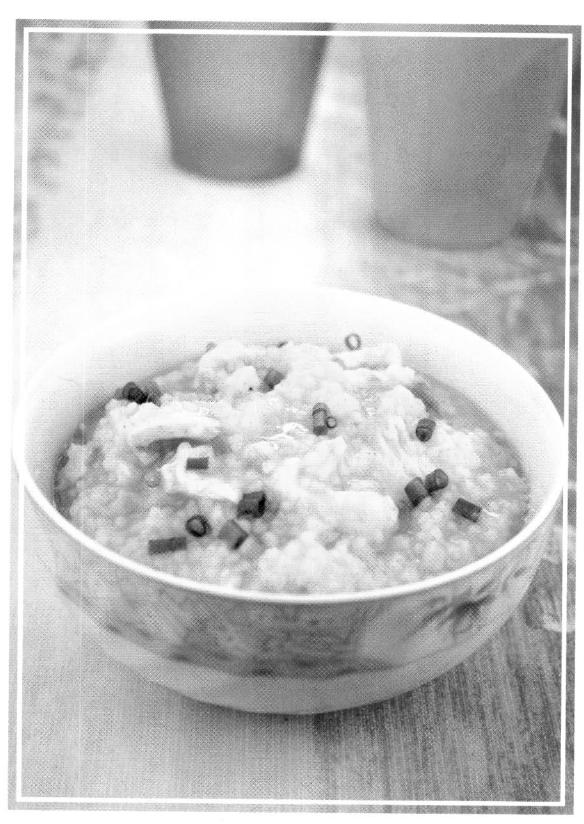

【出处】

民间验方。

【功效】

补中益气，健脾养血，用于病后或产后体虚血亏、脾虚食少、倦怠乏力等虚弱证。

【材料】

粟米70克，鸡肉100克。

【调料】

香葱末、盐各适量。

【做法】

1 将鸡肉洗净，切片；粟米淘洗干净。

2 锅中放入粟米和适量水，煮至将熟时放入鸡肉片，再煮沸，加盐调味，撒香葱末即成。

专家箴言

粟米也叫小米，可健脾和中，清除虚热，养护胃气，促进食欲，新米煮粥最为养人，尤宜气血亏虚、脾虚食少、反胃呕吐、消化道溃疡者。《寿世青编》中说“粟米粥，治脾胃虚弱，呕吐不食，渐加羸瘦”。鸡肉可温中益气，健脾生肌，常用于虚劳羸瘦、中虚胃呆食少、泄泻下痢、水肿体虚等。

多食鸡肉易生热动风，肥腻壅滞，有外邪者不宜多吃。

白扁豆粥

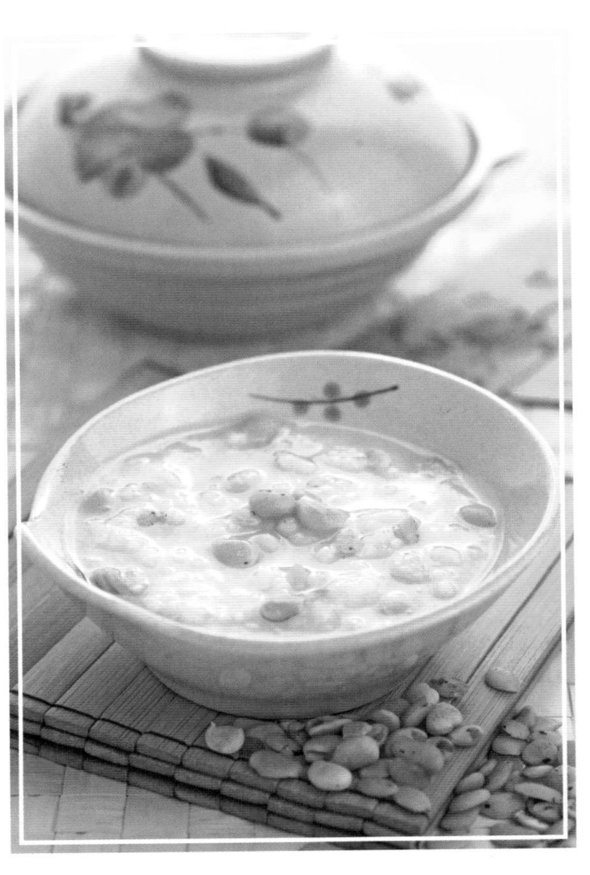

【出处】

《延年秘旨》。

【功效】

健脾养胃，清暑止泻，用于脾胃虚弱、食少呕逆、慢性久泻、暑湿泻痢。

【材料】

炒白扁豆 20 克，粳米 100 克。

【做法】

将粳米淘洗干净，与白扁豆一起放入锅中，加适量水，煮至豆烂粥稠即成。

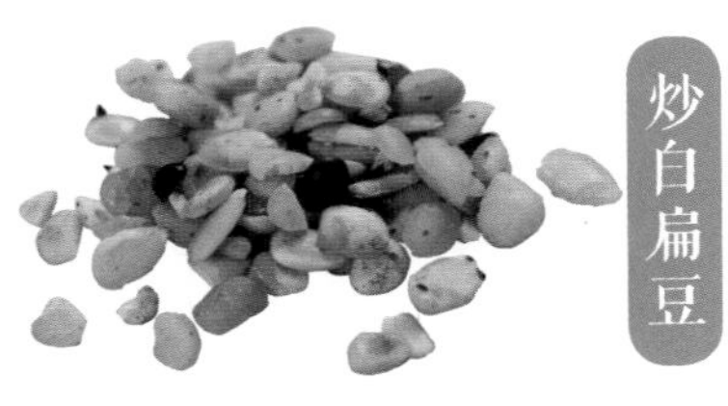

炒白扁豆

专家箴言

白扁豆是扁豆的干燥成熟种子，也是一味常用的中药材。其味甘，性微温，归脾、胃二经，有健脾和中、消暑化湿、除霍乱吐逆、解河豚酒毒等作用，常用于脾胃虚弱、食欲不振、大便溏泄、暑湿吐泻、胸闷腹胀、小儿疳积等。

用于健脾胃时，炒制过的白扁豆比鲜品更有效。

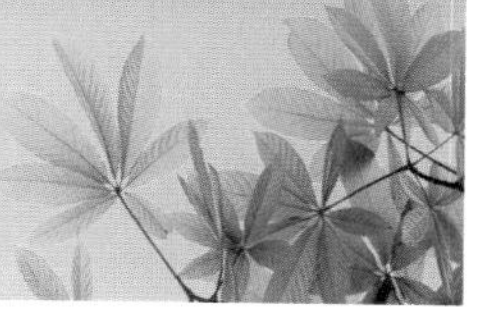

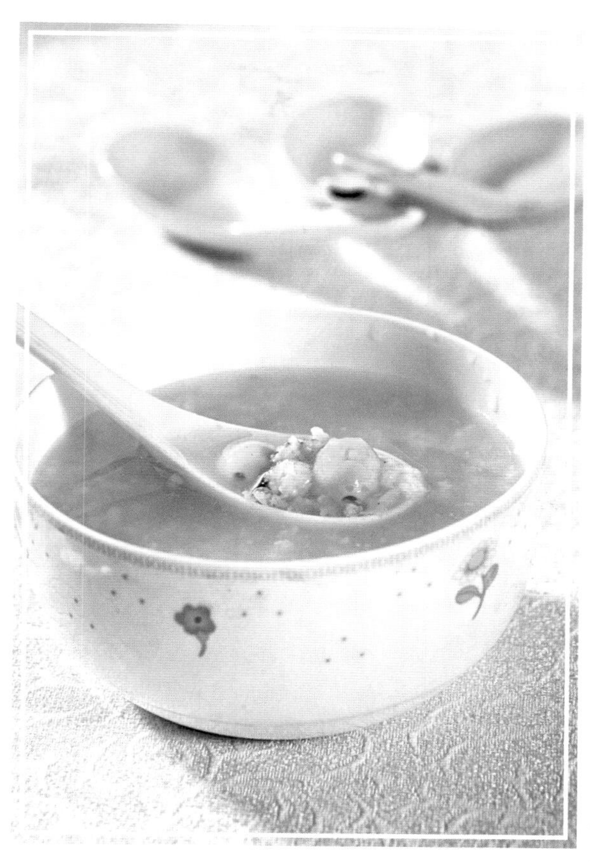

莲子芡实粥

［出处］

民间验方。

［功效］

补脾止泻，固涩肠胃，用于脾胃气虚所致久泻、久痢及带下、遗精、尿频等滑泄症。

［材料］

莲子、芡实各15克，粳米100克。

［做法］

1 粳米淘洗干净。

2 锅中放入莲子、芡实，加适量水，煮30分钟，倒入粳米，继续煮至莲子软烂、粥稠即成。

专家箴言

莲子被称为“脾之果”，可健脾补虚，涩肠止泻，止呕开胃，常用于脾虚久泻、饮食减少。《本草纲目》说它“交心肾，厚肠胃，固精气，强筋骨，补虚损，利耳目，除寒湿，止脾泄久痢，赤白浊，女人带下崩中诸血病”。芡实也叫鸡头米，可益肾固精，补脾止泻，祛湿止带，也是止泻良药。

中满痞胀、大便燥结者不宜多吃。

八宝粥

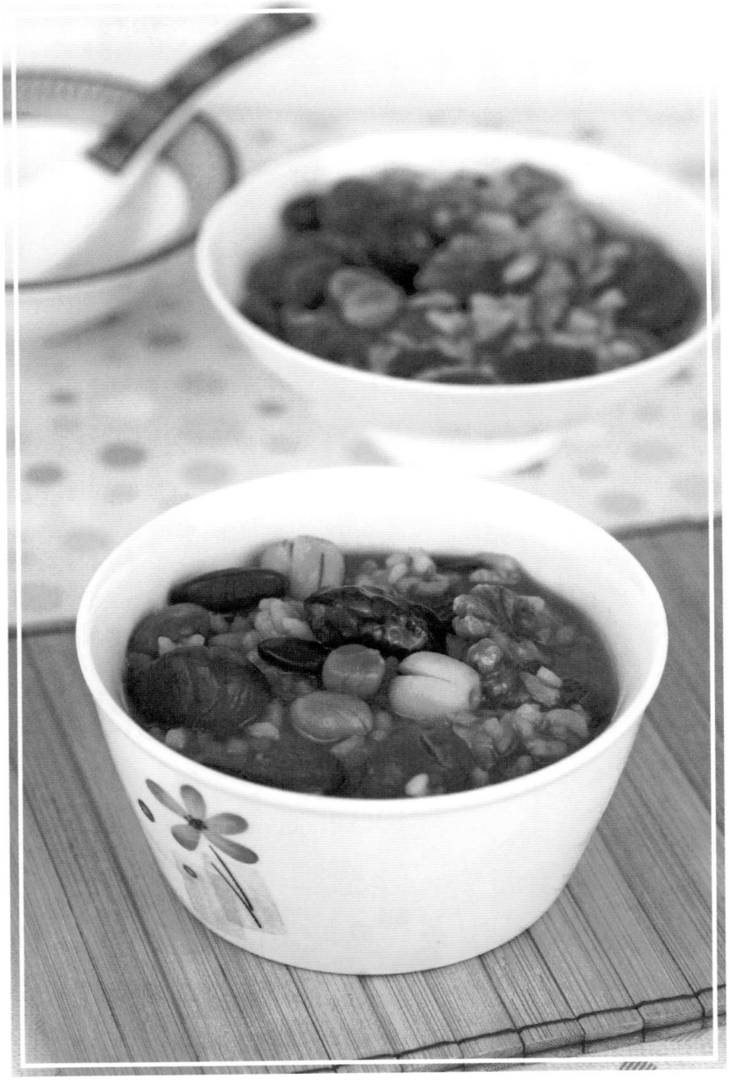

【出处】

《民间方》。

【功效】

温胃健脾，补肾固气，养血安神，用于气虚乏力、脾虚泄泻、水肿以及失眠、心烦等虚损衰弱证。

【材料】

大枣、桂圆、莲子、花生仁、核桃仁、栗子仁、芸豆各15克，粳米100克。

【调料】

白糖适量。

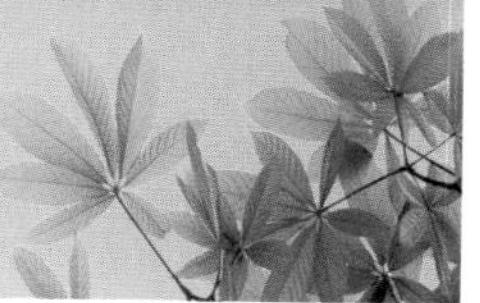

【做法】

1 将莲子、芸豆用水浸泡1夜。

2 煮锅中先放入莲子、芸豆和适量水，小火煮30分钟。

3 再放入粳米、桂圆、大枣、花生仁、核桃仁、栗子仁，继续煮30分钟，至粥稠时放入白糖拌匀即可。

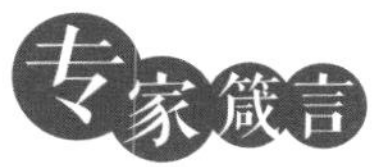

专家箴言

八宝粥是由多种食材熬制而成的粥，具有健脾养胃、益气安神、增强食欲、滋补强壮、疗补虚损的保健功效，是日常食疗养生粥。

大枣、桂圆可健脾补血、补虚安神，莲子可益气健脾、固肠止泻，花生可养血生肌、改善面色苍白或萎黄，核桃仁可补肾固气、健脑、润燥，栗子可健脾补气、厚肠止泻、强腰壮骨。这些食材与温和养胃的粳米一起熬成粥，尤宜脾胃虚弱、气血两亏者常食，秋冬季节更宜食用。

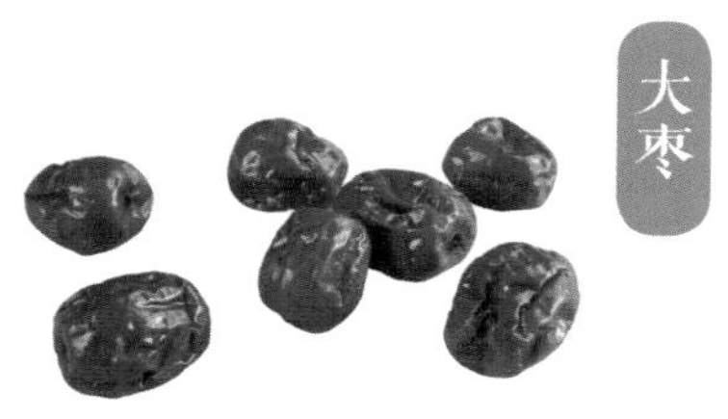

大枣

八宝粥一般由8种原料组成，但这些原料也没有严格的品种和数量限制，组合比较自由随意，但基本上有以下四大类原料。

■米类：如粳米、糯米、黑米、薏米（薏苡仁）、玉米、小米。

■豆类：如绿豆、赤小豆、扁豆、白扁豆、花豆、芸豆。

■干果类：如核桃仁、花生仁、莲子、龙眼肉、松子仁、栗子仁、葡萄干、杏仁、瓜子仁。

■中药材：如大枣、山药、百合、枸杞子、芡实。

以上这些材料可根据个人喜好和口味自由选择，均有健脾胃、补虚弱的功效。

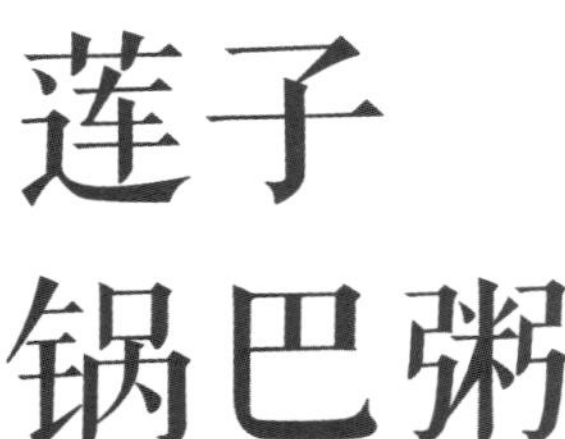

莲子锅巴粥

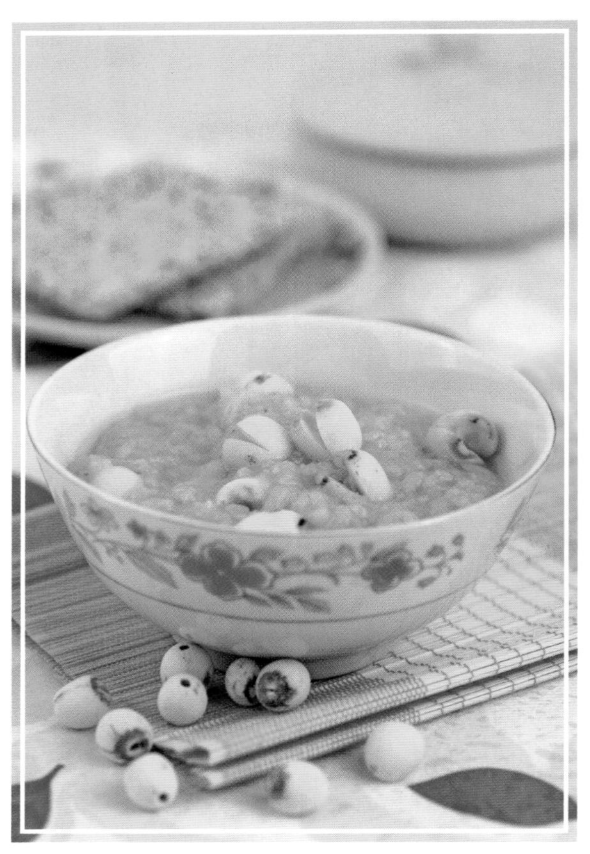

【出处】

《梁侯瀛集验良方》。

【功效】

健脾补虚，消食益胃，用于老幼脾胃气虚、久泻不愈。

【材料】

锅巴70克，莲子（去心）30克。

【调料】

白糖适量。

【做法】

将锅巴捣碎，与莲子一起放入锅中，加适量水，煮熟成粥，调入白糖食用。

专家箴言

锅巴也叫锅焦、黄金粉，为烧干饭时所起的焦锅巴。《本草纲目拾遗》说它“补气，运脾，消食，止泄泻”。因其有健脾消食的作用，故常用于脾虚泄泻。莲子也是健脾止泻的常用食材，合用可加强止泻效果。

此方对老人与小儿脾虚泄泻均有效。也可将锅焦和莲子研成粉，掺入饭、粥、饼等主食中，对日常养胃非常有益。

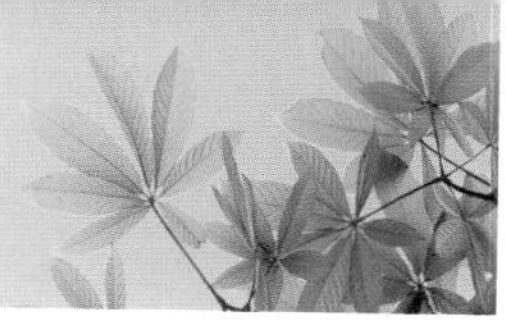

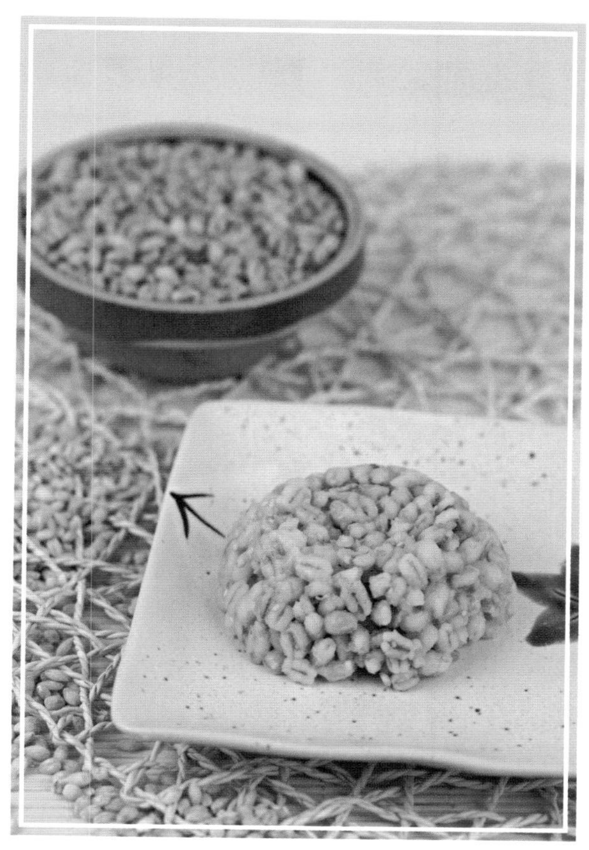

大麦饭

【出处】

《饮食辨录》。

【功效】

益气调中，健脾止泻，用于慢性胃肠炎、久泻、乏力、面黄肌瘦等。

【材料】

大麦米250克。

【做法】

将大麦米淘洗干净，放入锅内，加适量水小火焖煮至熟，成大麦米饭食用。

专家箴言

大麦可健脾和胃，宽肠，利水，常用于腹胀、食滞泄泻、水肿等。《唐本草》说“大麦面平胃，止渴，消食，疗胀”。《本草拾遗》说它“调中止泄”。《本草纲目》说它“宽胸下气，凉血，消积，进食”。“大麦面作稀糊，令咽之，既滑腻，容易下咽，以助胃气”。可见，大麦十分适合胃气虚弱、易腹泻者调养。

大麦

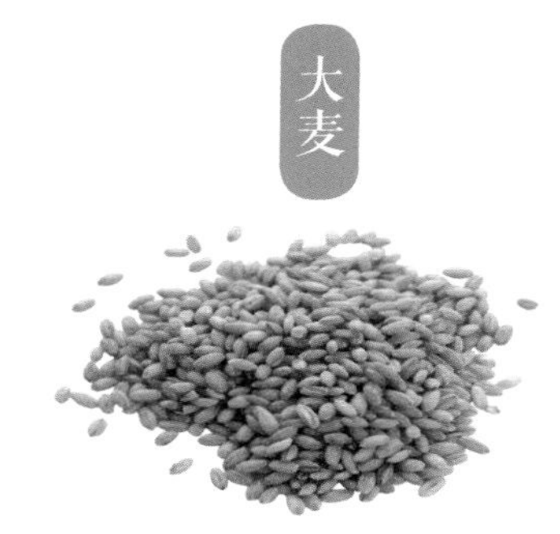

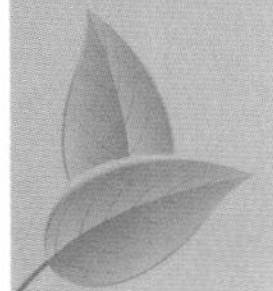

鸡蛋羊肉面

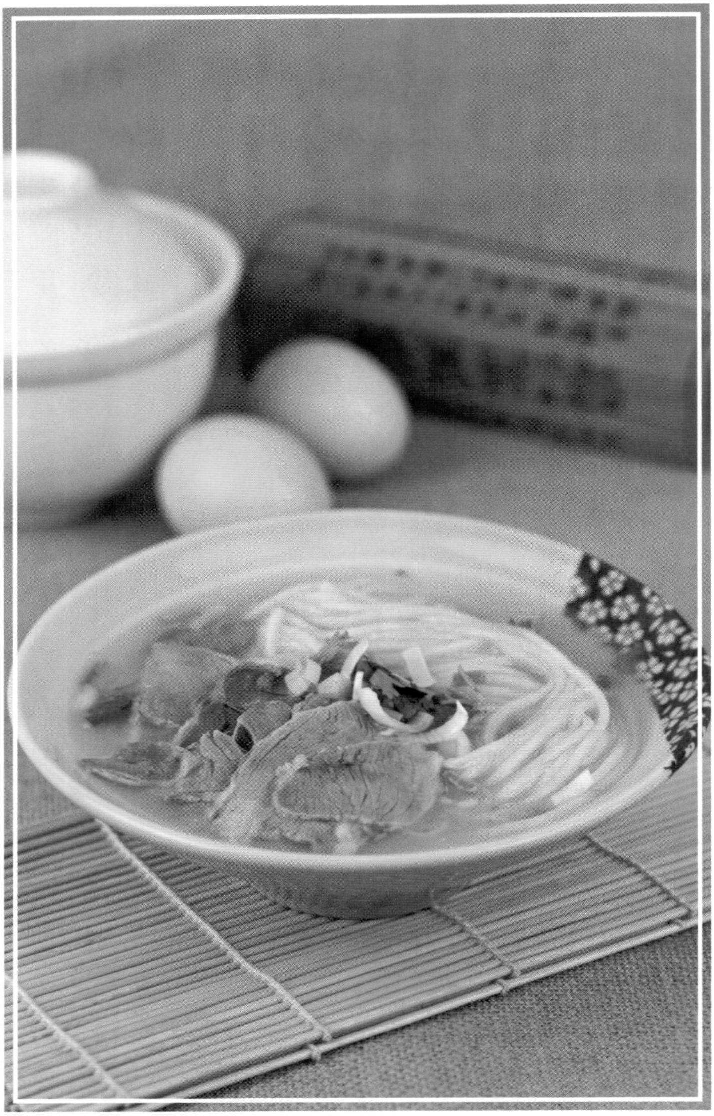

【出处】

《圣济总录》《太平圣惠方》。

【功效】

健脾和胃，温中补虚，用于胃气虚弱、胃寒腹痛、食少呕逆、瘦弱乏力。

【材料】

面粉100克，鸡蛋2个，羊肉100克，生姜片30克，葱花、香菜末各15克。

【调料】

料酒20克，胡椒粉、盐各适量。

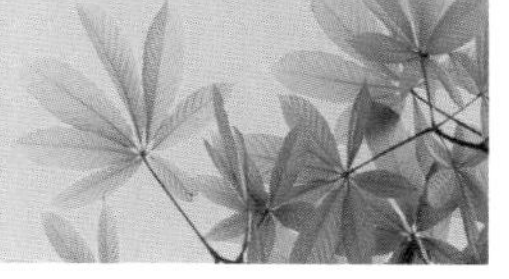

【做法】

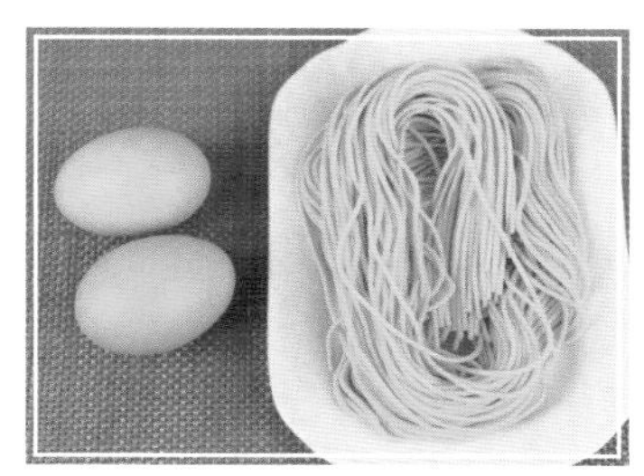

1 将面粉倒入面盆，打入鸡蛋，加适量水和盐，和成面团，静置30分钟后制成鸡蛋面条备用。

2 羊肉焯水后洗净，切成厚片，放入煮锅，加适量水烧开，加入料酒、生姜片，小火煮至肉烂，加胡椒粉和盐调味。

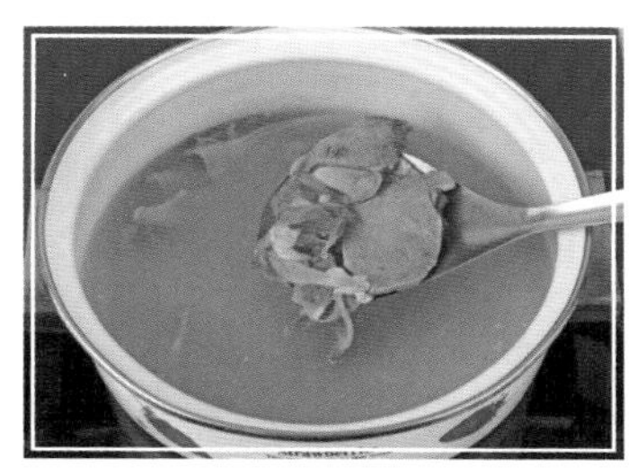

3 将羊肉汤倒入汤碗中，放入煮熟的面条，码上羊肉片，撒上葱花、香菜末即成。

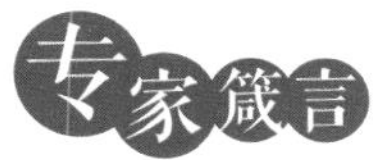

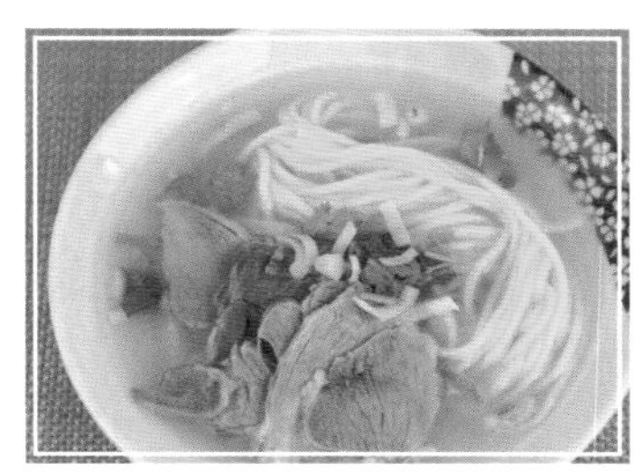

原方名为“羊肉索饼”，此处在做法上稍作改良，更方便日常制作，效果也不错。

羊肉味甘，性温，归脾、肾经。可益气补虚，温中暖下，常食令人开胃肥健、筋骨强壮。常用于虚劳羸瘦、腰膝酸软、虚冷腹痛、食少反胃、胃寒下痢等。

白面由小麦制成，能养胃补虚。《本草拾遗》中说“小麦面，补虚，实人肤体，厚肠胃，强气力”。

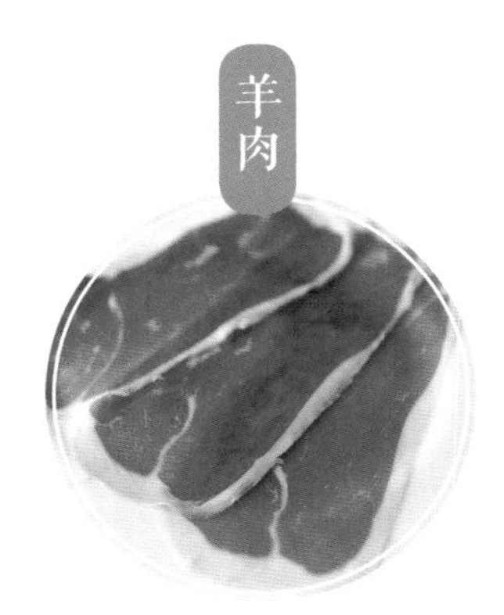

鸡蛋可滋补强壮，养阴润燥。与羊肉、白面搭配食用，健脾补虚的效果更强，常食令人脾胃安和、体力充沛、肌肉饱满。

羊肉性温热，外感时邪或内有宿热、痰火、积滞者不宜多吃。

八珍糕

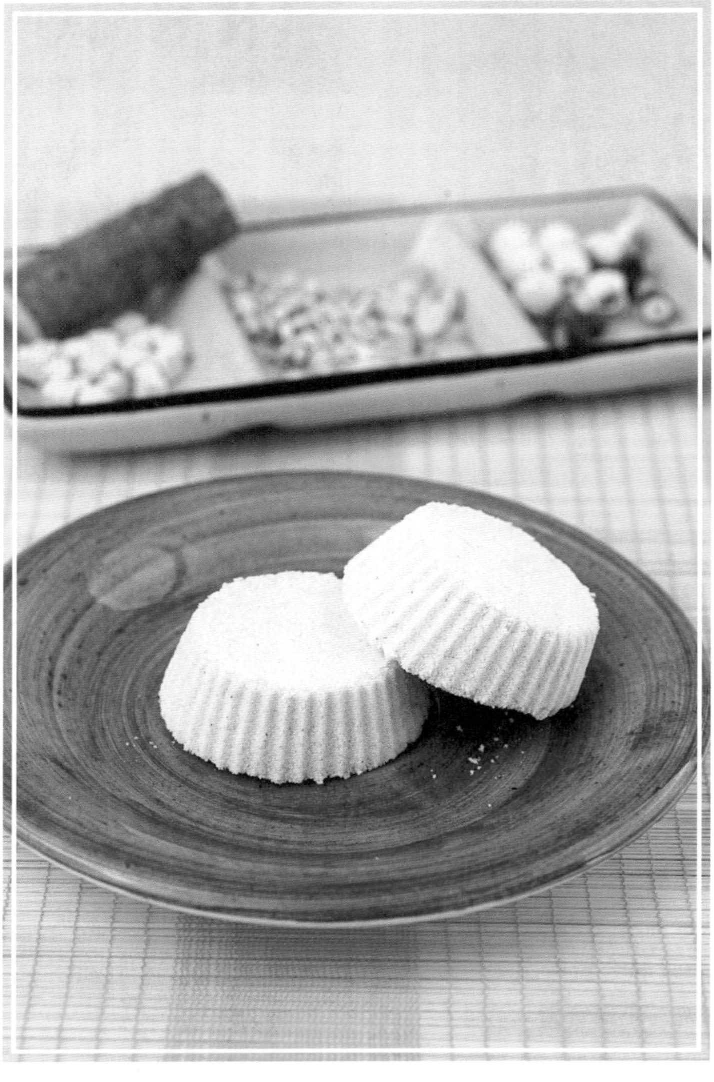

［出处］

《食宪鸿秘》。

［功效］

健脾开胃，和中利湿，固本培元，补气消积，用于脾胃虚弱、饮食积滞、面黄肌瘦、食少便溏，老幼尤宜。

［材料］

糯米粉500克，山药、白扁豆各50克，薏苡仁、莲子、芡实、茯苓各30克。

［调料］

白糖100克。

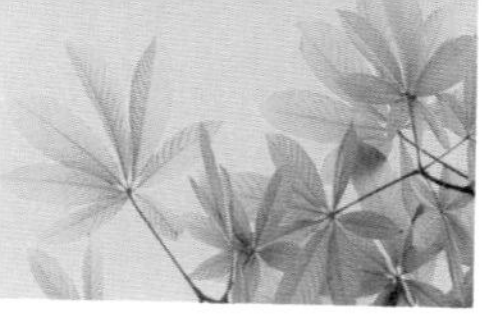

【做法】

1 将茯苓、山药、白扁豆、薏苡仁、莲子、芡实研末成粉，与糯米粉和白糖混合，加适量水拌匀，至用手攥能成块、松手能散的程度。

2 把拌匀的粉装入模具中，压实。

3 再把模具放入蒸锅，大火蒸40分钟，取出脱模即可。

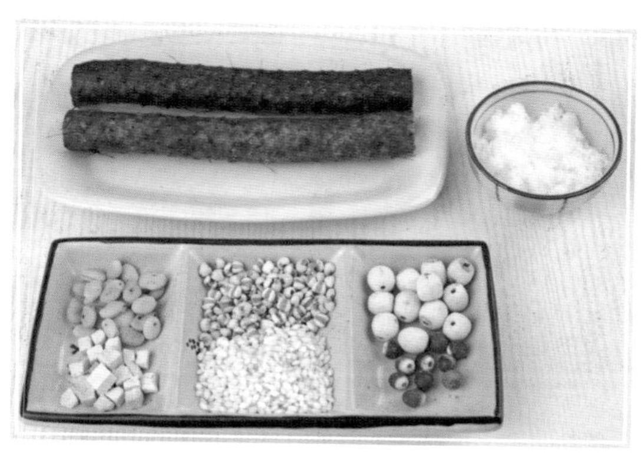

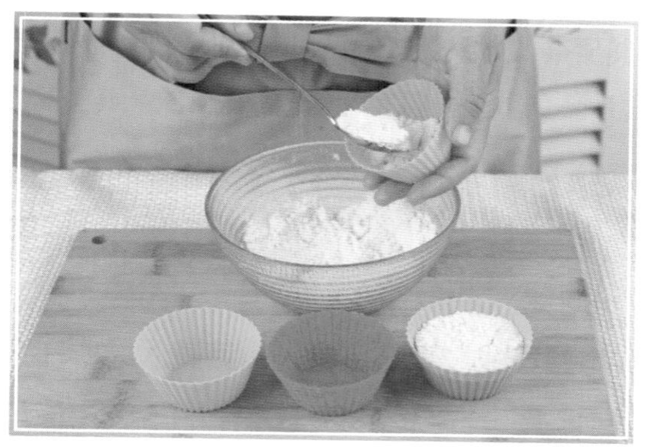

专家箴言

八珍糕由8种食材制成，是传统的健脾养胃的食疗佳品，在《饲鹤亭集方》和《成方便读》等书中也有类似食疗方记载。

此方中的山药、白扁豆可以补胃气，健脾运；莲子、芡实能止泄泻，固肠胃；茯苓、薏苡仁能除脾湿，消水肿；糯米、白糖则能补虚损，增体力。这8种食材都是温和补养、健脾益胃的良药，最宜用于食疗。

久服此糕可强身健体，对脾胃气虚、食欲不振、久泻不止、虚劳羸瘦、小儿疳积者更为有益，宜作主食或餐间点心食用，每食适量，久食见效。

此糕偏于补益，固涩止泻作用较强，气虚者尤宜。而气滞壅阻、大便燥结者不宜多吃。

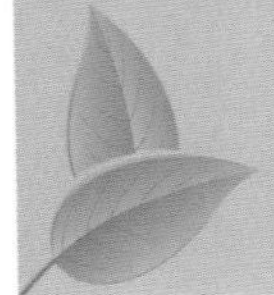

山药茯苓包子

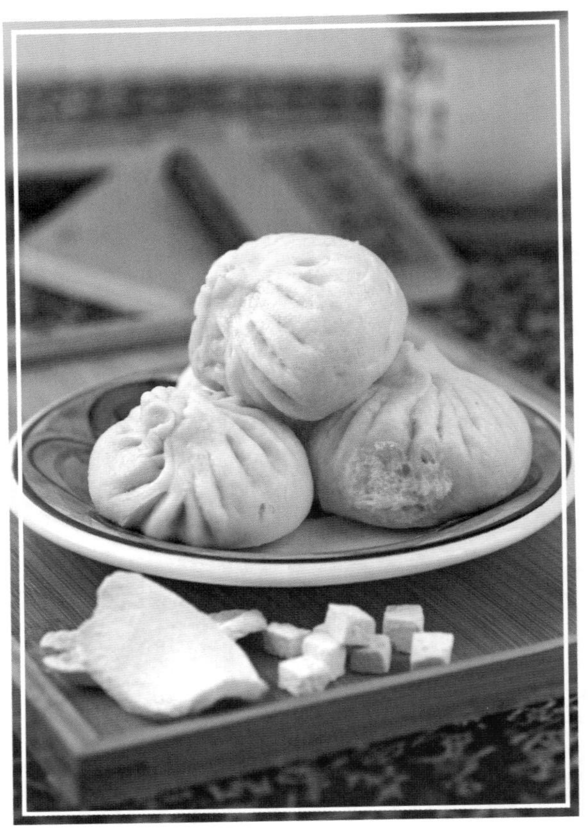

【出处】

《儒门事亲》。

【功效】

健脾养胃，补气固精，用于脾胃不健、脾虚食少、慢性腹泻。

【材料】

山药粉、茯苓粉各50克，自发面粉250克。

【调料】

白糖100克，猪油适量。

专家箴言

山药可健脾胃，止泄泻，茯苓能去除脾湿，促进脾运。二者与面粉合用，补虚止泻效果好。但大便燥结者不宜多吃。

【做法】

1 将自发面粉加温水和面，饧发30分钟。

2 山药粉、茯苓粉加水调成稀糊，先上蒸锅蒸15分钟，取出晾凉后，再加白糖和猪油，调拌成馅。

3 用饧发好的面擀成面皮，包入馅，制成包子生坯，上锅蒸20分钟即成。

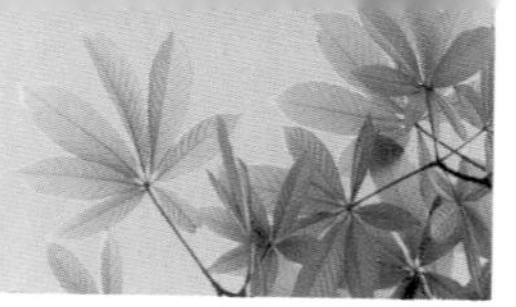

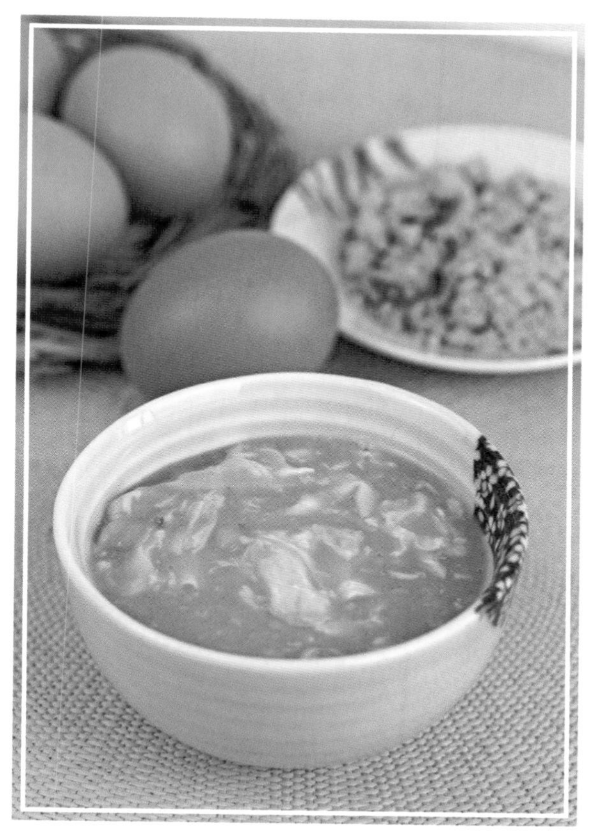

鸡蛋炒面

【出处】

《普济方》。

【功效】

健脾补虚，用于脾胃虚弱、呕吐不食、脾虚泄泻、羸瘦无力。

【材料】

鸡蛋2个，炒面60克。

【调料】

胡椒粉、姜粉、豉汁各适量。

【做法】

1 将鸡蛋打入碗中，搅打均匀。

2 锅中倒入适量水，烧开，倒入鸡蛋液，迅速搅拌成蛋花，放入各调料搅匀。

3 把炒面放入汤碗，冲入蛋花汤，搅拌成面糊即成。

专家箴言

炒面为白面炒至焦黄而成，其健脾止泻的效果优于普通白面。《饮膳正要》中记载："白面炒令焦黄，每服1匙头，空心温水调下，治泄痢肠胃不固。"

炒面搭配鸡蛋，可增强体力，疗补虚损，适合脾胃虚寒所致食少、呕吐、泄泻者调养，且做成软烂的汤羹流食，拌以温热调料，健胃止泻的效果更好。

八宝豆腐

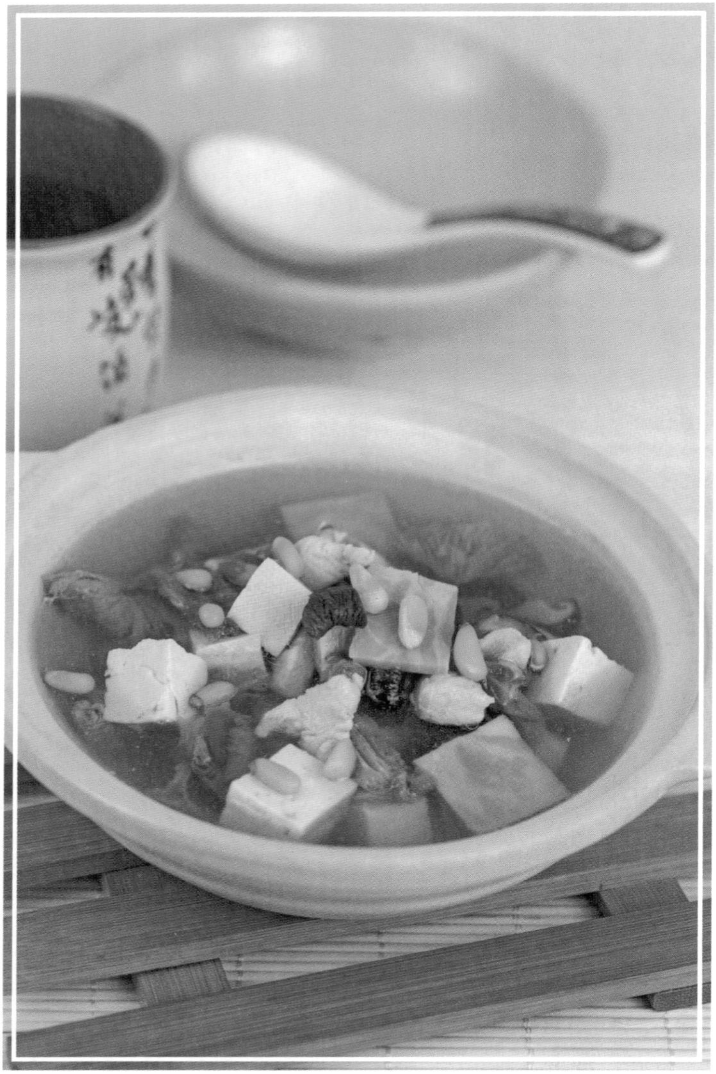

【出处】

《随园食单》。

【功效】

补脾健胃，益气补虚，生津养血，用于脾胃虚弱、倦怠乏力、饮食不下。

【材料】

豆腐150克，鸡肉60克，火腿30克，香菇、蘑菇各10克，松子仁、瓜子仁各5克，鸡汤适量。

【调料】

料酒、淀粉各10克，香油、生抽、盐各适量。

【做法】

1 将鸡肉切丁，用料酒、淀粉抓匀上浆；豆腐切小块；香菇、蘑菇泡发、洗净、切块；火腿切片；松子仁、瓜子仁炒熟备用。

2 锅内倒入鸡汤，补足水，大火烧开，放入豆腐块、香菇、蘑菇、火腿片，小火焖煮20分钟，倒入鸡丁滑散，再煮沸时撇净浮沫，加生抽、盐调味。

3 将煮好的汤倒入汤盆，撒上松子仁和花生仁，淋香油即成。

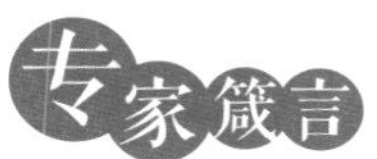

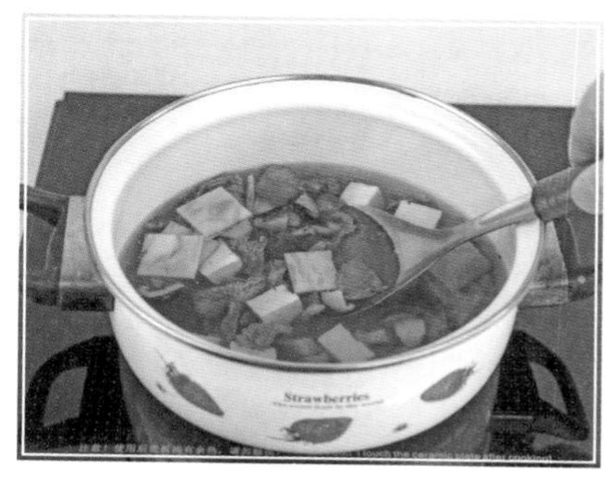

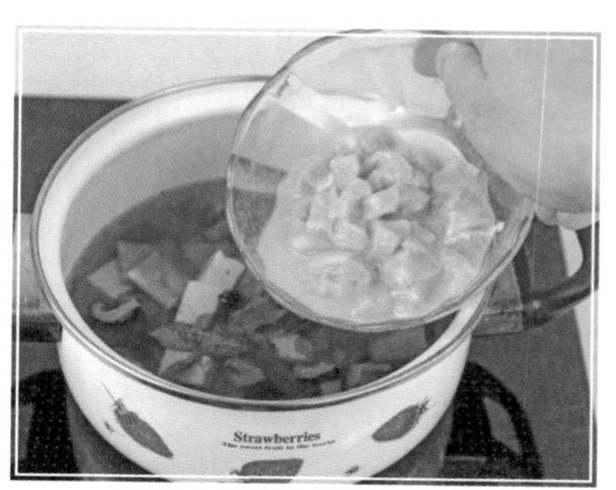

豆腐味甘，性凉，归脾、胃、大肠经。可益气和中，生津润燥，清热解毒，常用于脾胃虚弱、脾虚腹胀、营养不良。《食鉴本草》说它“宽中益气，和脾胃，下大肠浊气，消胀满”。

鸡肉可温中益气，补精养血，常用于虚劳羸瘦、中虚胃呆食少、泄泻、下痢、消渴、水肿等。

火腿可健脾开胃，生津益血，常用于虚劳怔忡、胃口不开、虚痢、久泻。《本草拾遗》说它“和中益肾，养胃气，补虚劳”。

香菇、蘑菇为菌菇类食材，均有健胃益气的功效，能改善脾胃呆滞、消化不良、倦怠乏力、筋骨痿弱等状况。

松子仁、瓜子仁醒脾开胃，润肠解郁，其丰富的油脂可补充体力，泽肤荣毛，强健体魄。

此方能快速补充体力，益气养血，疗补虚弱，强身健体，尤宜平日因脾胃虚弱、气血不足所致消瘦无力、不耐疲劳者。

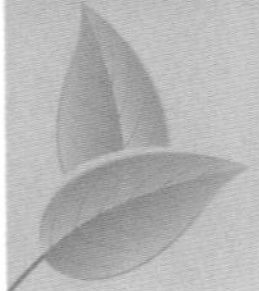

栗子炖鸡

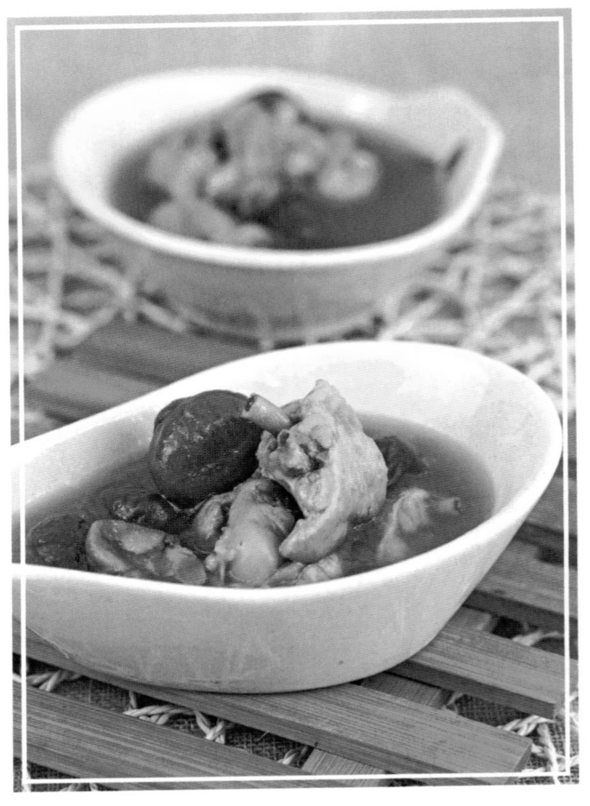

【出处】

民间验方。

【功效】

益气健脾，用于脾虚泄泻、反胃呕吐、贫血萎黄、体弱乏力。

【材料】

鸡块200克，栗子肉150克，葱段、姜片各20克。

【调料】

料酒、酱油、白糖各20克，盐适量。

【做法】

1 将鸡块焯水后洗净。

2 锅中倒油烧热，放入白糖，炒至焦黄色，倒入鸡块翻炒，上色后倒入酱油、料酒煸炒，加适量水煮沸，放入葱段、姜片和栗子肉，改小火煮30分钟，捡去葱、姜，加盐调味，大火收浓汤汁即成。

专家箴言

栗子也叫板栗，味甘，性温，归脾、胃、肾经。可养胃健脾，补肾强筋，活血止血，常用于反胃、泄泻、腰脚软弱及出血证。《名医别录》说它“主益气，厚肠胃，补肾气，令人忍饥”。栗子搭配温中健脾、养血补虚的鸡肉，可起到健脾胃、强身体、补体虚的作用，是日常保健良方。

栗子多食气滞难消，故积滞较重、便秘者不宜多吃。

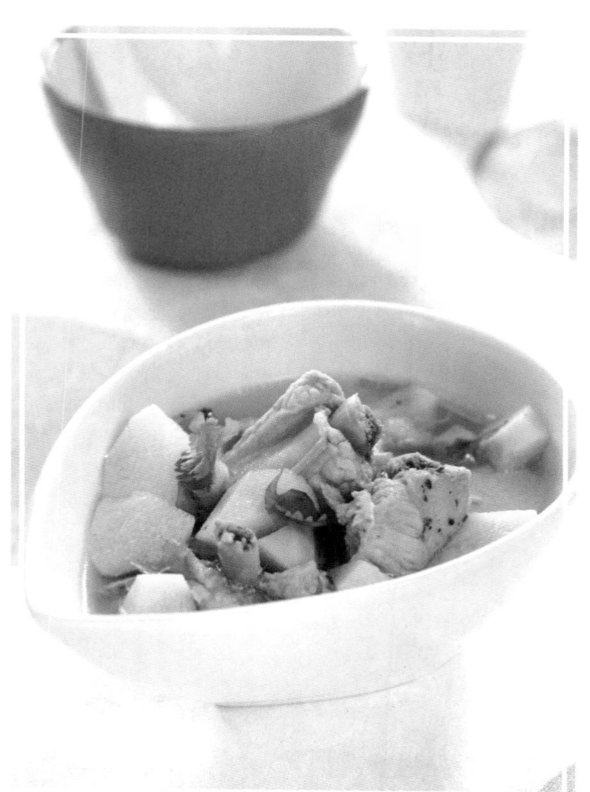

山药排骨汤

【出处】

民间验方。

【功效】

补益脾肾，滋阴养血，补虚强身，用于脾虚食少、泄泻、营养不良、瘦弱乏力。

【材料】

鲜山药100克，排骨200克，香菜段适量。

【调料】

料酒、姜片各15克，盐适量。

【做法】

1 将排骨剁成块，焯水备用；山药去皮，切块。

2 锅中放入排骨和适量水烧开，放入姜片、料酒，小火煮1小时，放入山药继续煮20分钟，加盐调味，撒上香菜段即可。

专家箴言

山药味甘，性平，归脾、肺、肾经，是补脾养胃的天然良药，脾虚食少、大便溏泄及久泻不止者最宜常食山药。

猪肉味甘、咸，性平，可滋阴润燥，养血补虚。《备急千金要方·食治方》说它“宜肾，补胃气虚竭”。《本草备要》说它“其味隽永，食之润肠胃，生精液，丰肌体，泽皮肤，固其所也”。

猪肉助湿生痰，故湿热痰滞内蕴者慎服。而便秘者不宜多吃山药。

黄芪陈皮炖猪肚

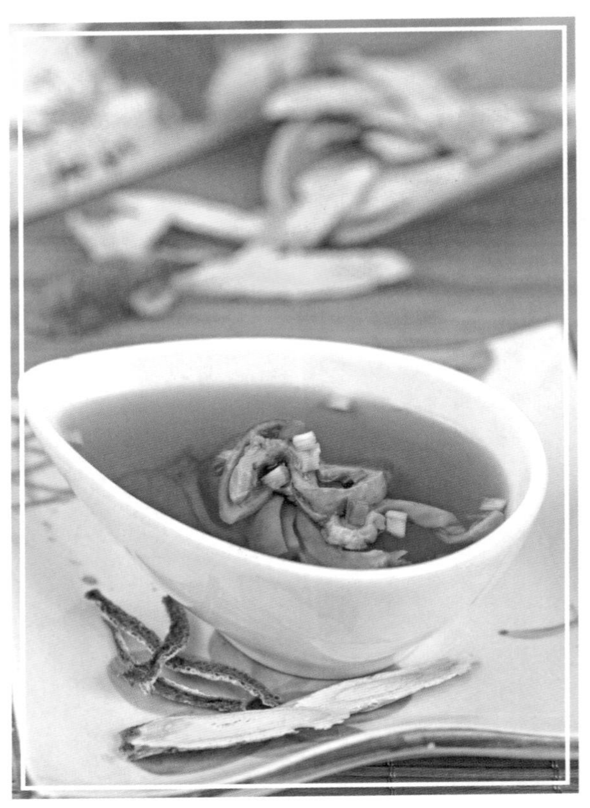

［出处］

民间验方。

［功效］

补中益气，健脾养胃，用于脾胃虚弱、食少腹胀、泄泻、面黄肌瘦、气虚乏力。

［材料］

猪肚150克，黄芪20克，陈皮10克，香葱末少许。

［调料］

料酒20克，盐适量。

［做法］

1 猪肚焯水洗净，切丝；黄芪和陈皮放入调料袋中。

2 锅中放入猪肚丝，加适量水烧开，放入调料袋，加料酒，小火煮20分钟，加盐调味，撒上香葱末即成。

专家箴言

黄芪是常用的补气药，多用于气虚乏力、食少便溏、面色萎黄、久泻脱肛、水肿等脾气虚弱证。

猪肚可补虚损，健脾胃，用于虚劳羸弱、泄泻、下痢、小儿疳积等。《神农本草经疏》说它“为补脾胃之要品，脾胃得补，则中气益，利自止矣”。

陈皮可理气健脾，燥湿化痰，常用于胸脘胀满、食少吐泻等脾胃不和证。

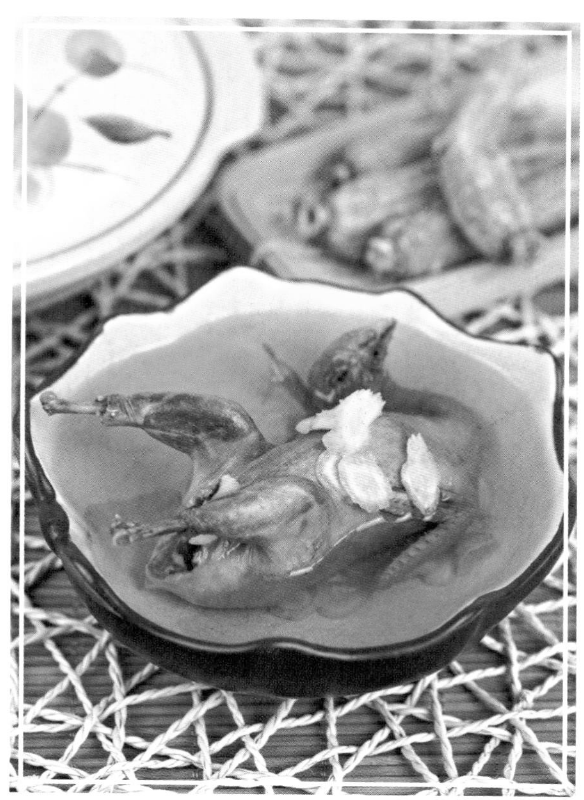

人参鹌鹑汤

【出处】

民间验方。

【功效】

补虚损，健脾胃，强筋骨，止泄痢，用于脾虚食少、吐泻、倦怠乏力。

【材料】

人参15克，鹌鹑1只。

【调料】

料酒20克，盐适量。

【做法】

1 将鹌鹑处理干净，焯水后洗净；人参切成片。

2 锅中放入鹌鹑，加适量水烧开，放入人参片和料酒，小火煮40分钟，加盐调味即成。

专家箴言

人参味甘、微苦，性平，可大补元气，补脾益肺，常用于脾气虚弱、食少、倦怠、反胃吐食、大便滑泻、久病虚羸等虚弱证。《名医别录》说它“疗肠胃中冷，心腹鼓痛，胸肋逆满，霍乱吐逆，调中，止消渴，通血脉，破坚积”。有实证、热证者忌服。

鹌鹑可补中气，强筋骨，止泻痢，常用于脾虚泻痢、小儿疳积、下痢等。鹌鹑肉的营养价值优于鸡肉，有“动物人参”之称。鹌鹑为发物，最好不要在春夏季食用。

鲫鱼豆腐汤

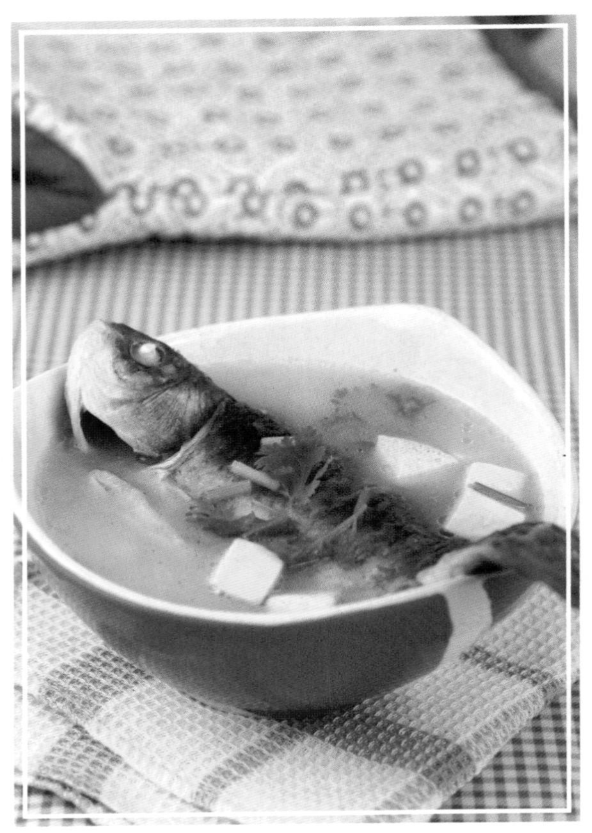

【出处】

民间验方。

【功效】

益气养血，健脾宽中，用于脾胃虚冷、食欲不振、营养不良、气虚乏力。

【材料】

鲫鱼1条，豆腐200克，姜片20克，香菜段少许。

【调料】

料酒20克，盐、胡椒粉各适量。

【做法】

1 将鲫鱼处理干净；豆腐切成块。

2 锅中倒油烧热，放入鲫鱼略煎，烹入料酒，加适量水煮沸，加姜片和豆腐，改小火煮20分钟，至汤白时加盐、胡椒粉调味，撒上香菜段即成。

专家箴言

鲫鱼味甘，性平，归脾、胃、大肠经。可健脾和胃，利水消肿，通血脉，常用于脾胃虚弱、纳少反胃、泄痢、水肿等。《神农本草经疏》说“鲫鱼入胃，治胃弱不下食；入大肠，治赤白久痢、肠痈。脾胃主肌肉，甘温能益脾生肌，故主诸疮久不瘥也”。“鲫鱼调胃实肠，与病无碍，诸鱼中惟此可常食”。搭配豆腐，可增强健脾益气的效果，尤宜胃弱者补充营养。

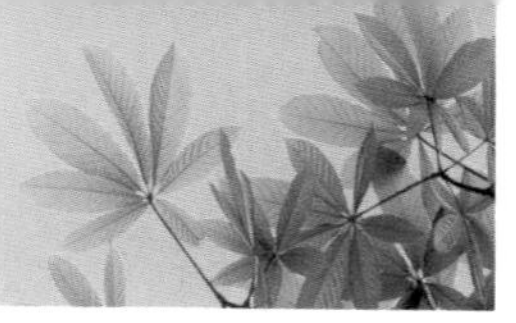

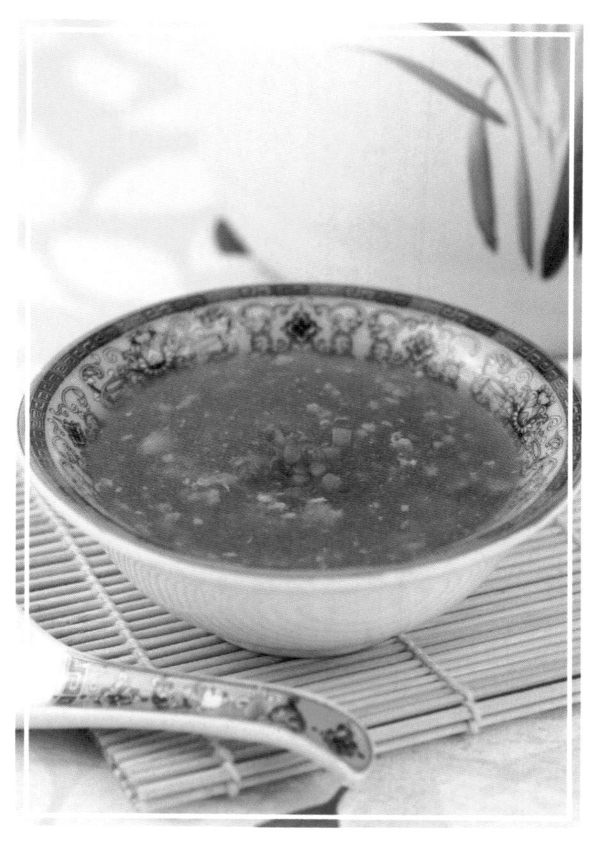

牛肉羹

【出处】

民间验方。

【功效】

安中益气，健脾养胃，疗补虚损，用于气血虚弱、贫血、反胃、营养不良、形体消瘦、面色萎黄、泄泻。

【材料】

牛肉70克，香葱末少许。

【调料】

酱油、淀粉各10克，姜粉、胡椒粉、盐各适量。

【做法】

1 将牛肉剁成馅。

2 锅中加适量水煮开，倒入牛肉馅滑散，煮沸后撇去浮沫，倒入酱油，略煮，加入姜粉、胡椒粉、盐调味，勾匀芡汁，撒上香葱即成。

专家箴言

牛肉味甘，性平，归脾、胃经。可补脾胃，益气血，强筋骨。常用于气血虚弱、脾虚乏力、反胃、贫血等。牛肉营养价值高，补益作用强，久病或术后虚弱者皆宜食用。《韩氏医通》中说“黄牛肉，补气，与绵黄芪同功”。《医林纂要》中说“牛肉味甘，专补脾土。脾胃者，后天气血之本，补此则无不补矣”。

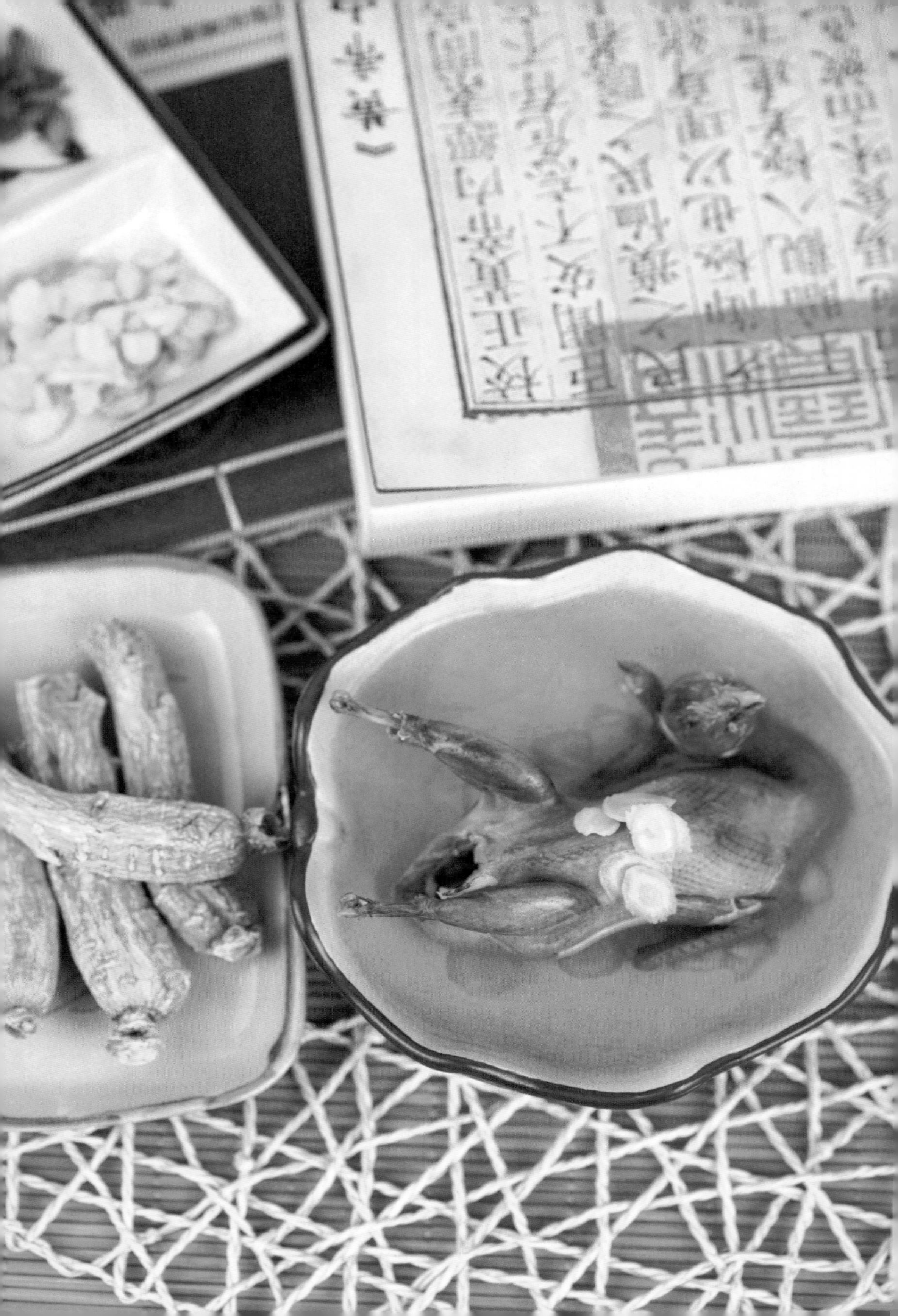

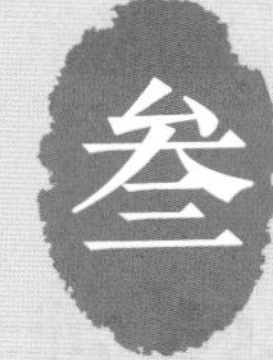

脾胃阳虚者，温补脾阳胃更暖

用于形寒肢冷、脘腹冷痛、完谷不化、便溏久泻等脾胃阳虚者。

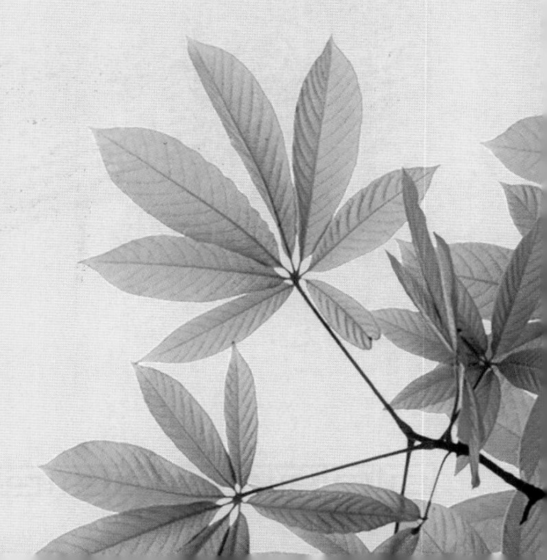

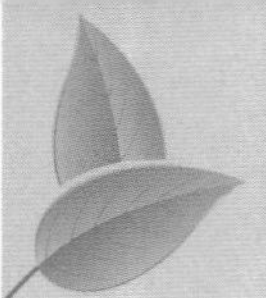

神仙粥

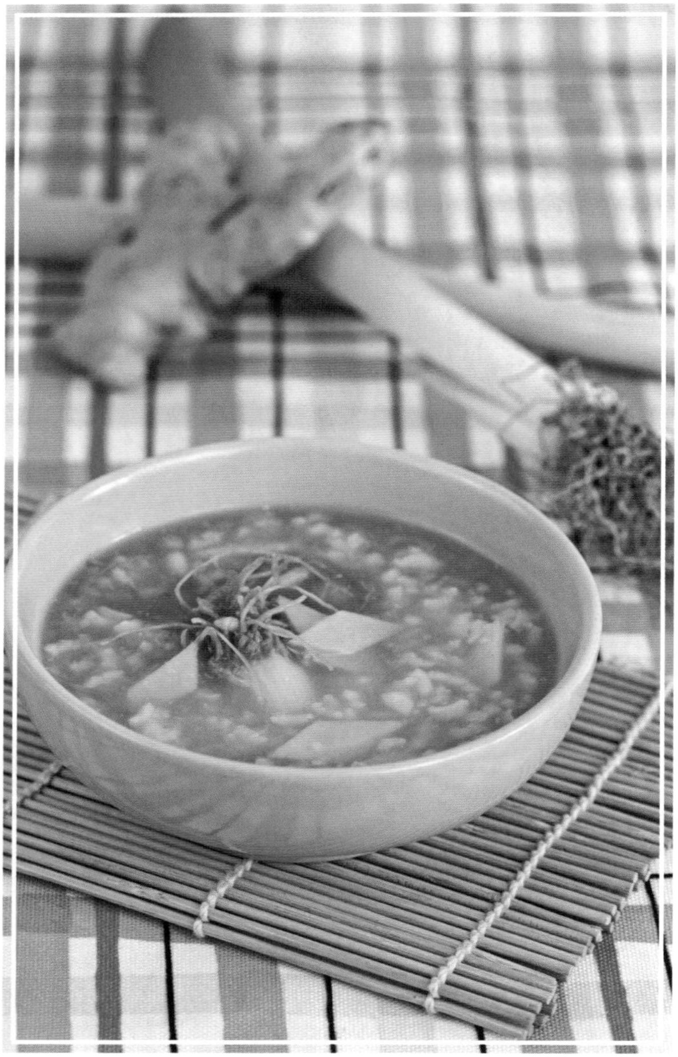

【出处】

《食宪鸿秘》。

【功效】

暖胃散寒，止呕止泻，用于阴寒里盛、阳气不振或脾胃受寒所致的胃寒腹痛、呕吐、泄泻。

【材料】

糯米 100 克，连须葱白 40 克，生姜片、醋各 12 克。

【做法】

1 糯米淘洗干净；连须葱白洗净。

2 糯米倒入煮锅，加适量水，大火烧开，放入姜片、连须葱白，小火煮30分钟，加入醋，稍煮即可。

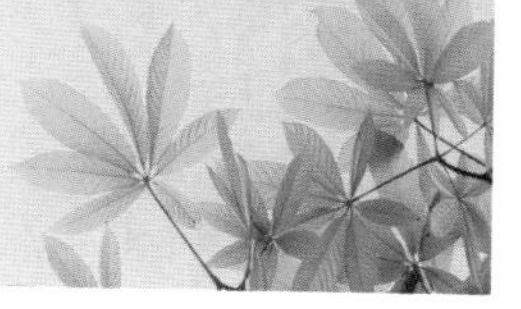

专家箴言

葱味辛，性温，归肺、胃经。可发汗解表，散风寒，通阳气，行瘀消肿，解毒杀虫，利尿。带须葱白功效优于葱叶。表虚多汗者忌服葱。

生姜味辛，性微温，归肺、脾、胃经。可解表散寒，温中止呕，常用于风寒感冒、胃寒呕吐。《珍珠囊》说它“益脾胃，散风寒”。《药品化义》中说：“生姜辛窜，药用善豁痰利窍，止寒呕，去秽气，通神明。助葱白头大散表邪一切风寒湿热之症。”阴虚内热及实热证禁服姜。

葱常与姜合用，可散阴寒，助阳气，暖脾胃，止冷痛，对脾胃阳虚或受寒引起的胃冷痛、上吐下泻有一定的食疗效果。

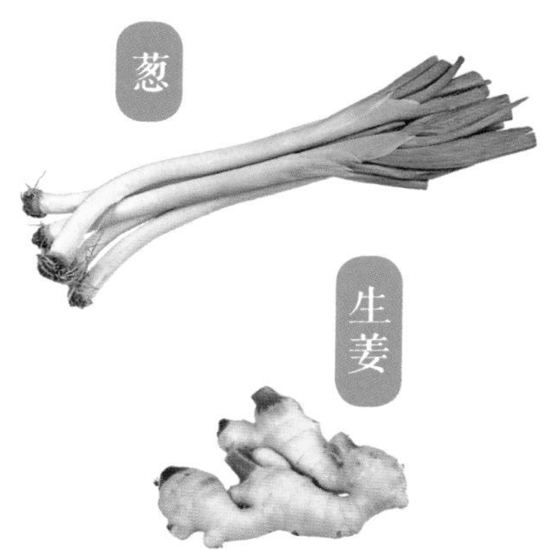

延伸用法：葱姜敷

【功效】

暖胃散寒，用于胃寒腹痛、吐泻及小儿消化不良。

【材料】

大葱70克，生姜30克。

【做法】

1. 将大葱与生姜一起捣碎，炒热（以皮肤能忍受为度），用纱布包裹好（或盛入茶包内）。
2. 将其敷于肚脐上，用胶布贴好。每日1~2次，直至治愈。

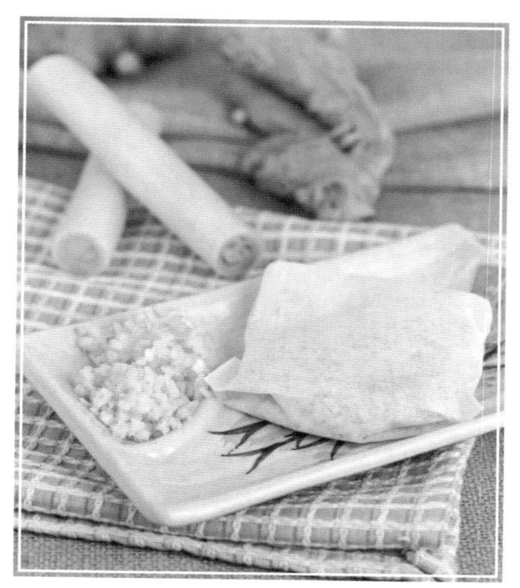

金粟粥

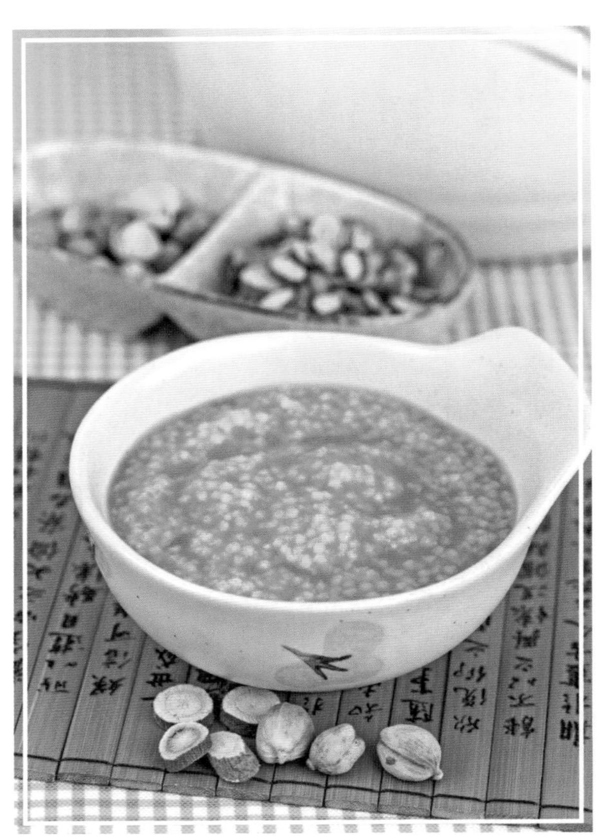

［出处］

《御医撮要》。

［功效］

健脾养胃，宽中益气，用于脾胃虚寒所致食少纳差、恶心、呕吐。

［材料］

粟米（小米）100克，生姜、草豆蔻各15克，炙甘草6克。

［调料］

盐适量。

［做法］

1 将生姜、草豆蔻、炙甘草放入锅中，加适量水，煮20分钟，滤渣留汤。

2 汤中放入粟米，煮至粥稠，加盐调味即可。

专家箴言

粟米可健脾和中，养胃益肾。《滇南本草》说它“主滋阴，养肾气，健脾胃，暖中。治反胃，小儿肝虫，或霍乱吐泻，肚疼痢疾，水泻不止”。《本草纲目》说它“煮粥食益丹田，补虚损，开肠胃”。生姜暖脾胃，止虚寒呕吐。草豆蔻味辛，性温，可燥湿健脾，温胃止呕，常用于寒湿内阻、脘腹胀满冷痛、嗳气呕逆、不思饮食。炙甘草益气补脾和胃，常用于脾胃虚弱、倦怠乏力。

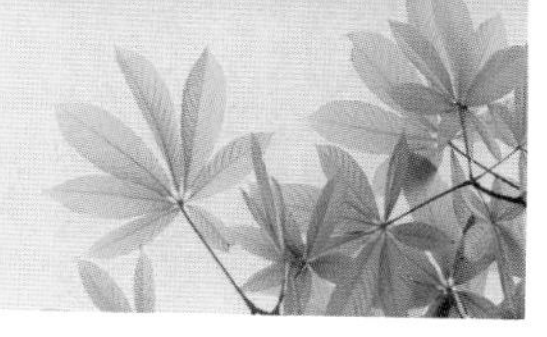

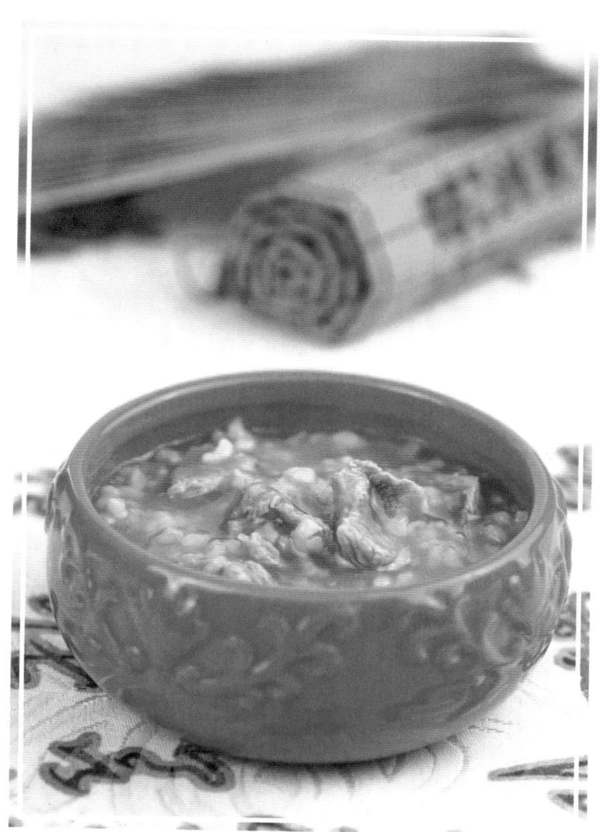

羊肉粥

【出处】

《饮膳正要》。

【功效】

益气血，补虚损，暖脾胃，用于虚寒腹痛、虚劳羸瘦、形寒肢冷、腰膝酸软等。

【材料】

羊瘦肉、粳米各100克。

【调料】

料酒、生抽各15克。

【做法】

1 粳米淘洗干净；羊瘦肉洗净，切片，用料酒抓匀。

2 锅中放入粳米，加适量水烧开，改小火煮至粥稠，放入羊肉片，滑散，煮沸后撇去浮沫，加生抽调味即成。

专家箴言

羊肉味甘，性温，归脾、肾经。可益气补虚，温中暖下，常用于脾胃虚寒、腹部冷痛、食少反胃、泄痢、虚劳羸瘦、腰膝酸软、寒疝、中虚反胃等。《日用本草》说它“治腰膝羸弱，壮筋骨，厚肠胃”。《日华子本草》说它令人“开胃肥健”。尤宜阳气不足、形体瘦弱、虚寒冷痛者常食。

外感时邪或有宿热者禁服。

大蒜粥

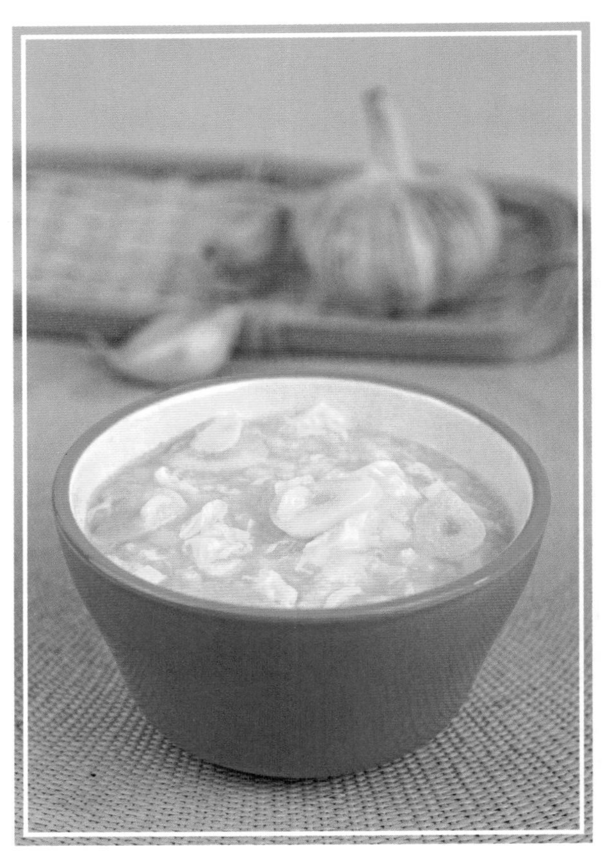

【出处】

《长寿粥谱》。

【功效】

暖脾胃，行气滞，解毒止痢，用于饮食积滞、脘腹冷痛、水肿胀满、泄泻痢疾等，尤宜脾胃虚寒所致慢性痢疾。

【材料】

糯米100克，大蒜30克，鸡蛋1个。

【调料】

盐适量。

【做法】

1 大蒜切片，鸡蛋打成蛋液。

2 先将糯米加水煮至半熟，再放入蒜片，煮成粥时倒入鸡蛋液，搅匀，煮沸后加盐调味即可。

专家箴言

大蒜味辛，性温。可暖脾胃，行滞气，消积滞，止泻痢，杀菌驱虫。常用于饮食积滞、食欲不振、心腹冷痛、痢疾、肠炎、虫病等。《唐本草》说它“下气消谷，除风破冷”。《日华子本草》说它“健脾，治肾气，止霍乱转筋、腹痛”。其杀菌作用常用于防治痢疾。

大蒜辛辣刺激，阴虚火旺、目疾、口舌生疮及慢性胃炎、十二指肠溃疡者不宜食用。

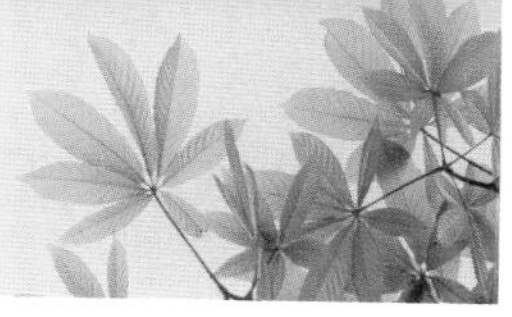

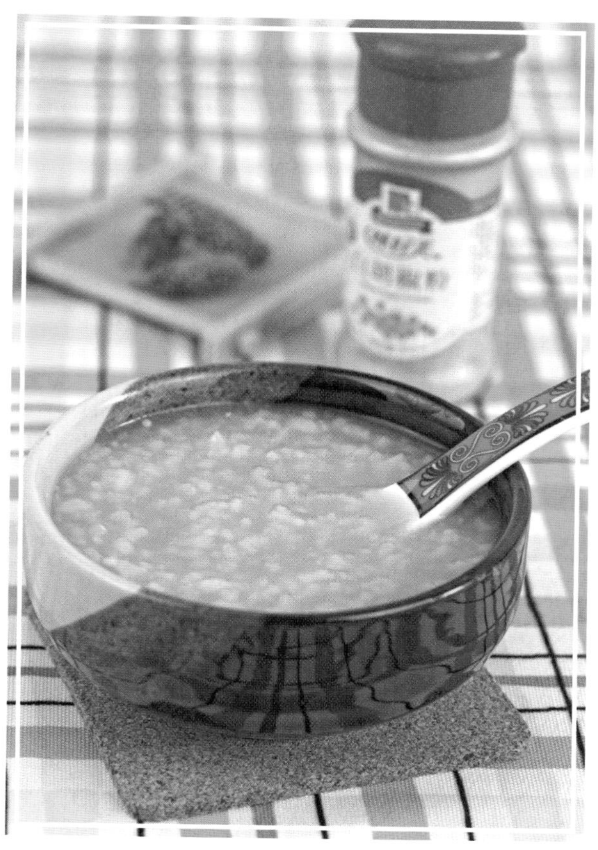

荜茇粥

【出处】

《太平圣惠方》。

【功效】

温中散寒，下气止痛，用于脾胃虚寒所致脘腹胀满冷痛、恶心呕逆、寒痰积滞、不思饮食、泄泻肠鸣。

【材料】

荜茇10克，粳米100克。

【做法】

1 将荜茇研成细粉备用。

2 将淘洗净的粳米倒入锅中，加适量水，煮至粥稠，放入荜茇粉搅匀，稍煮即可。

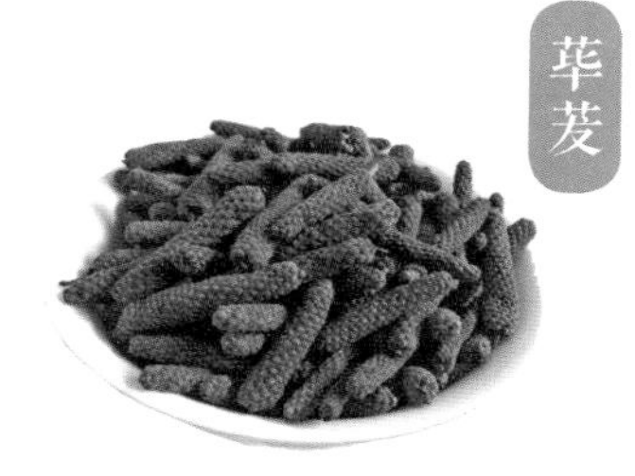
荜茇

专家箴言

荜茇也叫荜拔、鼠尾，为胡椒科植物荜茇的未成熟果穗。味辛，性热，归脾、胃经。可温中散寒，下气止痛，常用于脘腹冷痛、呕吐吞酸、肠鸣泄泻、冷痢等。《本草拾遗》说它“温中下气，补腰脚，消食，除胃冷，阴疝，痃癖”。《本草衍义》说它“走肠胃中冷气，呕吐，心腹满痛。”

实热郁火、阴虚火旺者忌服。

草果羊肉粥

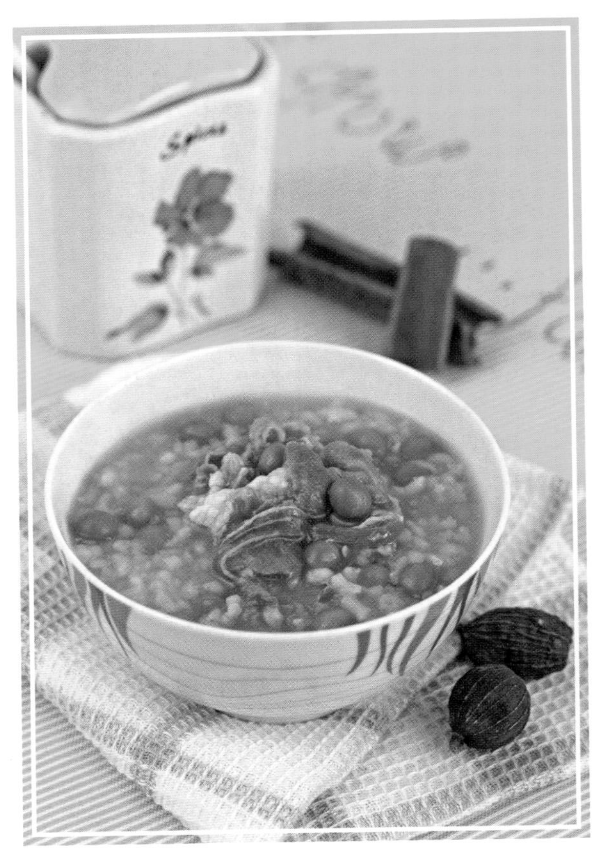

【出处】

《饮膳正要》。

【功效】

补阳气，除寒湿，暖脾胃，用于脾胃阳虚或寒湿所致脘腹胀满、腹痛、呕吐。

【材料】

粳米、羊肉片各100克，草果15克，桂皮6克，豌豆30克。

【调料】

盐、鸡精各适量。

【做法】

1 锅中放入草果和桂皮，加适量水，煮20分钟，去渣留汤。

2 汤中倒入粳米，补足水，煮20分钟，加豌豆继续煮5分钟，放入羊肉片滑散，再沸时加调料调味即成。

专家箴言

草果味辛，性温，归脾、胃经。可燥湿温中，常用于寒湿内阻所致脘腹胀痛、冷痛、反胃、呕吐、泻痢、食积等。羊肉可健脾暖胃，助生阳气。桂皮补火助阳，散寒止痛。豌豆健脾益气。几种食材合用，能补益阳气，散寒除湿，温暖脾胃，缓解脾胃阳虚、寒湿阻滞所致脘腹冷痛、吐泻等不适。

湿热内蕴、火盛阳亢者不宜多吃。

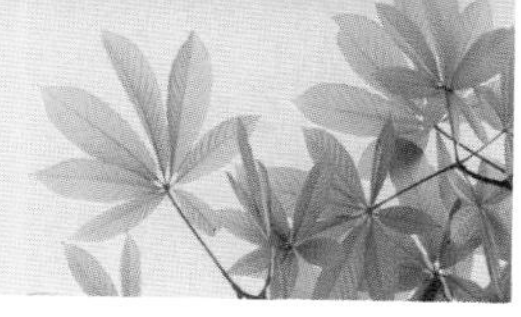

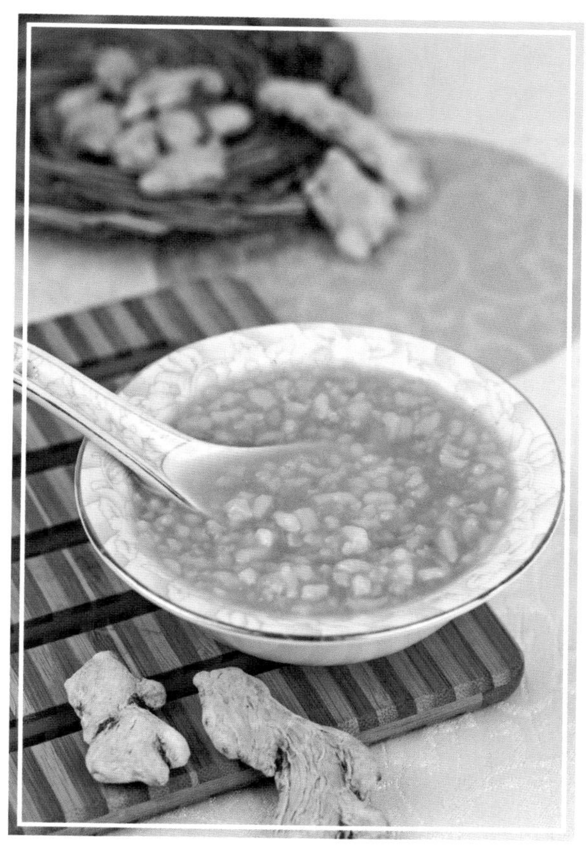

干姜粥

【出处】

《寿世青编》。

【功效】

温中散寒，暖胃助阳，用于脾胃阳虚或寒湿所致脘腹冷痛、呕吐泄泻、形寒肢冷。

【材料】

干姜5克，粳米100克。

【做法】

1 先将干姜研成末（或煮汁去渣）。

2 再将洗净的粳米与姜末（或药汁）同入开水锅内煮成粥即可。

干姜

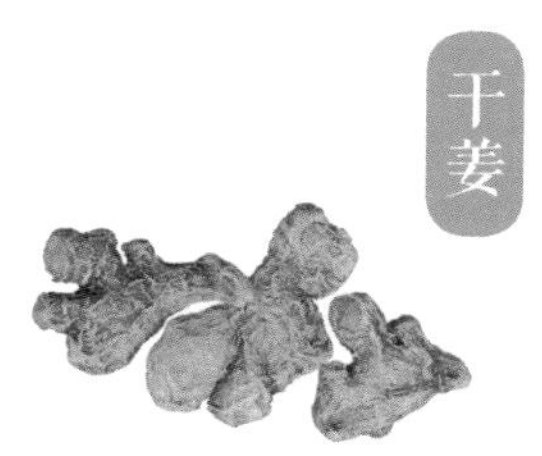

专家箴言

干姜味辛，性热，归脾、胃、肺经。可温中散寒，回阳通脉，燥湿消痰，常用于脘腹冷痛、呕吐泄泻、肢冷脉微等。《神农本草经疏》说它“辛可散邪理结，温可除寒通气”，用于“下痢因于寒冷，止腹痛”。尤宜脾胃阳虚及寒湿所致的腹痛、水泻者。干姜热性比生姜猛烈，寒不重者用生姜即可。

阴虚内热、血热妄行及火热腹痛者忌服。孕妇慎服。

肉桂粥

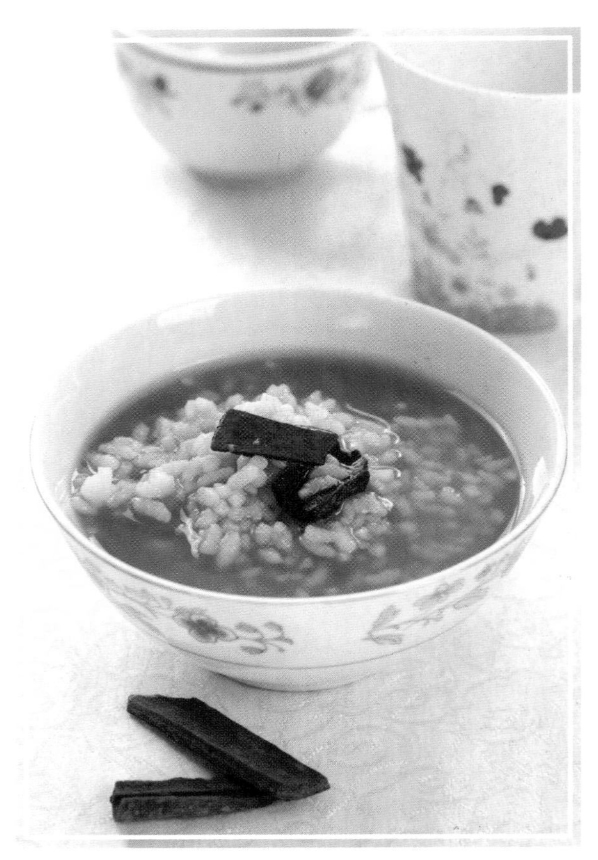

［出处］

《寿亲养老新书》。

［功效］

补元阳，暖脾胃，除积冷，通血脉，用于命门火衰、阳虚腹痛、泄泻、腰膝冷痛。

［材料］

肉桂6克，粳米100克。

［调料］

冰糖适量。

［做法］

1 肉桂研成细末。

2 将粳米洗净，加适量水煮粥，待粥将熟时，放入肉桂末和冰糖，再稍煮一会儿即成。

专家箴言

肉桂也叫桂皮、官桂，味辛、甘，性大热。可补火助阳，散寒止痛，活血通经，常用于阳虚所致心腹冷痛、虚寒吐泻、阳痿、宫冷、腰膝冷痛、寒疝等。《名医别录》说它“主温中，利肝肺气，心腹寒热、冷疾”。《药性论》说它“止腹内冷气，痛不可忍，主下痢”。

内热火旺、有出血倾向者及孕妇慎用。

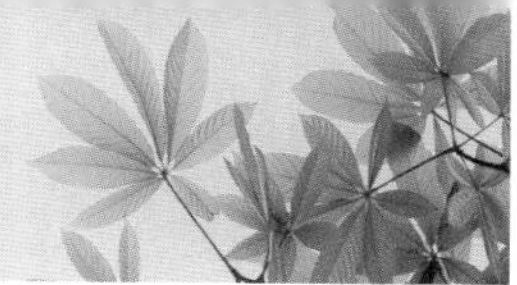

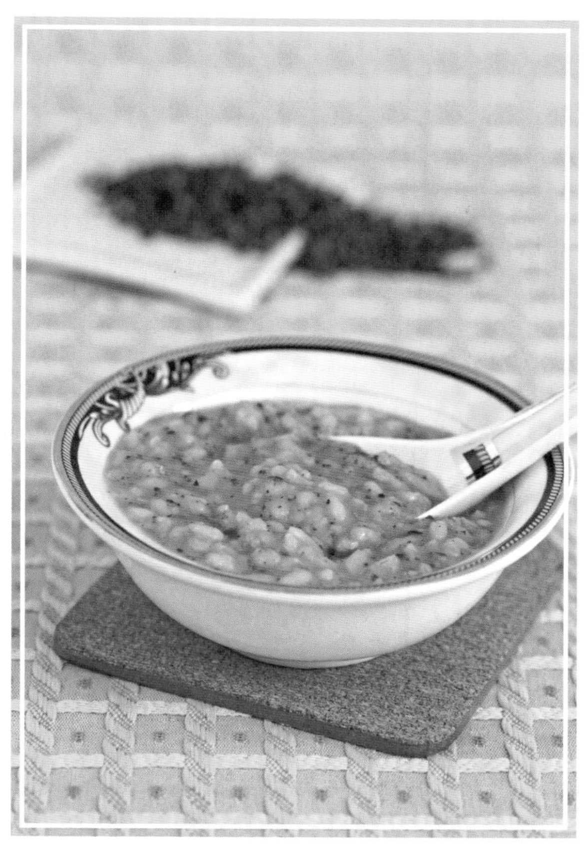

吴茱萸粥

【出处】

《饮膳正要》。

【功效】

温中健脾，理气止痛，用于虚寒胃痛、泄泻。

【材料】

吴茱萸15克，粳米100克。

【做法】

将干吴茱萸研成末，同淘洗干净的粳米一起放入锅中，加适量水，煮至粥成。

专家箴言

吴茱萸味辛、苦，性热，归肝、胃经。可散寒止痛，降逆止呕，助阳止泻，常用于虚寒腹痛、脘腹胀痛、呕吐吞酸、阳虚泄泻、五更泻、寒疝等。《药性论》说它“主心腹疾，积冷，心下结气，疰心痛；治霍乱转筋，胃中冷气，吐泻腹痛不可胜忍者；疗遍身顽痹，冷食不消，利大肠痈气”。

阴虚火旺及热病者忌服。

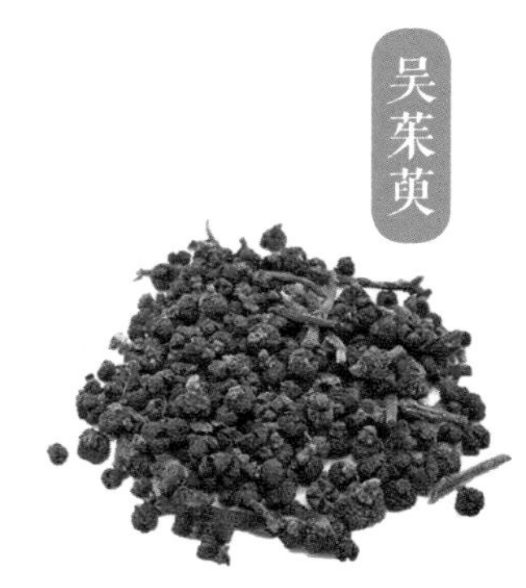

猪肚粥

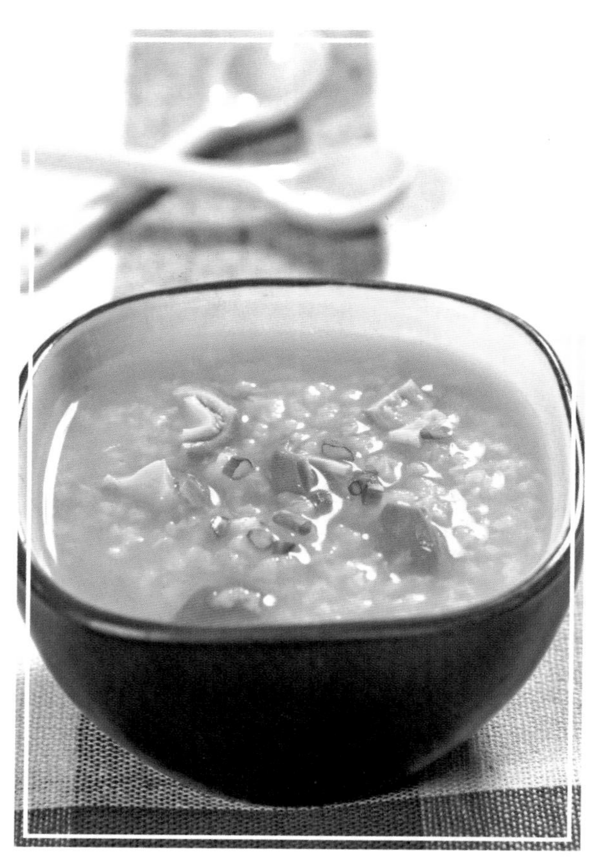

【出处】

《食医心镜》《世医得效方》。

【功效】

健脾益胃，温中止泻，用于脾胃虚寒所致水泻、脐腹冷痛、形体瘦弱。

【材料】

猪肚100克，粳米100克。

【调料】

大蒜、葱花、盐各适量。

【做法】

1 粳米淘洗干净；大蒜捣碎；猪肚切块，焯水。

2 猪肚和粳米同入锅中，加水煮至粥稠，放入大蒜末和盐，煮出蒜香味，撒上葱花即成。

专家箴言

猪肚味甘，性温，归脾、胃经。可补虚损，健脾胃，止泻效果好。《备急千金要方·食治方》说它“断暴痢虚弱”。《食医心镜》中说猪肚“又和米，着五味，煮粥食之佳”。

猪肚与大蒜、葱等辛温食材合用，可改善脾胃虚寒所致泄泻、腹部冷痛等不适，并能增强消化功能，促进食欲，常食令人强壮有力、五脏安和。

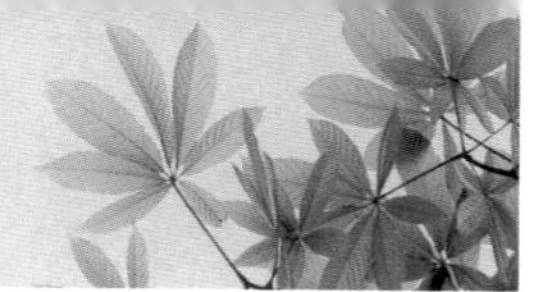

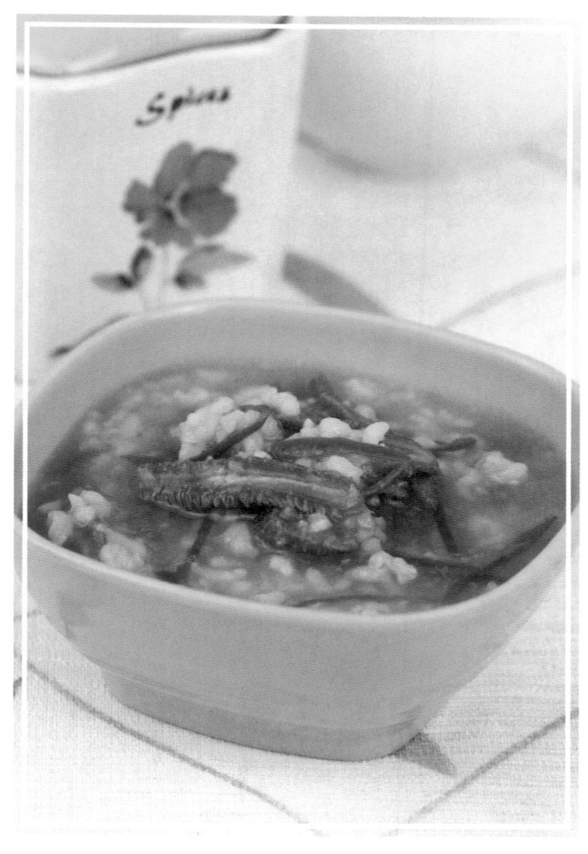

豆豉羊肚粥

［出处］

《饮膳正要》。

［功效］

祛风散寒，健脾醒胃，用于阳虚受寒所致胃脘痛、呕吐。

［材料］

羊肚、粳米各100克，干辣椒丝6克。

［调料］

豆豉20克，盐适量。

［做法］

1 羊肚洗净，切丝，焯水。

2 粳米淘洗干净，倒入锅中，加适量水烧开，放入羊肚丝、干辣椒丝、豆豉，煮至粥稠时加盐调味即可。

专家箴言

羊肚与猪肚健脾胃的功效相似，都是“以形补形”的养胃佳品，适合老幼虚弱、慢性胃病者调养。

羊肚味甘，性温。可补虚损，健脾胃，常用于虚劳羸瘦、不能饮食、消渴、盗汗、尿频等。《备急千金要方·食治方》说它“主胃反。治虚羸，小便数，止虚汗”。《本草蒙筌》说它“补虚怯，健脾”。

阴虚火旺者不宜多吃。

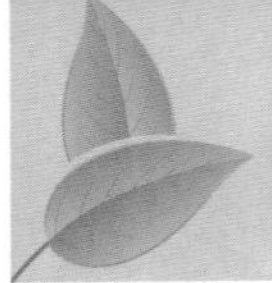

四和汤

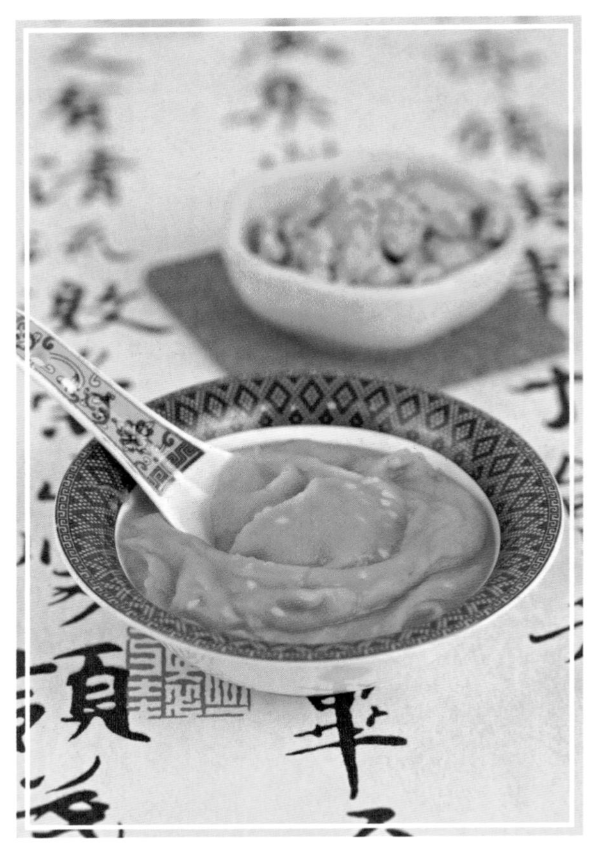

【出处】

《饮膳正要》。

【功效】

温中，健脾，益胃，用于虚寒型胃痛及脾胃不和。

【材料】

面粉500克，芝麻100克，小茴香30克。

【调料】

盐10克。

【做法】

1 将面粉、芝麻分别炒熟；小茴香炒熟并碾末；盐炒热。

2 将四味和在一起搅拌均匀后装瓶保存。

3 每次取50克四合粉，放入碗中，冲入沸水，搅拌均匀食用。

专家箴言

此方由四种材料组成，是调和脾胃的良方，故有“四和”之称。其中，面粉益气和中，调肠胃，促消化。芝麻生津润肠，通便解毒。小茴香散寒止痛，理气和胃，尤其是盐炒小茴香，可增强散寒止痛的效果，常用于胃寒腹痛、寒疝、虚寒痛经等腹部冷痛。

几种食材炒制后热性更大，对缓解脾胃虚寒效果更好。

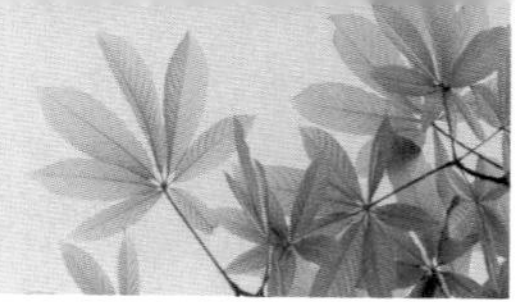

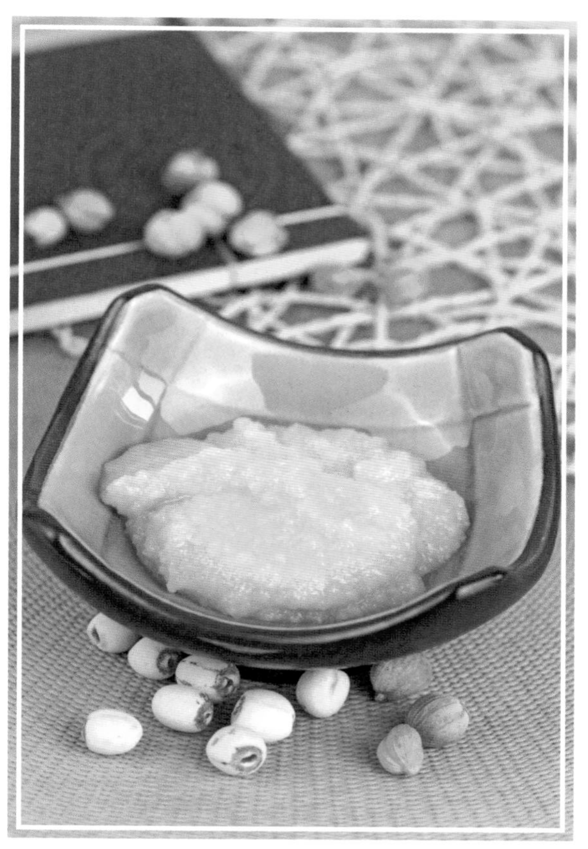

泄泻方

【出处】

《订补简易备验方》。

【功效】

益胃健脾，温中益气，用于脾胃虚寒所致腹痛、泄泻、食少。

【材料】

炒糯米1000克，莲子肉（去心）250克，豆蔻15克。

【调料】

白糖适量。

【做法】

1 将炒糯米、莲子肉、豆蔻分别研为细粉，拌匀后装瓶贮藏备用。

2 每次取15~30克粉末，加少许白糖，以沸水冲调，搅拌食用。

专家箴言

糯米可益气健脾，常用于下痢禁口、久泻食减。《名医别录》说它“温中，令人多热，大便坚”。《本草纲目》说它“暖脾胃，止虚寒泄痢”。糯米炒制后可增强其温中止泻的效果。

莲子肉健脾涩肠，固气止泻。肉豆蔻温中行气，涩肠止泻。二者与糯米搭配，能有效改善脾胃虚寒、久泻不止、腹痛、食少等状况。大便燥结者不宜多吃。

豆蔻饼

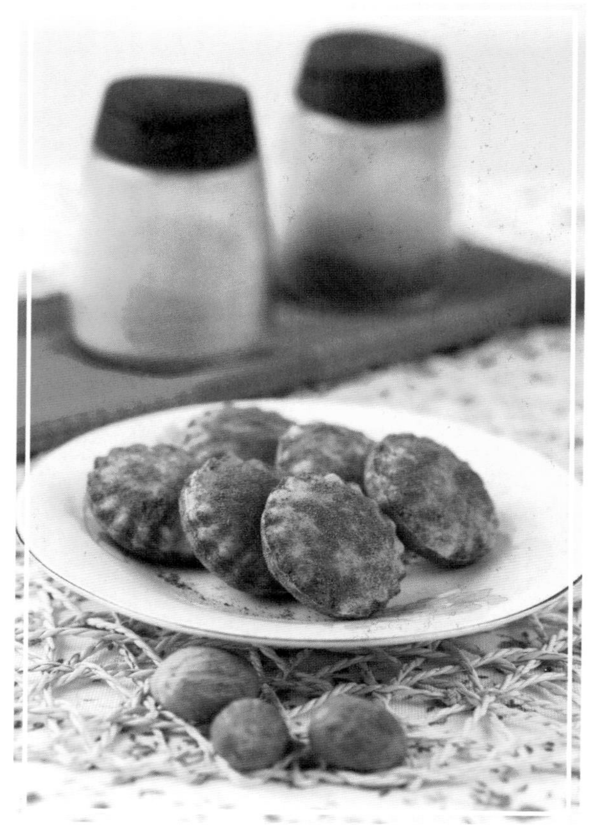

【出处】

《圣济总录》。

【功效】

暖脾健胃，用于脾胃虚寒所致水泻无度、肠鸣腹痛。

【材料】

肉豆蔻30克，生姜汁30毫升，面粉500克。

【调料】

盐适量。

【做法】

1 将肉豆蔻去壳，研成粉。

2 将面粉、生姜汁加水和面，再擀成大片薄饼，用模具刻出小薄饼，两面粘匀肉豆蔻粉，制成生坯。

3 将薄饼生坯码放烤盘中，放入预热的烤箱，设置烤箱温度180℃，上下火，烤制20分钟即可出炉。

专家箴言

此方由《圣济总录》中的“肉豆蔻散”改良而成，每天随餐适量食用，暖胃健脾效果好。尤宜脾胃虚寒、脾胃不和、便溏、久泻久利、水泻无度、肠鸣腹痛、恶心呕吐、反胃噎嗝者食用，老幼皆宜。

也可将此饼再研为细末，每次取适量，用米汤调服，是秋冬寒冷季节的养胃佳品。

此方性热，湿热泄痢者忌用。

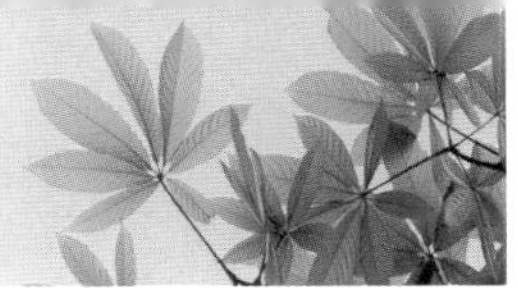

花椒鸡丁

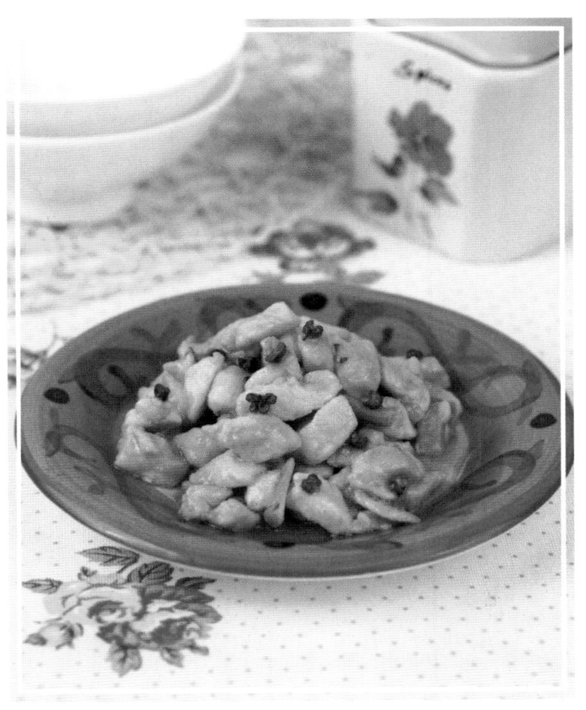

【出处】

民间验方。

【功效】

温中散寒，补脾益胃，强身健体，用于中焦虚寒所致脘腹冷痛、泄泻、体弱乏力。

【材料】

鸡胸肉250克，花椒10克，鸡蛋清1个。

【调料】

淀粉、葱段、姜片各10克，料酒、酱油、白糖、盐、香油各适量。

【做法】

1 鸡胸肉洗净，切成丁，用料酒、鸡蛋清和淀粉抓匀、上浆。

2 锅中倒油烧热，下葱段、姜片炒香，放入鸡丁炒至变白色，倒入花椒，炒出椒香味，放入酱油、白糖、盐调味，淋上香油，炒匀即可。

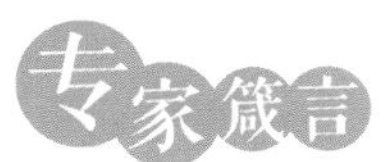

鸡肉温补脾胃，花椒温中止痛，辣椒祛寒燥湿，合用可起到温中散寒、止胃冷痛、寒泻的作用，适合脾胃虚寒者日常保健。

此菜比较燥热，有阴虚内热、上火炎症、出血者均不宜食用。孕妇慎食。

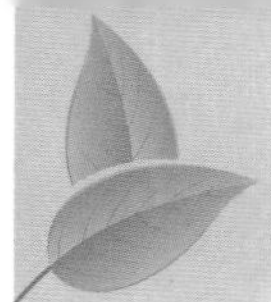

猪肾汤

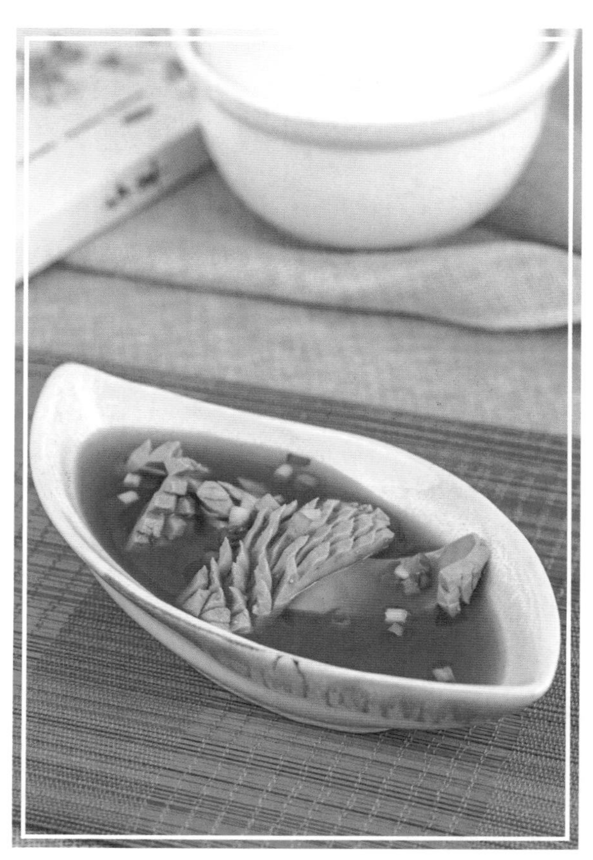

[出处]

《本草纲目》《濒湖集简方》。

[功效]

温补肾阳，用于脾肾阳虚所致久泻不止、慢性肠胃炎。

[材料]

猪肾150克，骨碎补20克。

[调料]

盐、葱花各适量。

[做法]

1 骨碎补研成末。

2 猪肾洗净，切片，加入骨碎补末和适量水，煮至猪腰快熟时，撒入盐、葱花，再稍煮即可。

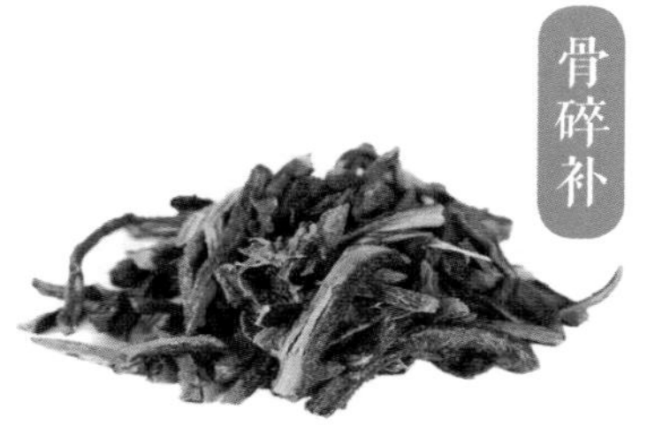

骨碎补

专家箴言

猪肾补肾强腰，骨碎补能健骨，止泻，活血止痛。《本草纲目》中说："骨碎补，能入骨治牙，及久泄痢。昔有魏某久泄，诸医不效，垂殆，予用此药末，入猪肾中煨熟与食，顿住。盖肾主大小便，久泄属肾虚，不可专从脾胃也。"故此方适合脾肾俱虚所致久泻、腰痛者，老年阳虚者尤宜。

阴虚及无瘀血者慎服。

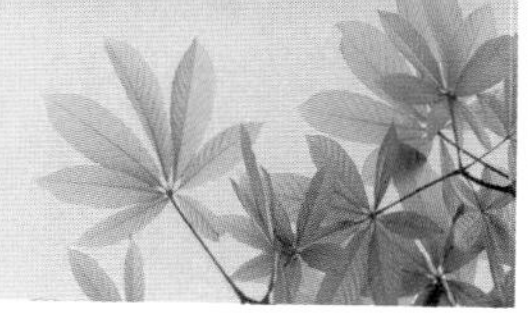

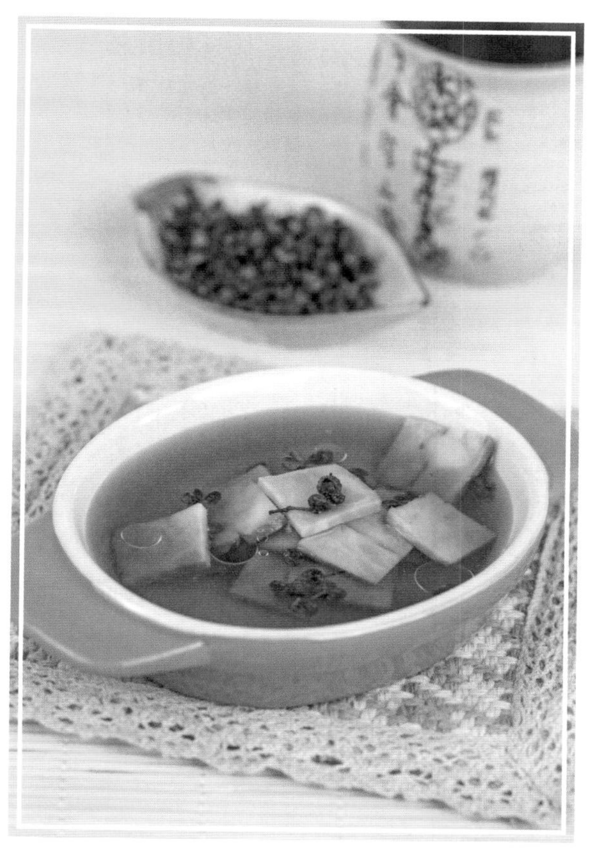

花椒火腿汤

【出处】

《本草纲目拾遗》。

【功效】

温中止痛，健脾开胃，用于胃寒所致呃逆、恶心呕吐、胃脘腹痛。

【材料】

火腿肉100克，花椒3克。

【调料】

盐、香油各适量。

【做法】

1 火腿肉切片。

2 锅中放入火腿片和花椒，加适量水，煮沸后撇去汤面浮沫，小火煮10分钟，加盐调味，淋香油即可。

专家箴言

花椒味辛，性温，归脾、肺、肾经。可温中散寒、除湿、止痛、杀虫，常用于脘腹冷痛、寒湿泄痢、呕吐、风寒痹痛等。火腿可养胃气，补虚劳，健脾开胃，常用于虚劳、食少、虚痢、久泻。此方可温中止痛，下气开胃，适合胃寒呕逆、冷痛、三四日不止者。

阴虚火旺、湿热积滞者及因胃热所致吐逆、腹痛者忌用。孕妇慎食。

豆蔻草果炖乌鸡

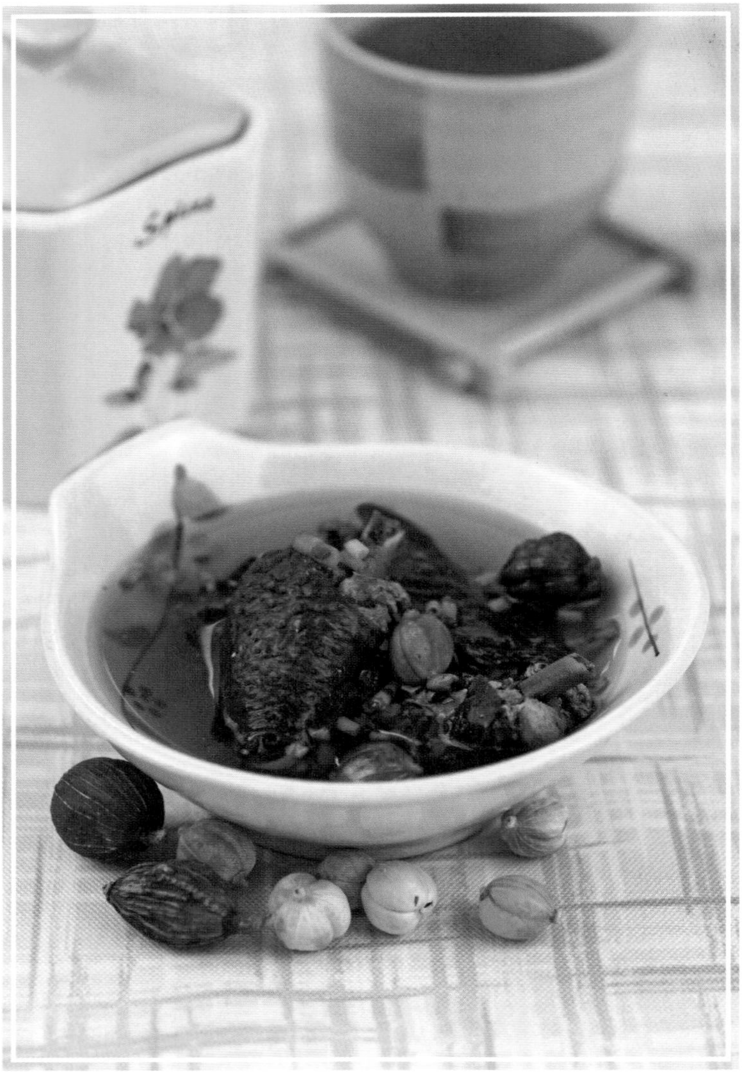

[出处]

《本草纲目》。

[功效]

温脾，补虚，止泻，用于脾胃虚寒、不思饮食、大便溏泄。

[材料]

净乌骨鸡500克，豆蔻、草果各10克，香葱末少许。

[调料]

料酒、酱油各15克，白糖、盐、胡椒粉各适量。

【做法】

1 将乌骨鸡剁成小块，焯水后捞出，清洗干净。

2 将豆蔻、草果炒出香味后放入汤锅，加适量水，放入乌鸡块，煮沸后撇去浮沫，倒入料酒和酱油，改小火煮1小时，至肉烂汤浓时，加盐调味。

3 做好的乌鸡汤盛入碗中，加入胡椒粉和香葱末即可。

专家箴言

乌骨鸡也叫乌鸡，其皮、骨、肉俱黑，营养价值远高于普通鸡，是我国特有的药用珍禽，可补虚劳羸弱，常用于脾虚滑泄、食少久痢、肌肉消瘦、四肢倦怠及贫血等虚弱证。

草果、豆蔻均为温热食材，既是常用的调味料，又能起到芳香化湿、温中止痛、健脾理气的作用，常用于脾胃虚寒或寒湿内阻所致的脘腹冷痛、呕吐泄泻、舌苔浊腻等。

此方适合脾胃虚寒、食少便溏、泄泻者日常调养，有血虚体弱、畏寒怕冷、面色萎黄、手脚冰凉、四肢倦怠、形体消瘦者也宜食用。

感冒发热、咳嗽多痰、湿热内蕴、食少腹胀者以及有急性菌痢型肠炎者忌食。

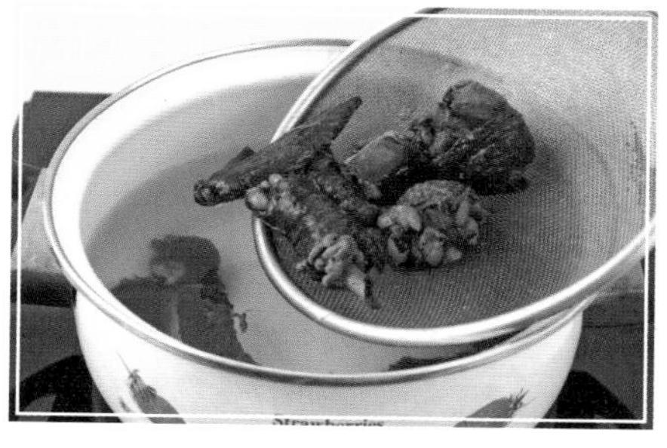

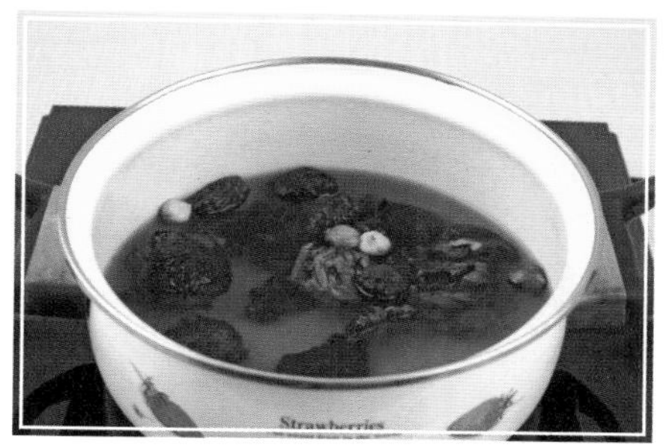

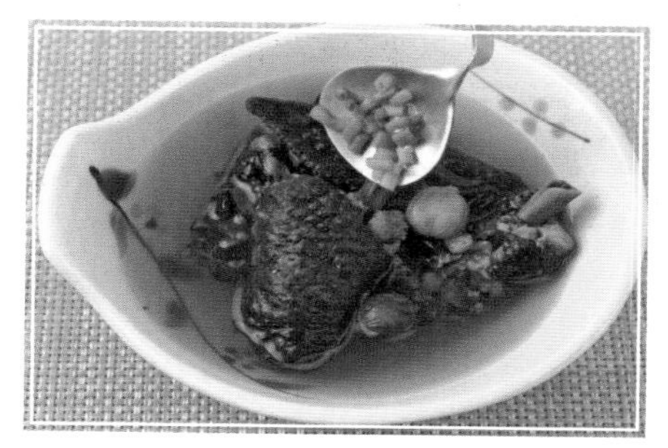

当归生姜羊肉汤

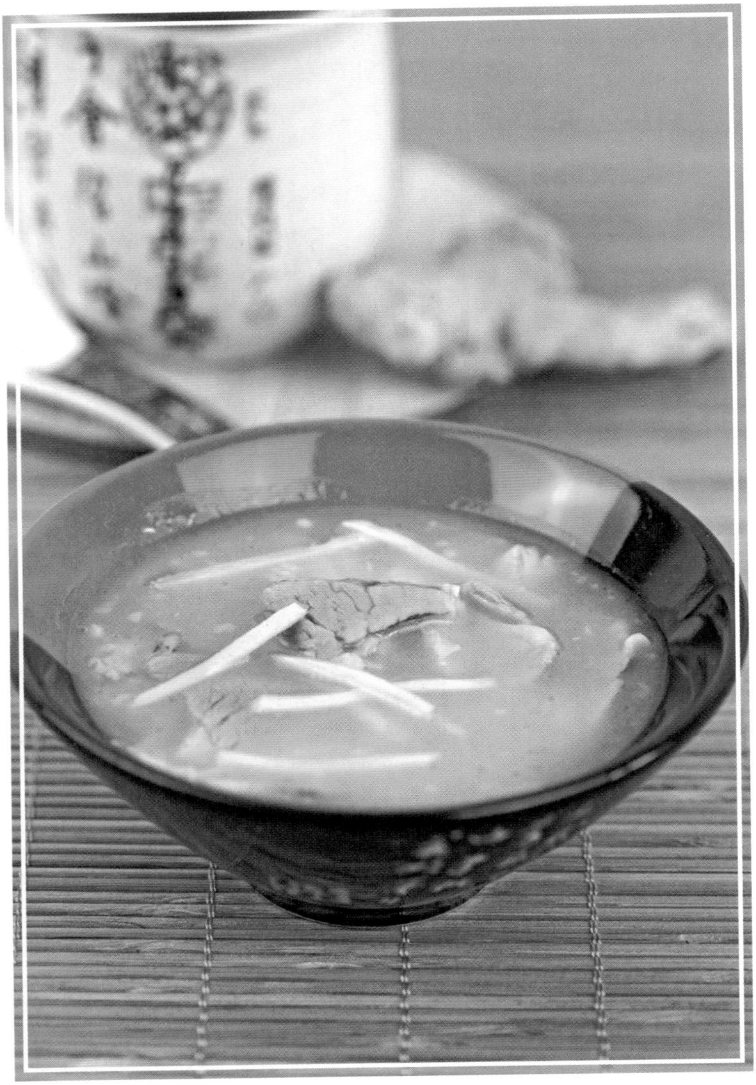

〔出处〕

《金匮要略》。

〔功效〕

温中养血，祛寒止痛，用于虚寒腹痛、胁痛、寒疝腹痛、虚劳不足等。

〔材料〕

羊肉250克，当归20克，生姜30克。

〔调料〕

料酒20克，盐、胡椒粉各适量。

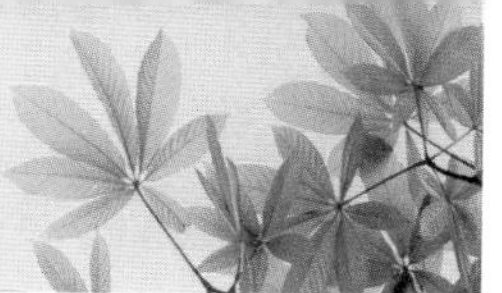

【做法】

1 将羊肉放入冷水锅中，煮沸后捞出，洗净，切成大厚片；生姜洗净，切成丝。

2 锅中放入当归和适量水，煎煮20分钟，捞出当归，去渣取汁。

3 当归汤中放入羊肉片和生姜丝，加料酒，继续煮30分钟，加盐、胡椒粉调味即可。

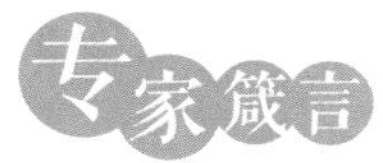
专家箴言

此方除了《金匮要略》外，在《备急千金要方》《圣济总录》《景岳全书》《古方选注》中均有类似记载，是治疗寒性腹痛的经典名方。可用于脾胃虚寒腹痛、寒疝腹痛、产后虚寒腹痛、虚劳不足等。

《金匮要略论注》中说此方："寒疝至腹痛胁亦痛，是腹胁皆寒气所主，无复界限，更加里急，是内之荣血不足，致阴气不能相荣，而敛急不舒，故以当归、羊肉兼补兼温，而以生姜宣散其寒。然不用参而用羊肉，所谓'精不足者，补之以味'也。"

《金匮要略心典》中说此方："此治寒多而血虚者之法，血虚则脉不荣，寒多则脉绌急，故腹胁痛而里急也。当归、生姜温血散寒，羊肉补虚益血也。"

《古方选注》中说此方："以当归、羊肉辛甘重浊、温暖下元而不伤阴，佐以生姜五两，加至一斤，随血肉有情之品引入下焦，温散沍寒。"

此方偏温热，阴虚火旺、热性腹痛者不宜多吃。

当归

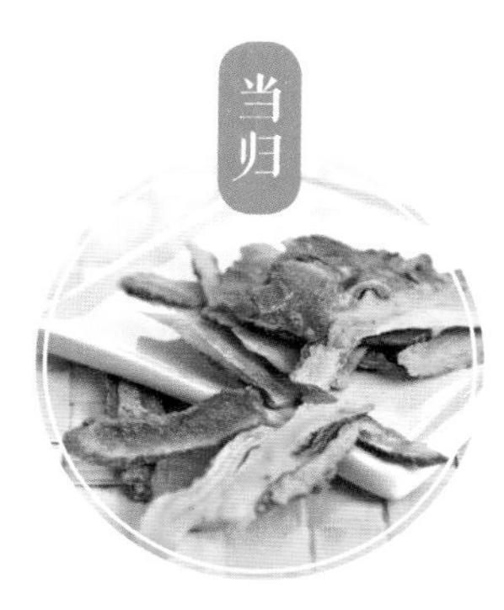

当归味甘、辛，性温，归肝、心、脾经。可补血活血，调经止痛，润肠通便，常用于虚寒腹痛、风湿痹痛、血虚萎黄、经闭痛经、月经不调、肠燥便秘、痈疽疮疡等。《名医别录》说它"温中止痛，除客血内塞，中风痓、汗不出，湿痹，中恶客气、虚冷，补五脏，生肌肉。"《药性论》说它"止呕逆、虚劳寒热，破宿血，主女子崩中，下肠胃冷，补诸不足，止痢腹痛。"

湿阻中满及大便溏泄者慎服。

姜橘椒鱼汤

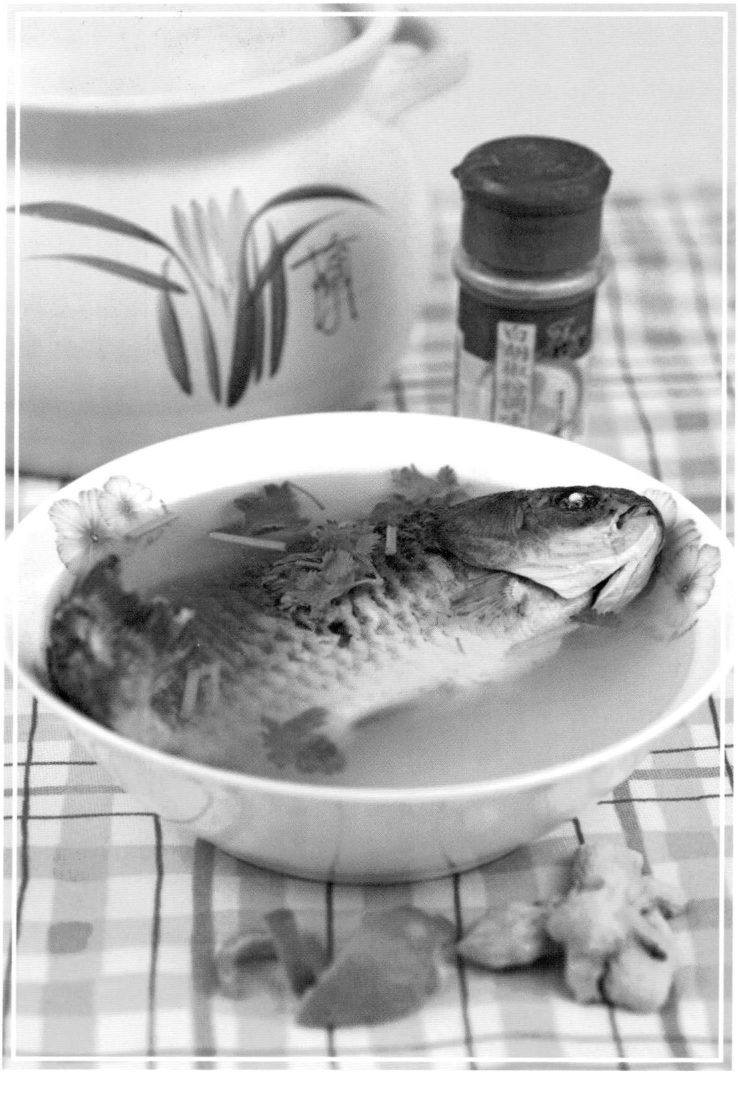

【出处】

《食医心鉴》。

【功效】

温中散寒，补脾开胃，理气止痛，用于胃寒腹痛、食欲不振、消化不良、虚弱乏力。

【材料】

鲫鱼1条（约300克），干姜、橘皮各15克，香菜段少许。

【调料】

葱段20克，盐、胡椒粉各适量。

【做法】

1 将干姜、橘皮放入调料包，封好口。

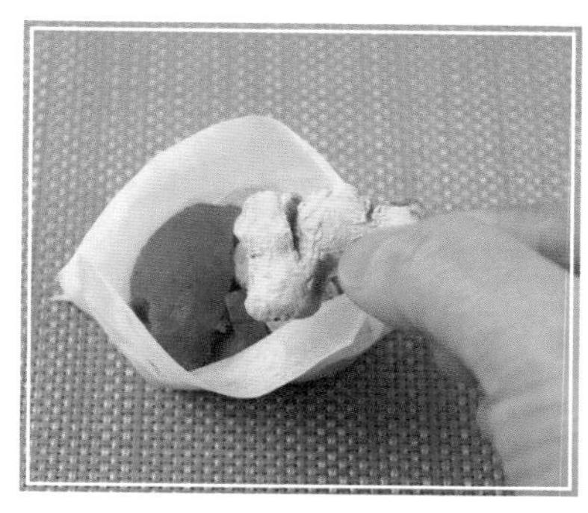

2 将鲫鱼去鳞、鳃及内脏，清洗干净，放入锅中，加适量水煮沸，撇去浮沫，放入葱段和调料包，小火煮20分钟，加盐，略煮。

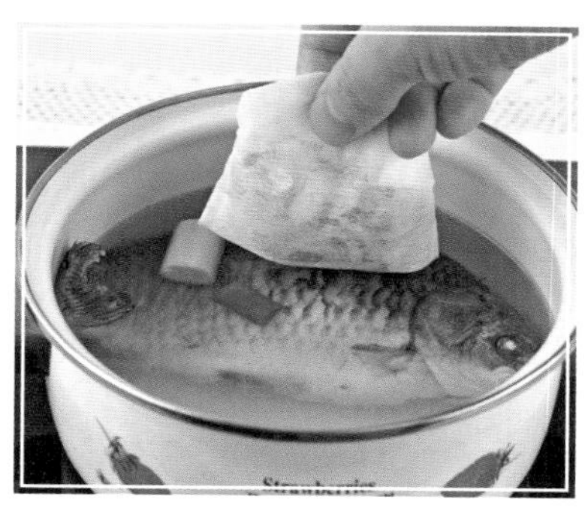

3 煮好的鱼汤盛入汤盆，撒入胡椒粉和香菜段即成。

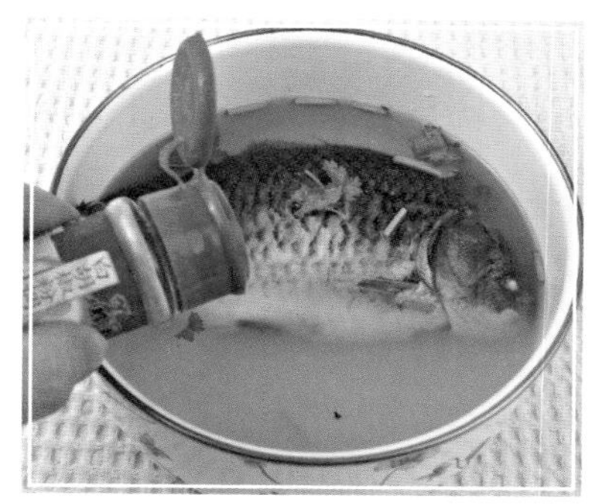

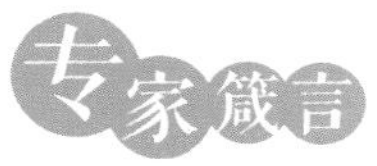

专家箴言

鲫鱼味甘，性平，归脾、胃、大肠经。可健脾利湿，滋补强身，常用于脾胃虚弱、胃痛、呕吐、食欲不振、痢疾、水肿、便血等。《本草拾遗》说它“主虚羸，热煮食之”。《日华子本草》说它“温中下气，补不足”。《神农本草经疏》中说：“鲫鱼入胃，治胃弱不下食；入大肠，治赤白久痢、肠痈。”“鲫鱼调胃实肠，与病无碍，诸鱼中惟此可常食。”

鲫鱼搭配生姜、胡椒、橘皮、大葱、香菜等多种辛香温热的调味料，可增强健脾暖胃、散寒止痛、开胃下食的作用。《食医心鉴》说此方“治脾胃气冷，不能下食，虚弱无力”。此外，本方对食欲不振、食后不化、反胃呕吐、呃逆等不适均有改善作用。

内热火旺者也可食鲫鱼，但不宜添加温热调料。

龙眼生姜汤

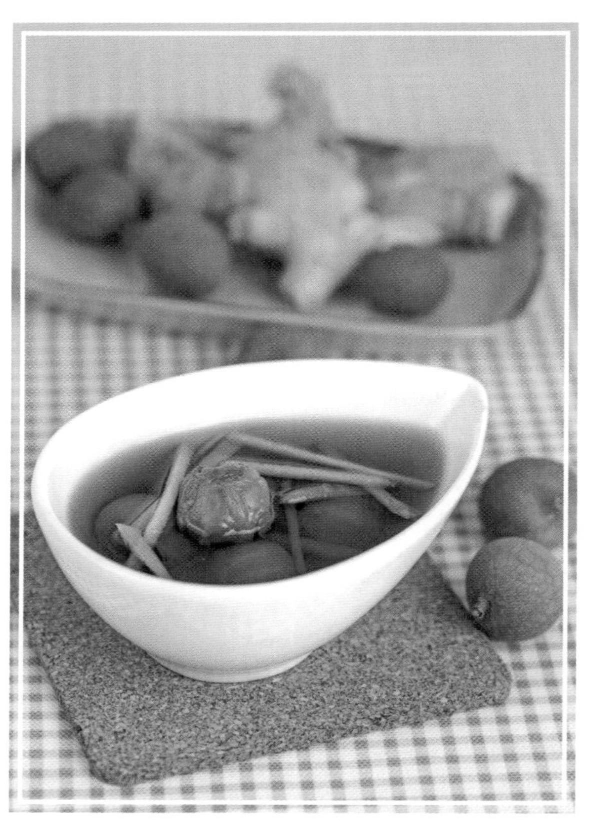

【出处】

《泉州本草》。

【功效】

暖脾胃，益心脾，补气血，用于脾虚泄泻、食少呕吐。

【材料】

龙眼干15克，生姜20克。

【做法】

生姜切成丝，与龙眼干一起放入锅中，加适量水，煎煮20分钟即成。

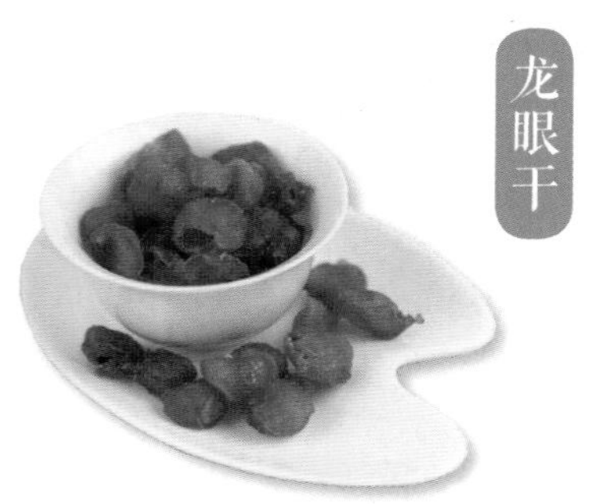

龙眼干

专家箴言

龙眼干也叫桂圆，味甘，性温，归心、脾经。可补益心脾，养血安神，常用于气血不足、心脾两虚、虚劳羸弱、血虚萎黄等。《泉州本草》说它“壮阳益气，补脾胃。治妇人产后浮肿，气虚水肿，脾虚泄泻”。龙眼搭配解表散寒、温中止呕的生姜，可增强暖脾胃、止吐泻的作用，尤宜脾胃虚寒泄泻、食少呕吐者。

内有痰火及湿滞停饮者忌服。

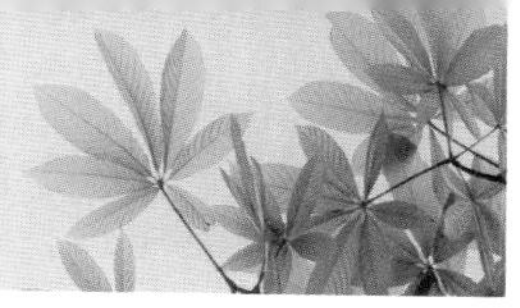

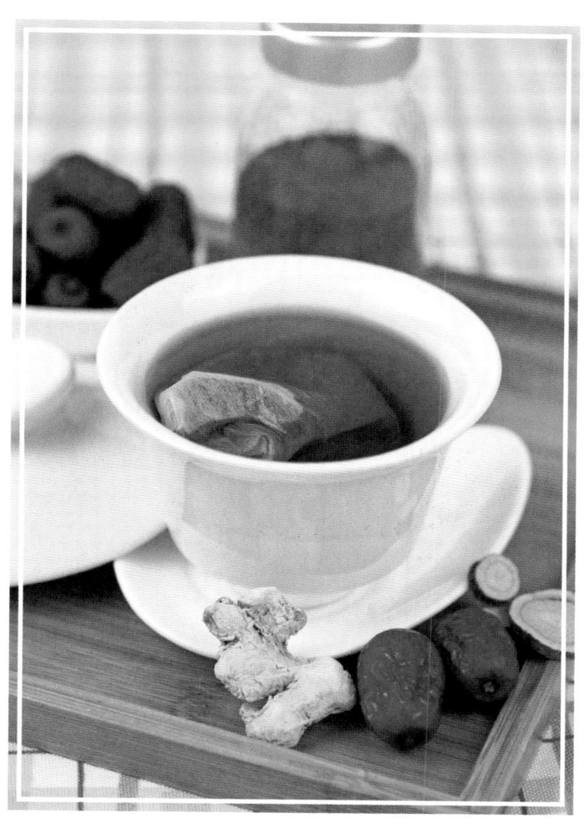

姜枣汤

【出处】

《饮膳正要》。

【功效】

温中健脾，和胃止呕，用于脾胃虚寒所致脘腹冷痛、食少、呃逆、呕吐、腹泻。

【材料】

大枣300克，干姜30克，甘草10克。

【调料】

盐6克。

【做法】

1 将大枣去核，炒制后碾成末；干姜、甘草研末成粉；盐炒制。三种粉拌匀存储于可密封的瓶中。

2 每次取6~10克混合粉装入茶袋，用开水冲泡10分钟后饮服。

专家箴言

干姜可温中散寒，善治脘腹冷痛、呕吐泄泻。大枣可补中益气，养血安神，常用于脾虚食少、乏力便溏。甘草可补脾益气，缓急止痛，常用于脾胃虚弱、倦怠乏力、脘腹及四肢挛急疼痛等。

此汤可有效缓解胃脘冷痛、食少吐泻等胃寒症状，是脾胃虚寒者的日常保健品，也适合体质偏寒、四肢不温或外感寒邪者。

阴虚内热、热证及有出血倾向者不宜多饮。

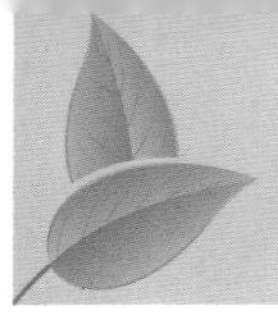

姜糖饮

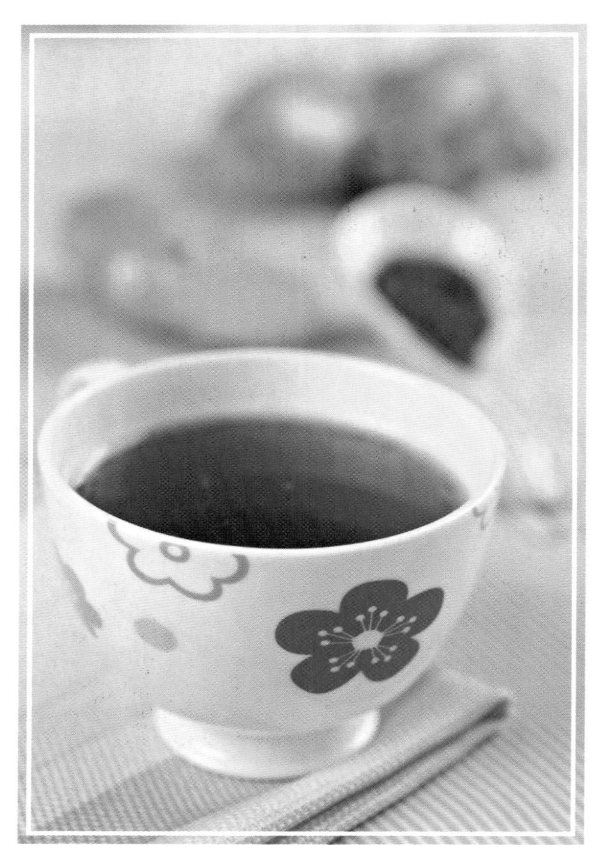

［出处］

《奇方类编》。

［功效］

温中散寒，活血止痛，用于脾胃阳虚或寒气凝滞所致脘腹或小腹作痛。

［材料］

生姜30克，红糖30克。

［做法］

生姜切薄片，用沸水泡沏，10分钟后加入红糖热服。也可煎煮一二沸后饮用。

此方在《奇方类编》中被称为“胃气冷痛方”，可见对胃寒腹痛有显著作用。

专家箴言

生姜温胃散寒，止胃寒腹痛及呕吐。红糖味甘，性温，可补中益脾，活血化瘀。《医林纂要》说它“暖胃，补脾，缓肝，去瘀，活血，润肠”。《随息居饮食谱》说它“散寒活血，舒筋止痛”。

此方对各类寒凝瘀滞疼痛均有效，除了胃寒腹痛外，寒性痛经、寒疝者皆宜饮用。

痰湿、湿热者及热性吐泻者不宜多饮。

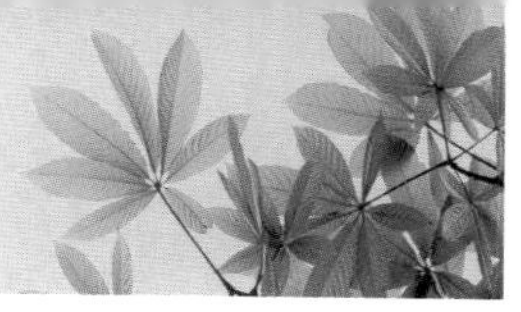

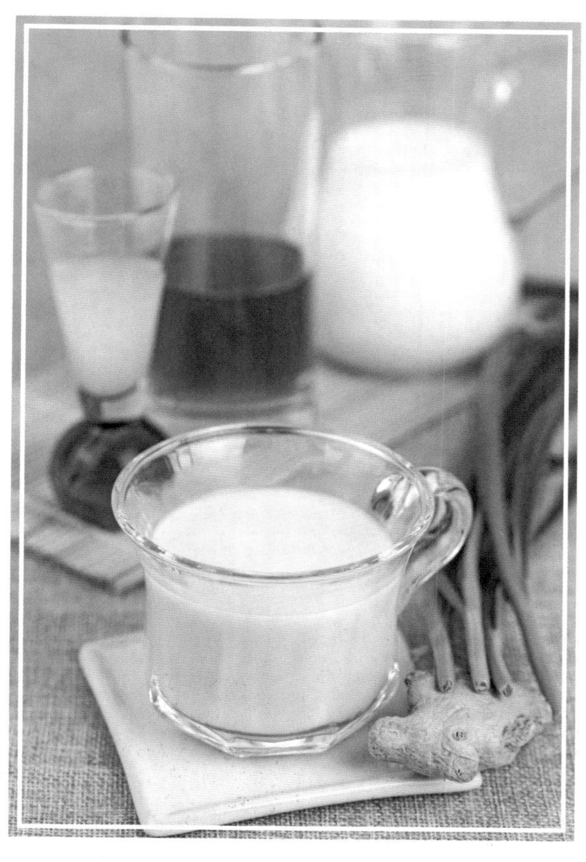

姜韭牛奶饮

［出处］

《丹溪心法》。

［功效］

温胃散寒，用于脾胃虚寒所致胃脘疼痛、恶心呕吐、反胃噎嗝。

［材料］

鲜牛奶1杯（约250毫升），韭菜100克，生姜25克。

［调料］

白糖适量。

［做法］

1 将韭菜、生姜分别洗净，切碎，捣烂，榨取汁液，放入锅内。

2 倒入牛奶，加热煮沸，调入白糖拌匀，温热饮用。

专家箴言

生姜可暖胃散寒，是止呕圣药。韭菜味辛，性温，可温中行气，散血解毒，常用于噎嗝、反胃。《本草拾遗》说它“温中，下气，补虚，调和腑脏，令人能食，益阳，止泄白脓、腹冷痛，并煮食之”。牛奶能补虚损，益脾胃，润肠燥，用于虚弱劳损、反胃噎嗝及肠胃溃疡。《滇南本草》说它“补虚弱，止渴，养心血，治反胃而利大肠”。此方尤宜虚寒腹痛、反胃者调养。

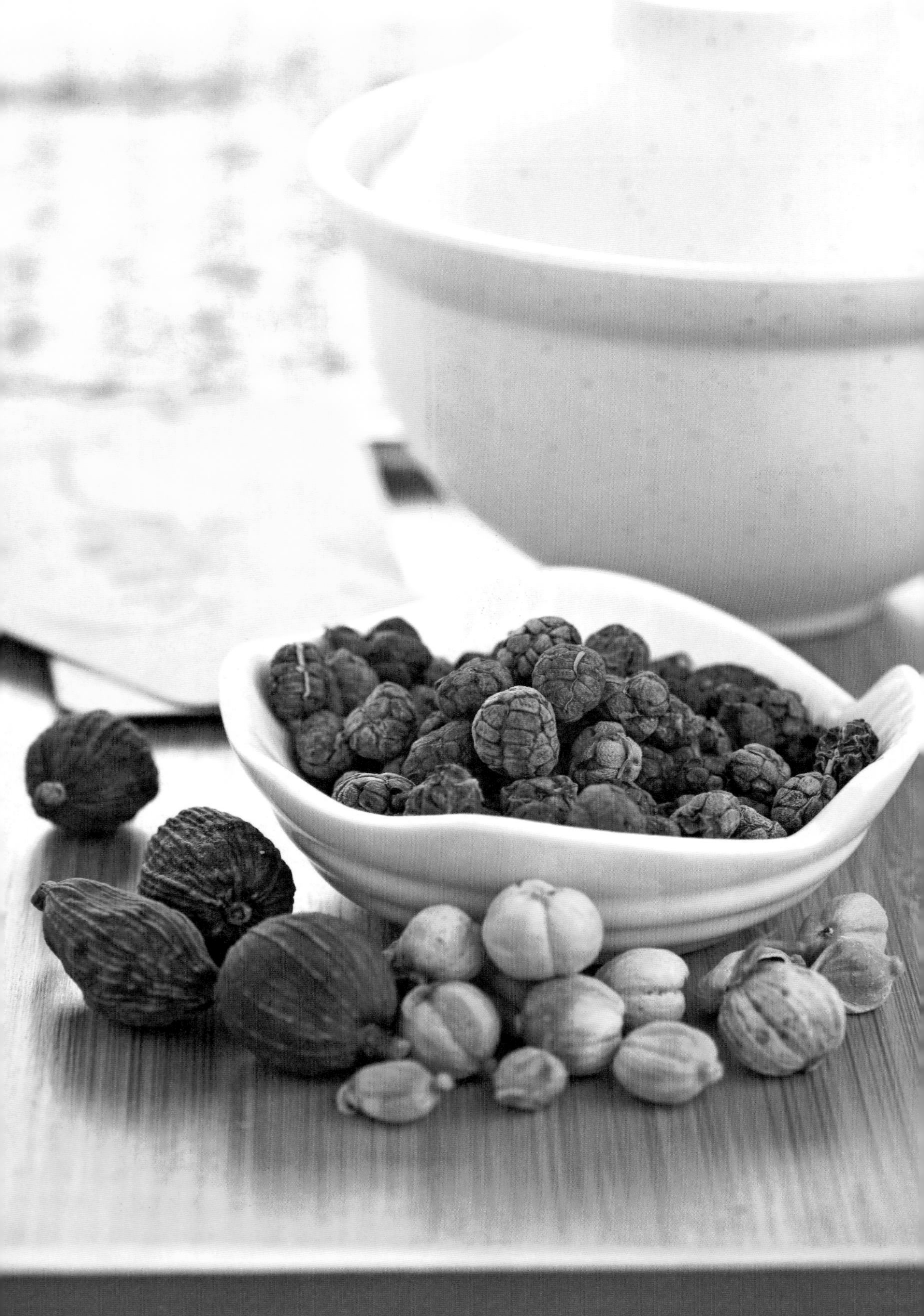

肆

脾胃寒湿者，温脾燥湿助运化

用于腹胀冷痛、吐泻、吞酸、水肿、身重、形寒等脾胃寒湿者。

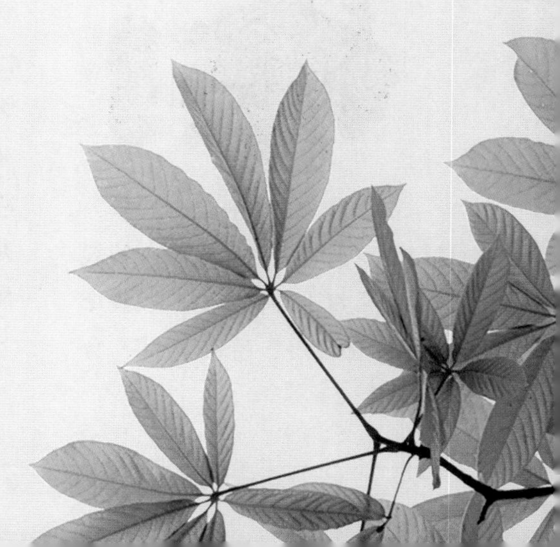

高良姜粥

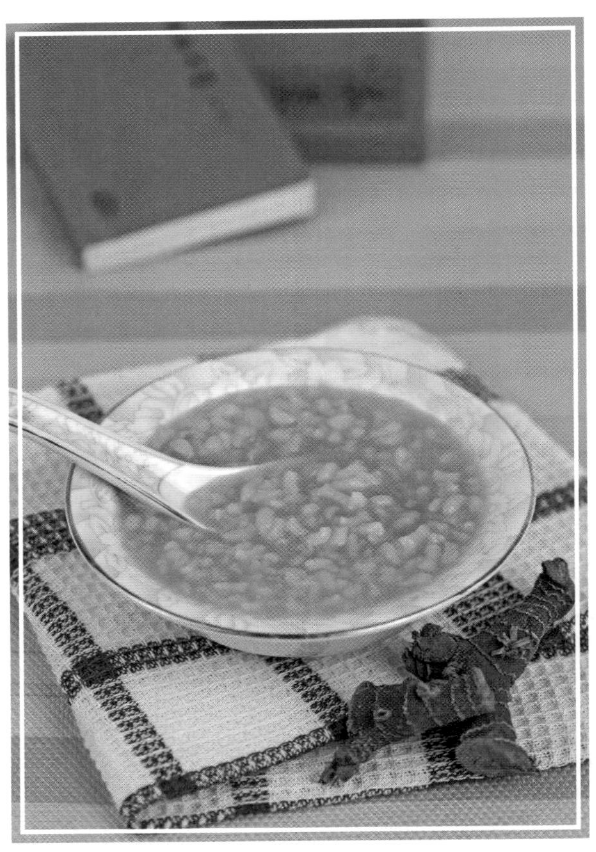

【出处】

《食医心鉴》。

【功效】

祛寒湿，温脾胃，用于寒湿所致脘腹冷痛、吐泻。

【材料】

高良姜10克，粳米100克。

【做法】

1 用高良姜煎水，去渣取汤。
2 汤中加入淘洗干净的粳米，补足水，煮至粥成。

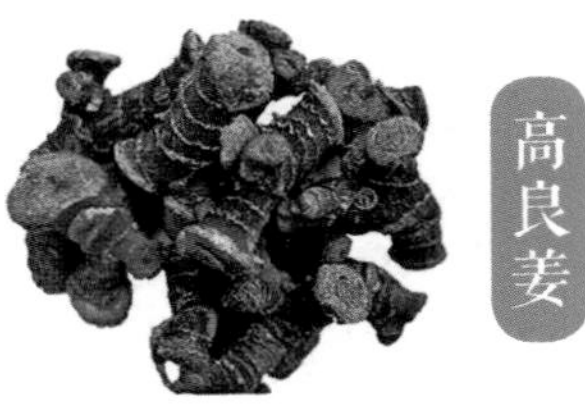

高良姜

高良姜味辛，性温，归脾，胃经。可温胃，祛风散寒，行气止痛，常用于脾胃中寒、脘腹冷痛、呕吐泄泻、噎嗝反胃、食滞、冷癖。

专家箴言

《名医别录》说高良姜“主暴冷，胃中冷逆，霍乱腹痛”。《药性论》说它“治腰内久冷，胃气逆、呕吐。治风，破气，腹冷气痛；去风冷痹弱，疗下气冷逆冲心，腹痛，吐泻”。《滇南本草》说它“治胃气疼，肚腹疼痛”。《本草汇言》中说：“高良姜，祛寒湿、温脾胃之药也。”

阴虚有热、胃火作呕者忌服。

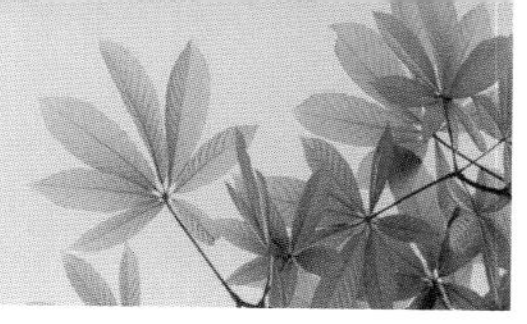

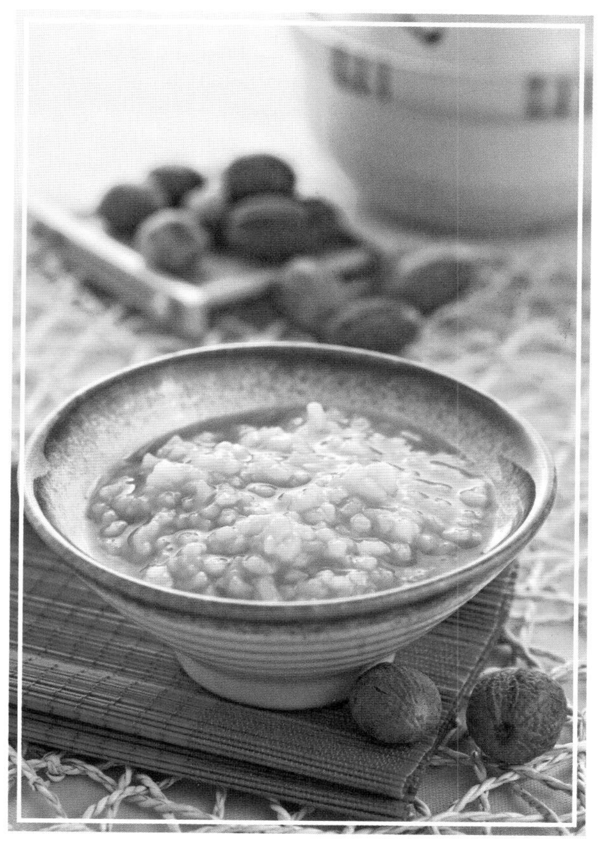

豆蔻粥

［出处］

《圣济总录》。

［功效］

温中健脾，开胃消食，用于脾胃虚冷疼痛、泻痢、宿食不化、呕逆不下食。

［材料］

肉豆蔻5克，姜粉2克，粳米100克。

［做法］

1 将肉豆蔻捣碎，研为粉。

2 粳米淘洗干净，放入锅中，加适量水，煮30分钟，至粥稠时加入肉豆蔻粉和姜粉，略煮即成。

肉豆蔻

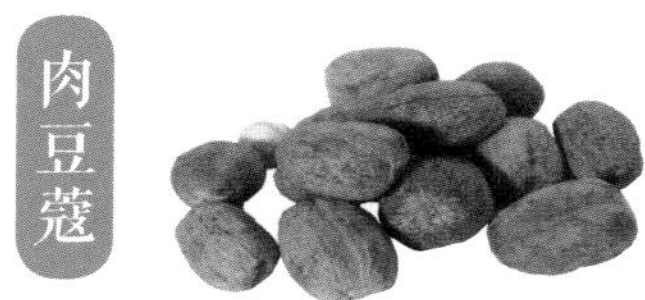

专家箴言

肉豆蔻味辛，性温，归脾、胃、大肠经。可温中行气，涩肠止泻，常用于脾胃虚寒、久泻不止、脘腹胀痛、食少呕吐。《神农本草经疏》说它“辛味能散能消，温气能和中通畅，其气芬芳，香气先入脾，脾主消化，温和而辛香，故开胃，胃喜暖故也”。姜粉可散寒止呕。湿冷天气每日早晚温热食用此粥，效果尤佳。

湿热泄痢、阴虚火旺者不宜食用。

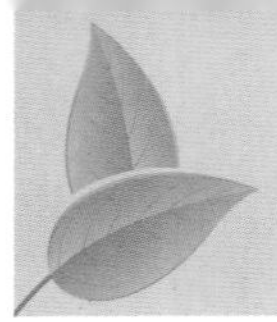

花椒粥

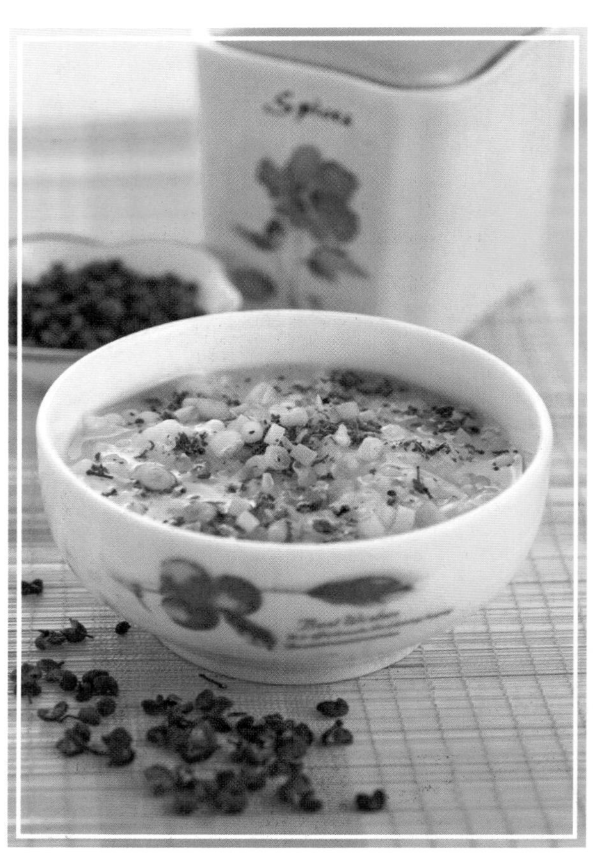

【出处】

《食疗本草》。

【功效】

温中散寒，除湿止痛，杀虫解毒，用于脾胃寒湿凝滞所致腹痛、吐泻。

【材料】

花椒3克，粳米100克，葱末、姜末各适量。

【调料】

盐、香油各适量。

【做法】

1 将粳米淘洗干净，花椒焙干压碎。

2 锅中倒入粳米，加适量水，煮至粥稠，放入姜末、盐，略煮，撒上花椒末和葱末即可。

专家箴言

花椒味辛，性温，归脾、肺、肾经。可温中散寒，除湿，止痛，杀虫，常用于脘腹冷痛、下痢、寒湿泄痢、风寒痹痛、积食停饮。《神农本草经》说它“主风邪气，温中，除寒痹”。《本草纲目》说它“散寒除湿，解郁结，消宿食，通三焦，温脾胃，补右肾命门，杀蛔虫，止泄泻”。

阴虚火旺者及孕妇不宜多吃。

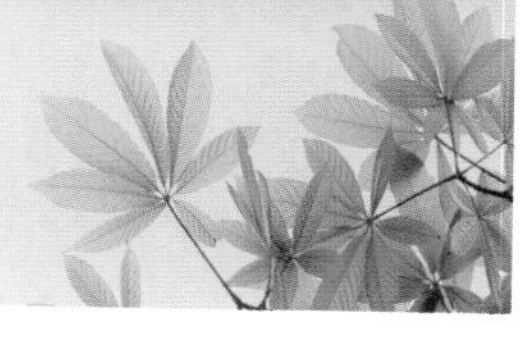

小茴香粥

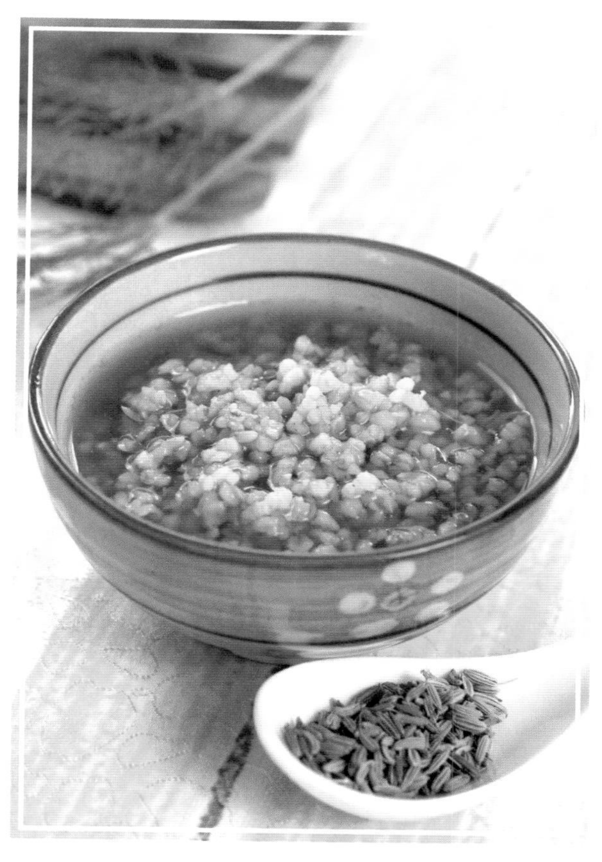

[出处]

《本草纲目》。

[功效]

温中散寒，调中醒脾，用于脾胃寒湿冷痛、呕吐、食欲减退以及寒疝腹痛、痛经。

[材料]

小茴香3克，粳米100克。

[调料]

盐适量。

[做法]

1 将粳米淘洗干净；小茴香炒黄后研末。

2 锅中倒入粳米，加适量水，煮至粥稠，放入小茴香末、盐，略煮即可。

专家箴言

小茴香也叫茴香子，是茴香的干燥成熟果实，其根、叶和全草（即茴香菜）也可药用，但果实功效最佳。小茴香味辛，性温，可散寒止痛，理气和胃，常用于脘腹冷痛、食少吐泻、寒疝腹痛、胁痛、肾虚腰痛、痛经等。现代研究也证实，小茴香有促进胃蠕动、抗胃溃疡、止胃痛等作用。小茴香炒制后效果更好。

阴虚火旺、肺胃有热及热毒盛者禁服。

大茴香也叫大料、八角茴香，常作为调味料。其外观有八个角，呈深棕色。在性味、功效、用量上与小茴香类似。

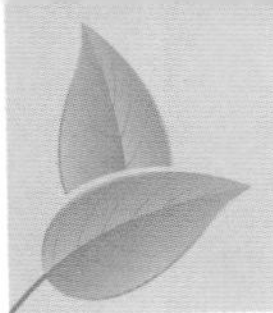

川椒热汤面

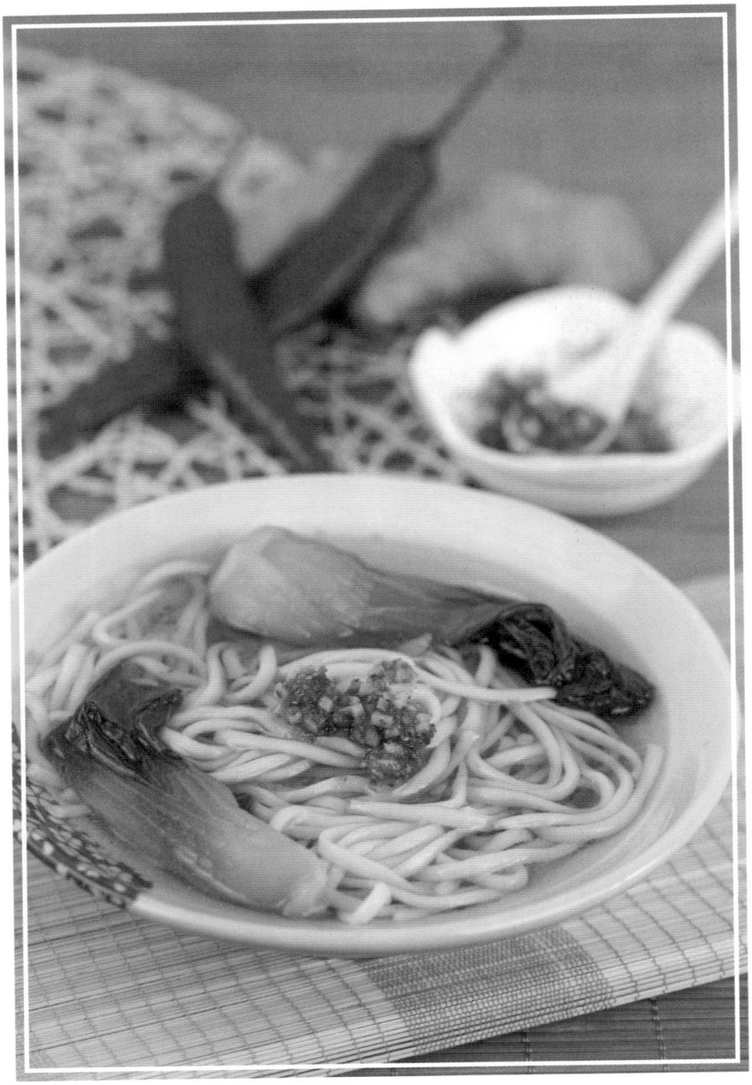

【出处】

《饮膳正要》。

【功效】

健脾，温中，止痛，燥湿，用于脾胃寒湿内阻所致脘腹冷痛、吐泻、食欲不振。

【材料】

干切面条100克，油菜心70克，姜末、川椒粉各10克。

【调料】

盐、鸡精、高汤各适量。

【做法】

1 将姜末、川椒粉放入料碗，倒入热油制成辣椒油；油菜心焯熟备用。

2 锅中倒入高汤煮沸，下入干切面条，煮熟时放入油菜心，加盐、鸡精调味，盛入汤碗，浇上姜末辣椒油即成。

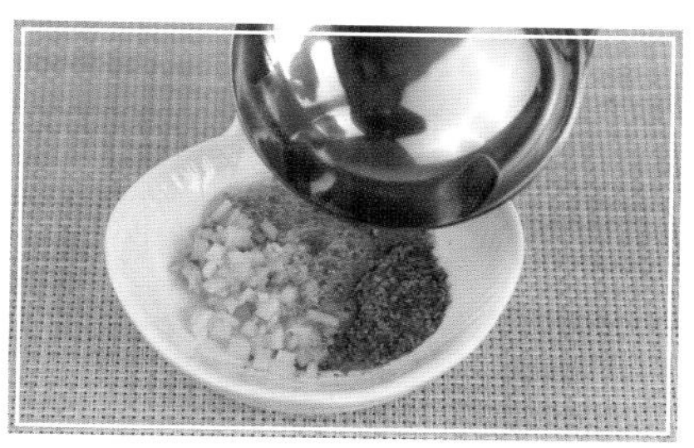

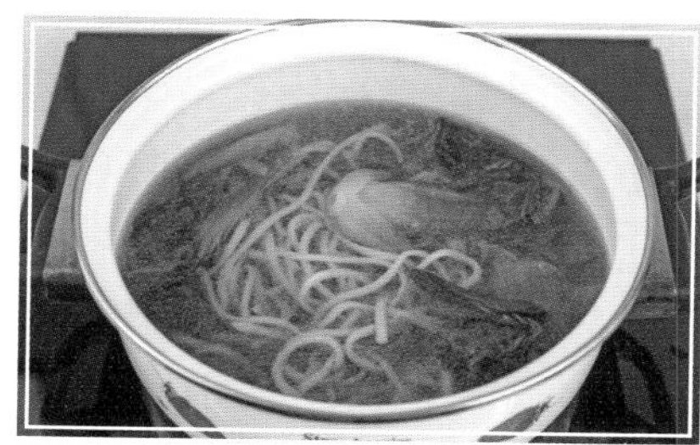

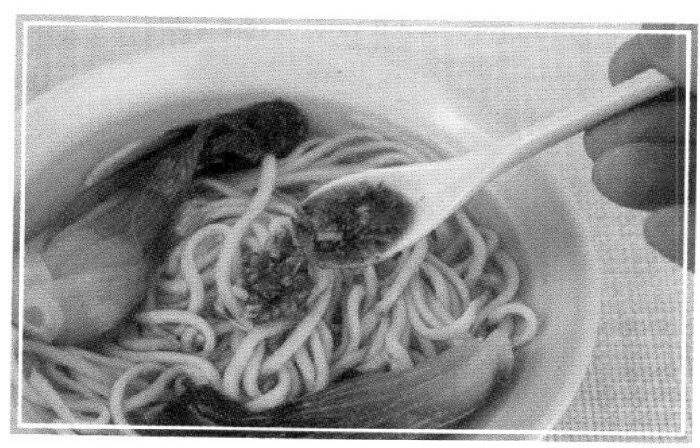

专家箴言

川椒能散寒止痛，温燥化湿，有效缓解因脾胃寒湿内阻所致脘腹冷痛、吐泻。川椒还有健胃剂的作用，可促进胃肠蠕动，增强食欲，改善消化。

川椒搭配温和养胃的白面、清口解毒的油菜心、暖胃止呕的姜末，适合脾胃寒湿者常食。

我国不少地区的人都喜食辣味，肠胃不佳者在食用辣椒及辣味食物时要有所顾忌。

各类辣椒及辣味食物多味辛，性温热，有温中散寒、健胃消食的作用，能暖脾胃，除寒湿，促进胃肠蠕动，适合胃寒疼痛、胃肠胀气、饮食积滞、消化不良、食欲不振者食用，尤宜生活在潮湿寒冷地区的人群。

但另一方面，辣味辛辣燥热，刺激性较强，易灼伤胃黏膜，吃得过多甚至引发胃溃疡、胃痛、胃出血。有胃火炽盛、胃及十二指肠溃疡、急性胃炎、肠炎、痔疮或眼疾者均应忌食。

益脾饼

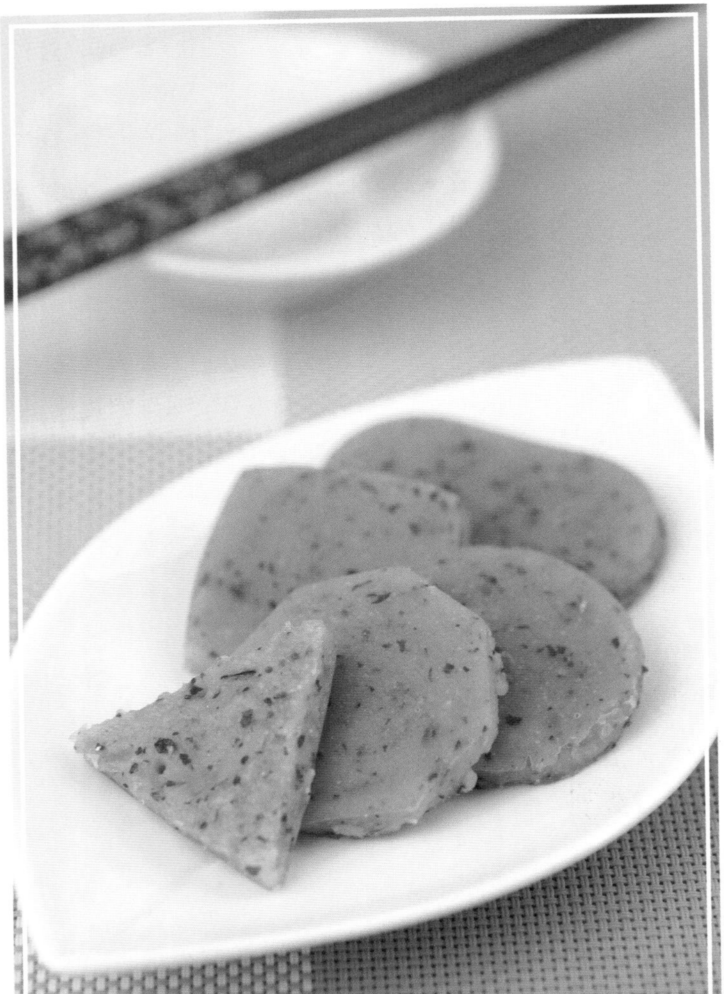

［出处］

《医学衷中参西录》。

［功效］

健脾止泻，温中健胃，用于脾胃寒湿内阻或脾虚所致食少、腹泻、食滞不化。

［材料］

白术20克，干姜6克，鸡内金10克，大枣50克，面粉150克。

此饼软烂适口，老人、幼儿脾胃虚弱皆宜食用。可作为早餐主食，或作两餐间的点心食用，注意要细嚼慢咽。

【做法】

1 将大枣蒸熟后捣烂成泥；白术、鸡内金、干姜研成粉。

2 将所有材料放入大碗中，加水和面粉搅拌成面糊。

3 平锅上火烧热，放上模具，浇入面糊。

4 待面糊定形后去掉模具，面饼两面烙熟即可。

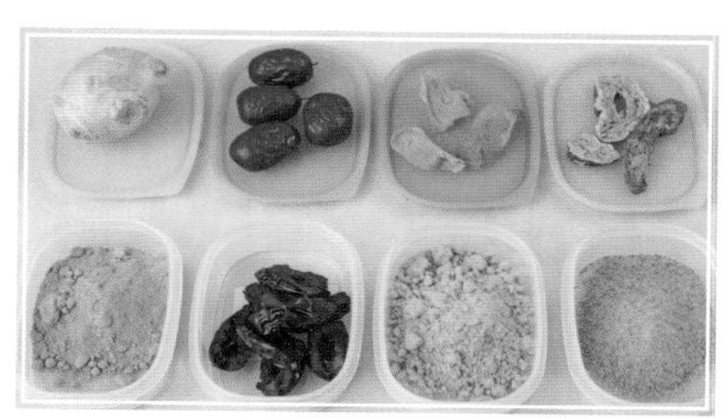

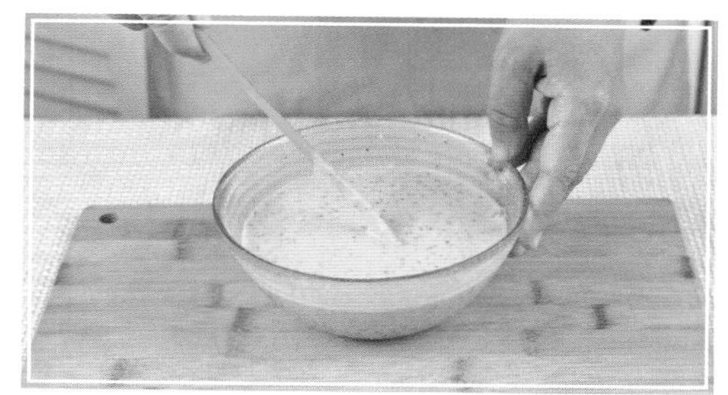

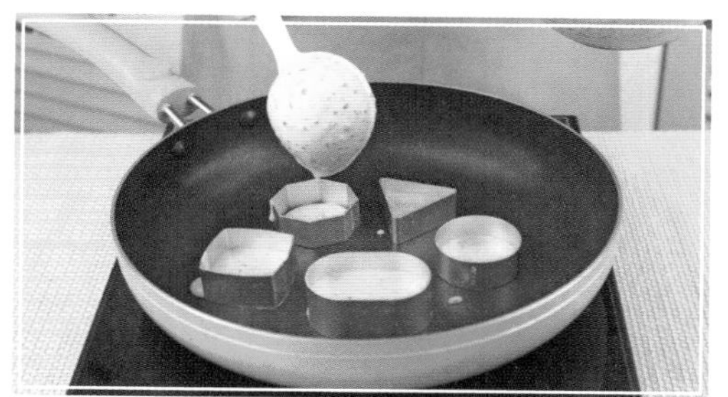

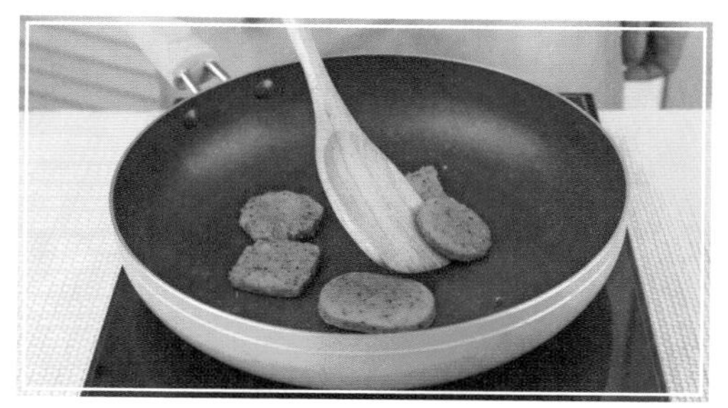

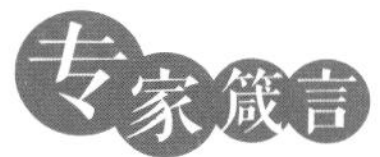

专家箴言

白术味苦、甘，性温，归脾、胃经。可健脾和胃，燥湿利水，常用于脾胃寒湿内阻或脾胃虚弱所致的食少、腹胀、便溏泄泻。

鸡内金可健胃消食，常用于食积不消、呕吐泄痢、小儿疳积。

大枣补脾益气，可用于脾虚泄泻。干姜温中散寒，燥湿消痰，可用于脘腹冷痛、呕吐泄泻。

以上食材合用做成面饼，适合脾胃虚弱、寒湿凝滞所致的食欲不振、食少泄泻、食积内停、完谷不化者当作日常主食。

阴虚阳亢、内热烦渴者不宜多吃。

砂仁荷叶饼

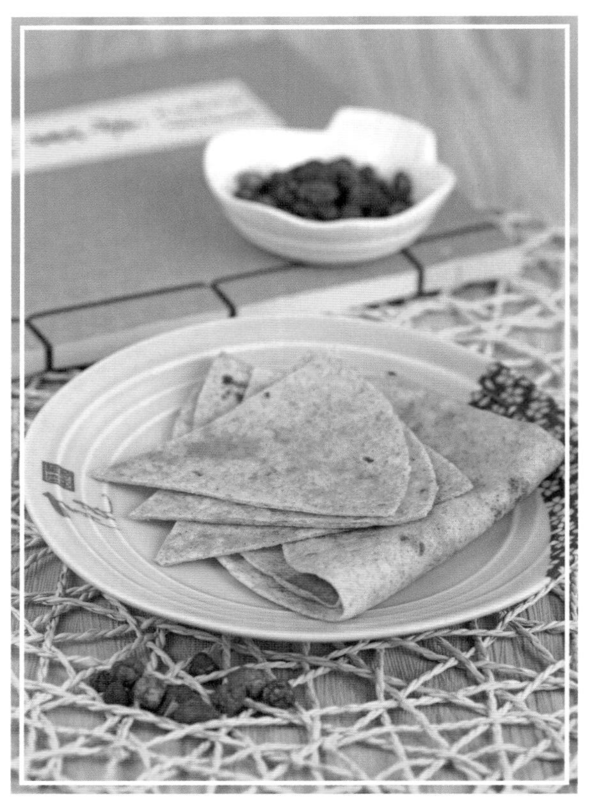

【出处】

民间验方。

【功效】

健脾开胃，温中化湿，消胀满，止呕泻，用于脾胃虚寒、湿阻气滞所致的脘闷腹胀、胃呆纳少、呕吐泄泻。

【材料】

面粉200克，砂仁20克，白糖15克，苏打粉2克。

【做法】

1 将砂仁研成粉末，与面粉、白糖、苏打粉一起放入面盆中，加适量水和成面团，静置30分钟。将饧好的面团擀制成烙饼生坯。

2 平锅上火烧热，放入烙饼生坯，两面烙熟即成。

专家箴言

砂仁是祛除脾胃寒湿的良药，可化湿开胃，温脾止泻，理气和中，常用于湿浊中阻、腹痛痞胀、胃呆食滞、脾胃虚寒、噎嗝呕吐、寒泻冷痢。

面粉可健体补虚，厚肠胃，止泄泻，强气力。面粉中加入砂仁粉，温脾胃、祛寒湿、止泄泻的效果更好。此饼软烂易消化，特别适合胃寒所致脾胃不和、慢性胃病者调养。

阴虚有热者忌服。

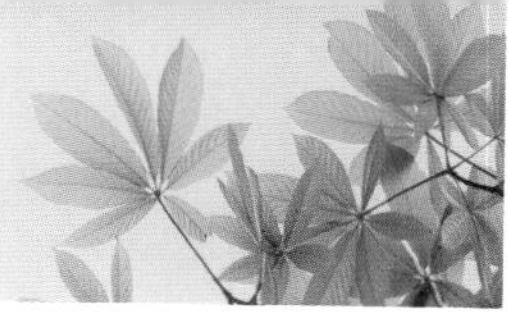

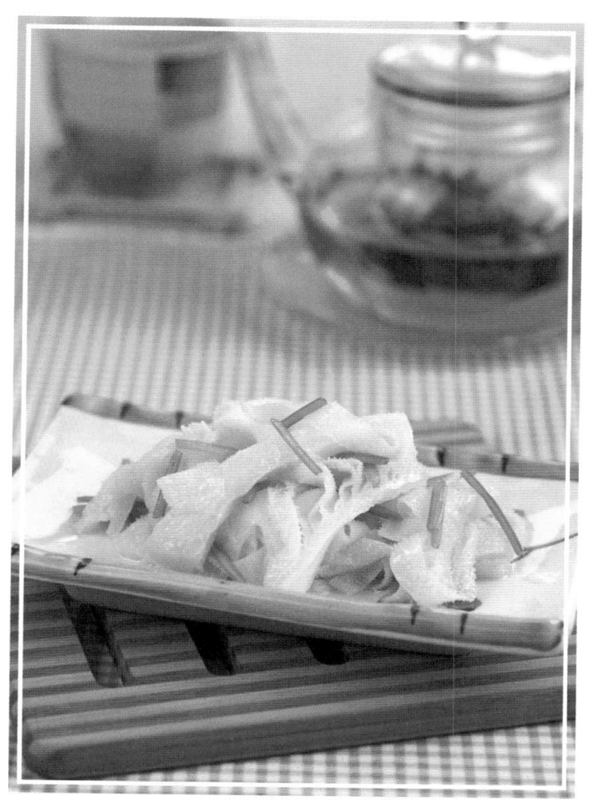

芫爆散丹

［出处］

民间验方。

［功效］

健脾养胃，散寒理气，用于脾胃寒湿或虚寒所致脘腹胀满、饮食积滞不下、消化不良、反胃、虚弱。

［材料］

牛肚200克，芫荽（香菜）50克，葱花少许。

［调料］

盐、胡椒粉各适量。

［做法］

1 将牛肚洗净，切成丝；芫荽去掉叶，洗净，切段。

2 炒锅上火烧热，倒入油，下葱花炝锅，倒入牛肚丝，快速翻炒至熟，放入香菜段和调料，炒匀即成。

专家箴言

散丹是牛肚的一部分，与猪肚功效类似，也是养胃佳品。牛肚味甘，性温，可补虚羸，健脾胃，用于虚劳羸瘦、饮食积滞。《日用本草》说它“和中，益脾胃”。《本草蒙筌》说它“健脾胃，免饮积食伤”。《本草纲目》说它“补中益气，解毒，养脾胃”。

香菜也叫芫荽、胡荽，味辛，性温，有健胃、散寒、理气的作用，常用于胃寒食滞、胃痛、脘腹胀满、消化不良。

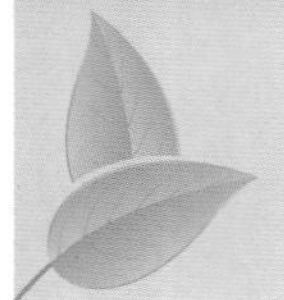

砂仁炖羊肉

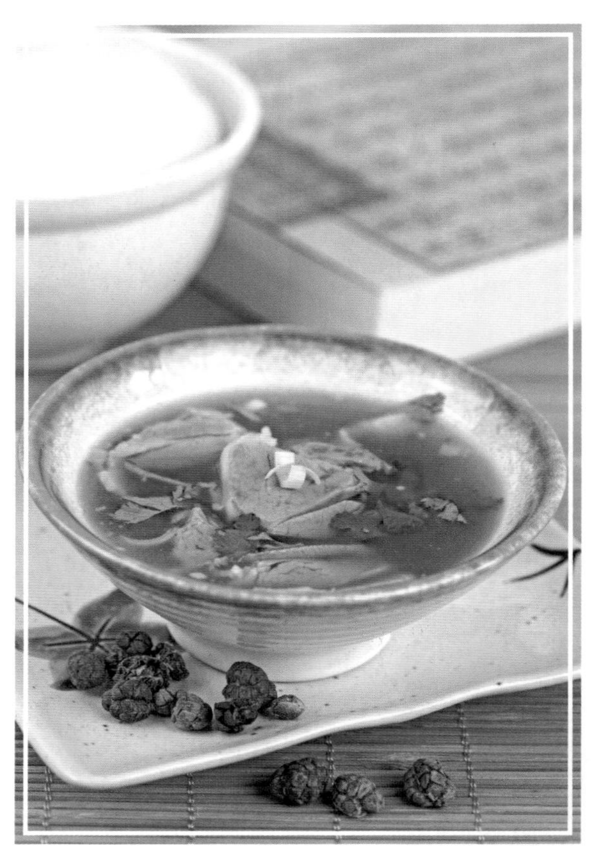

【出处】

民间验方。

【功效】

健脾和胃，温中散寒，行气开胃，用于脾胃寒湿所致腹胀冷痛、反胃食少、呕吐泄泻。

【材料】

羊肉250克，砂仁30克，姜片、香菜段、葱花各适量。

【调料】

料酒20克，盐、胡椒粉各适量。

【做法】

1 将砂仁放入调料袋；羊肉焯烫后切成厚片。

2 锅中的放入羊肉和调料袋，加适量水烧开，放入姜片、料酒，煮30分钟，加盐、胡椒粉调味，撒上香菜、葱花即成。

专家箴言

砂仁是化湿开胃、行气宽中、温脾止泻的常用药。《本草纲目》中说砂仁“补肺醒脾，养胃益肾，理元气，通滞气，散寒除胀痞，噎嗝呕吐”。羊肉益气补虚，温中暖下，健脾养胃，常用于虚劳羸瘦、虚冷腹痛、反胃。二者搭配合用，能令脾胃温暖安和，缓解因虚弱寒冷或湿气阻滞导致的脾胃不适。阴虚内热者不宜多食。

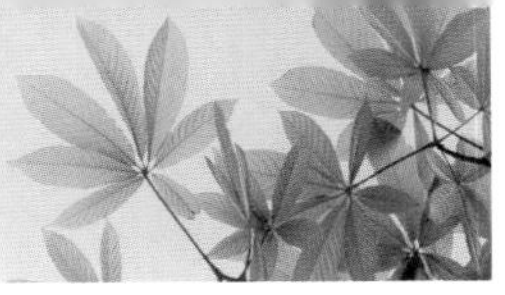

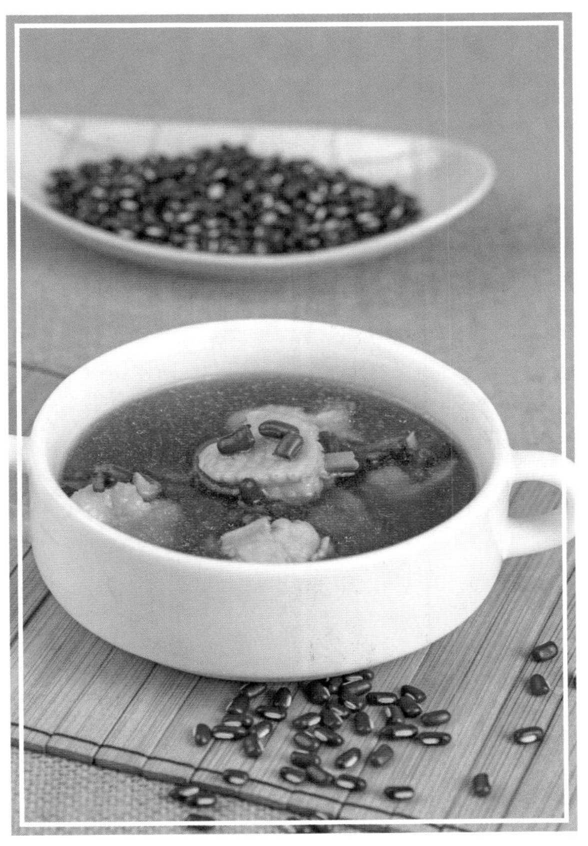

雄鸡小豆汤

【出处】

《肘后备急方》。

【功效】

补脾利水，用于脾虚或寒湿所致虚羸、食少、水肿。

【材料】

鸡肉200克，赤小豆50克。

【调料】

姜片、料酒、盐各适量。

【做法】

1 将鸡肉剁成大块，焯水后洗净备用。

2 锅中放入赤小豆和鸡块，加适量水烧开，放入姜片、料酒，小火煮1小时，至肉熟豆烂时加盐调味即可。

专家箴言

鸡肉可温中益气，补精添髓，常用于虚劳羸瘦、中虚胃呆食少、泄泻、下痢、水肿等。原方中用“公鸡肉”，其温补作用更强，购买不便时，母鸡肉亦可。

赤小豆可利水消肿，解毒排脓，常用于水肿胀满、风湿热痹、肠痈腹痛等。此方尤宜因脾湿运化不利所致的腹胀水肿者。

多食鸡肉生易热动风，有实证、热证或邪毒未清者不宜食用。

砂仁肚条

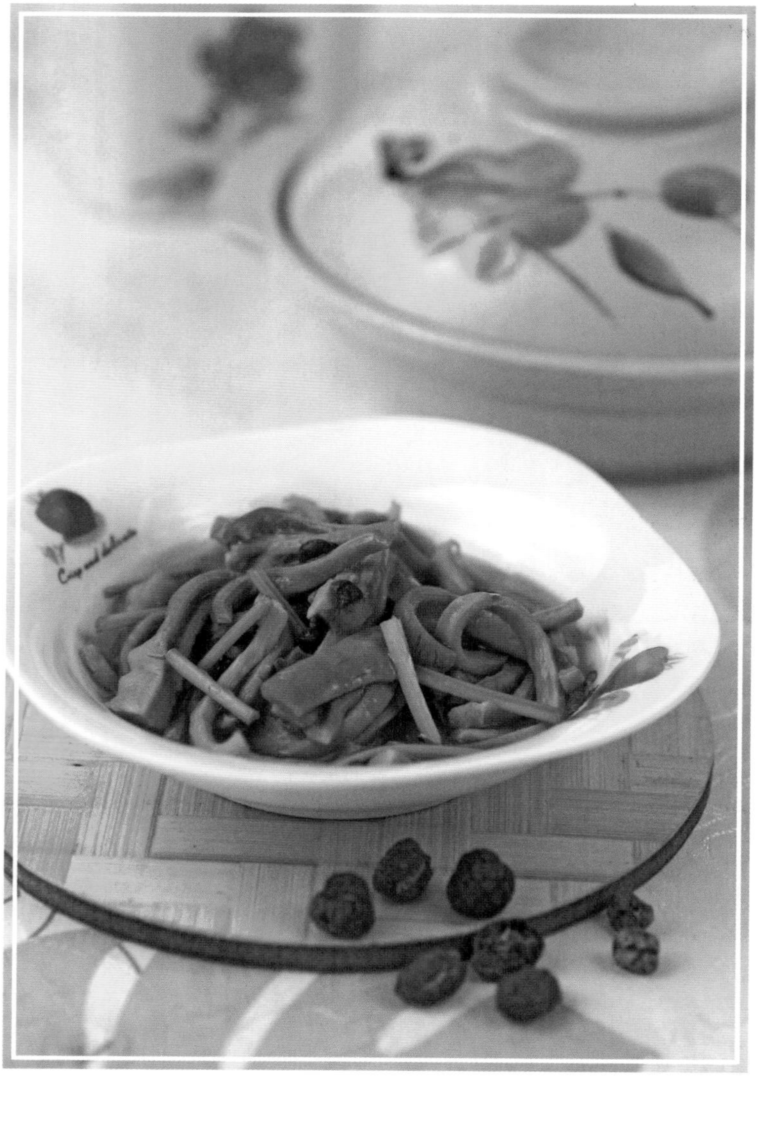

[出处]

《本草纲目》。

[功效]

温中化湿，行气止痛，和胃醒脾，用于脾胃寒湿或虚寒所致慢性胃炎、胃溃疡等脾胃病。

[材料]

砂仁10克，猪肚250克，香菜段适量。

[调料]

胡椒粉、料酒、湿淀粉、盐各适量。

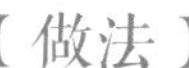

【做法】

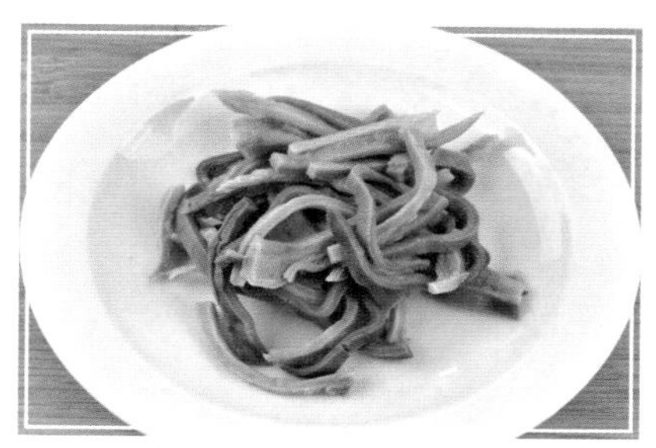

1 将猪肚洗净，下沸水锅焯透，捞出刮去油，切成条。

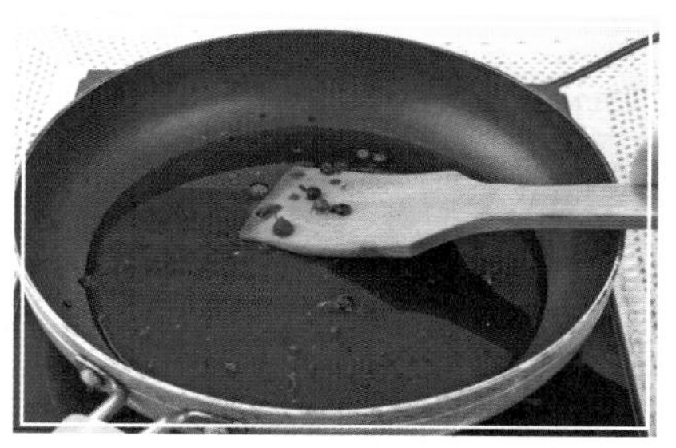

2 锅中倒入适量水，放入砂仁，煮10分钟。

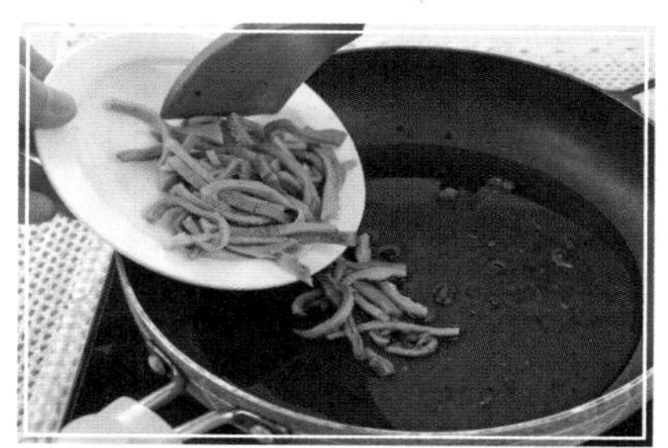

3 放入猪肚条，加入料酒、胡椒粉、盐略炒。

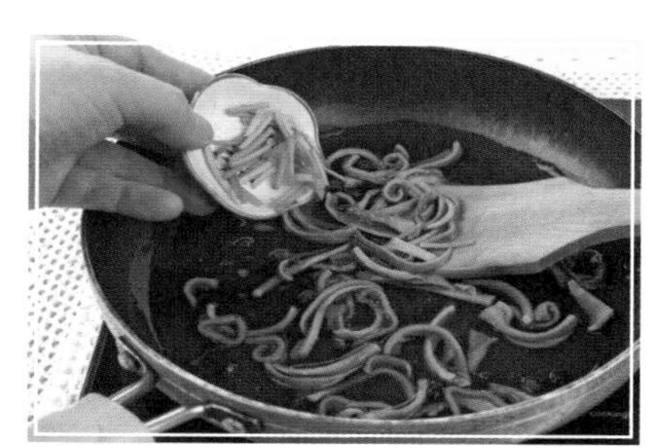

4 用湿淀粉勾芡，放入香菜段炒匀即可装盘。

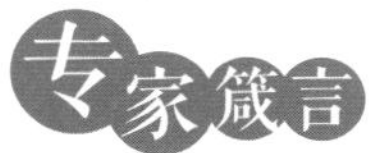

专家箴言

猪肚可补虚损，健脾胃，止泄泻，常用于虚劳羸弱、泄泻、下痢、消化不良、小儿疳积等。

砂仁温脾和胃，是和胃气、化脾湿的常用药。《药性论》说砂仁“主冷气腹痛，止休息气痢，劳损，消化水谷，温暖脾胃”。

砂仁搭配“以形补形”的猪肚，养胃效果尤佳，适合脾虚寒湿或虚寒所致的脘腹冷痛、胀闷不适、食欲缺乏、呕吐泄泻者，慢性胃炎、胃溃疡、胃下垂、十二指肠溃疡等胃病患者也宜常食。

阴虚血燥、体内有热者慎用。猪肚胆固醇含量较高，高血脂者应限量食用。

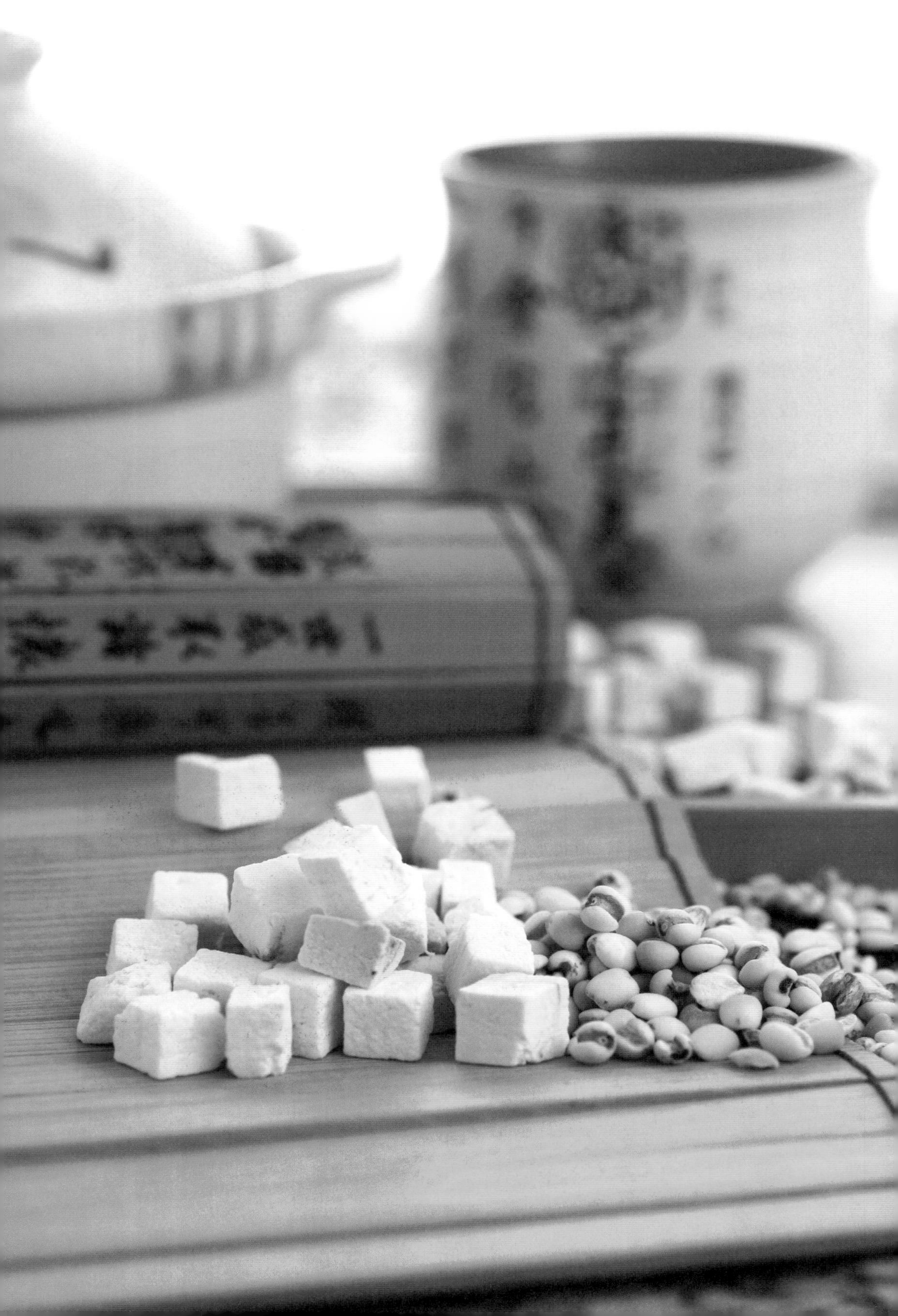

伍

脾胃湿热者，清热利湿祛胃火

用于口臭、呕恶、便秘、大便黏腻、泄痢、尿黄等脾胃湿热者。

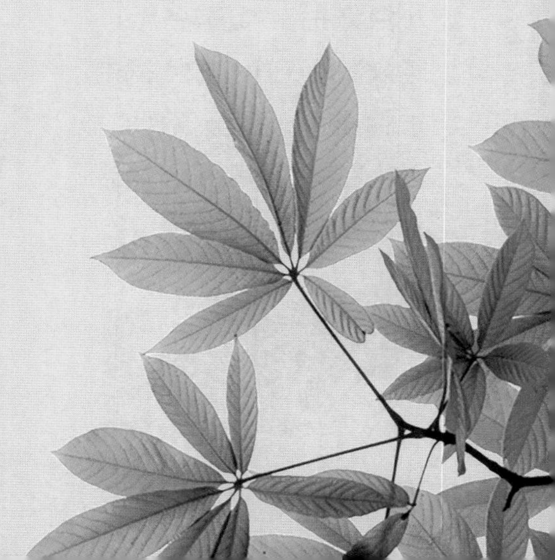

小白菜粥

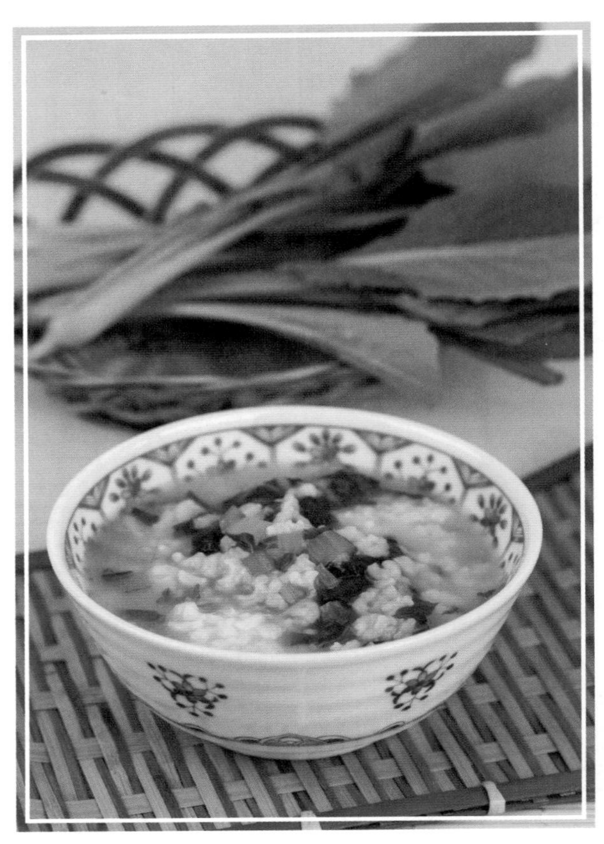

【出处】

《随息居饮食谱》。

【功效】

清胃肠之热，消饮食积滞，用于胃热食火所致的烦渴、食积、腹胀、便秘。

【材料】

小白菜100克，粳米100克。

【调料】

盐、鸡精各适量。

【做法】

1 小白菜洗净，切碎备用。

2 粳米淘洗干净，放入锅中，加适量水，煮至粥稠时放入小白菜，再煮沸，加盐、鸡精调味即可。

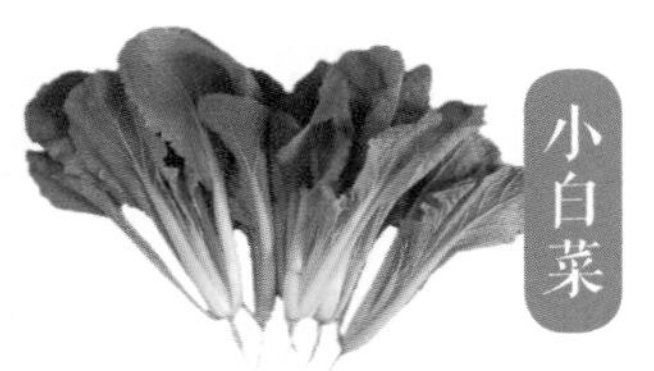

专家箴言

小白菜是白菜的一种，也叫菘菜、江门白菜、油白菜、青菜。其味甘，性平，归肠、胃经，可解热除烦，通利肠胃，促进肠胃蠕动，帮助消化。《名医别录》说它“主通利肠胃，除胸中烦，解酒渴”。《随息居饮食谱》说它“养胃，解渴生津”。

气虚胃寒、大便溏薄者不宜多吃。

大白菜与小白菜功效类似，也可替代。

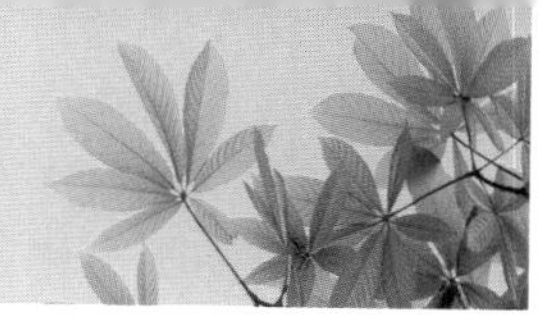

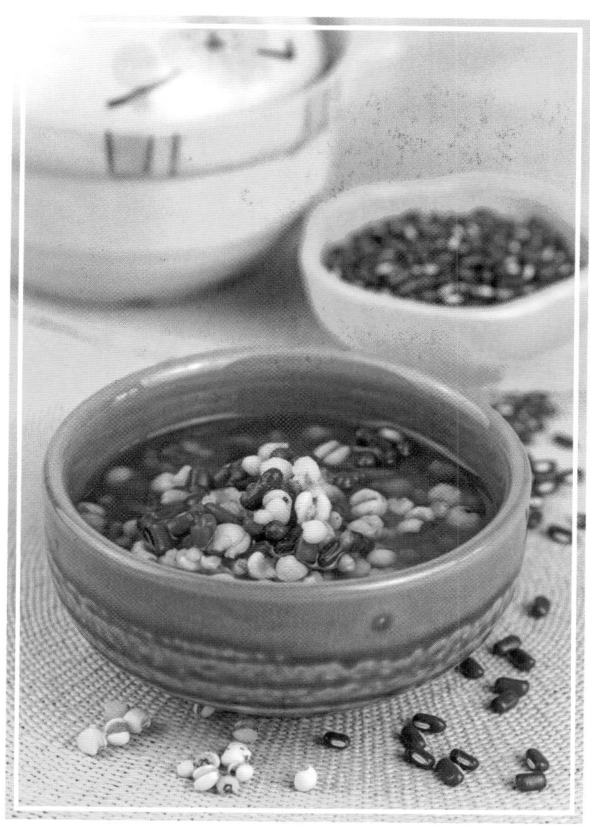

赤小豆薏仁粥

【出处】

民间验方。

【功效】

健脾渗湿，利水消肿，用于脾胃湿热所致的腹胀、水肿、泄泻、吐逆、胃溃疡等。

【材料】

赤小豆、薏苡仁各50克。

【做法】

1 将赤小豆、薏苡仁分别淘洗干净。

2 锅中放入赤小豆和薏苡仁，加适量水，大火烧开，撇去浮沫，小火煮1小时，至豆烂即成。

专家箴言

薏苡仁也叫薏仁米、薏米，可健脾渗湿，除痹止泻，清热排脓，常用于脾虚湿热所致的泄泻、水肿、湿痹拘挛、肠痈等。《神农本草经疏》说它“性燥能除湿，味甘能入脾补脾，兼淡能渗泄……利肠胃，消水肿，令人能食”。

赤小豆可利水消肿，解毒排脓，常用于湿热水肿胀满、肠痈腹痛。《名医别录》说它“主寒热，热中，消渴，止泄，利小便，吐逆，卒澼，下胀满”。

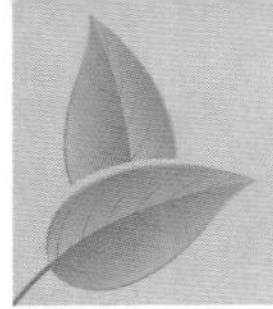

赤小豆茅根粥

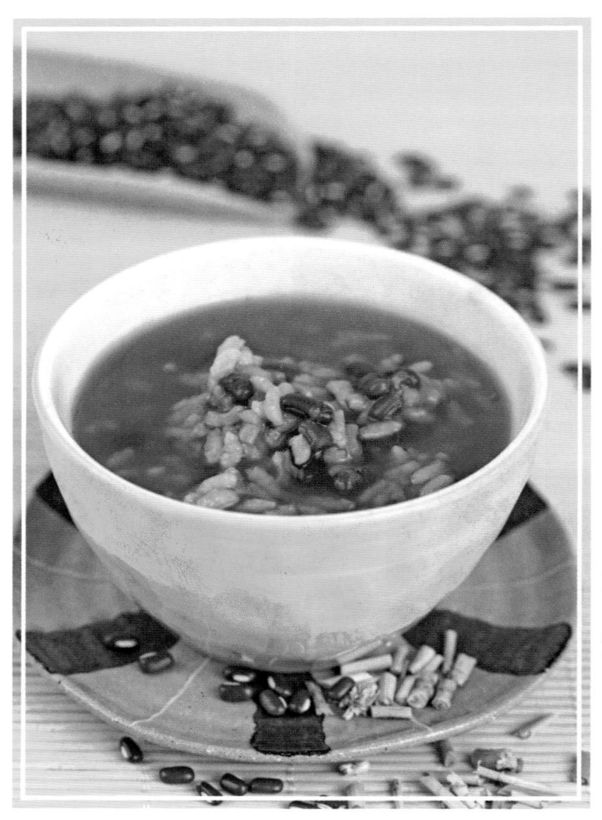

【出处】

《补缺肘后方》。

【功效】

清热解毒，凉血止血，利尿消肿，用于脾胃湿热所致水肿、痈肿、黄疸、小便不利、胃反吐食、胃出血、吐血等。

【材料】

干白茅根30克（或鲜品60克），粳米100克，赤小豆25克。

【做法】

1 将干白茅根洗净，煮30分钟，去渣留汤。

2 加入淘洗好的粳米、赤小豆，小火熬煮，至米熟豆烂即可。

专家箴言

白茅根味甘，性寒。可凉血止血，清热利尿，常用于胃热哕逆、热病烦渴、吐血、鼻出血、尿血、黄疸、水肿、热淋涩痛等。《名医别录》说它“下五淋，除客热在肠胃”。

赤小豆可利水消肿，解毒排脓，是除脾湿、消水肿胀满的常用食材。

二者合用，可除胃热，止胃出血，利小便，消水肿，尤宜脾胃湿热者常食。

脾胃虚寒所致呕吐及尿多、不渴者不宜多吃。

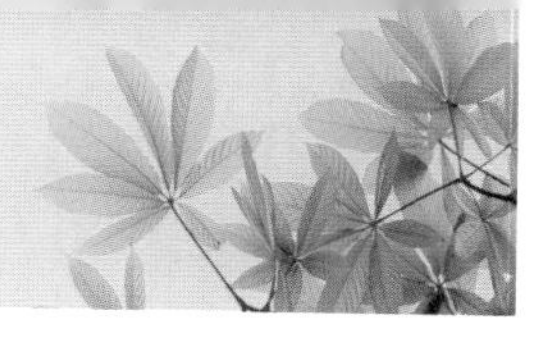

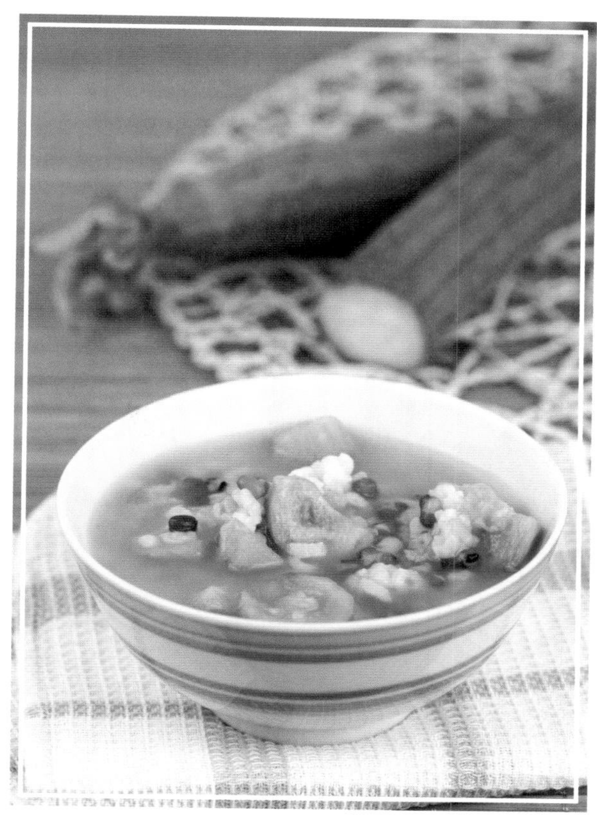

丝瓜绿豆粥

【出处】

民间验方。

【功效】

清热除湿，凉血解毒，用于湿热内蕴所致胃火炽盛、烦热口渴、痈肿疮毒等。

【材料】

丝瓜、粳米各100克，绿豆25克。

【调料】

盐适量。

【做法】

1 丝瓜去皮，洗净，切块。

2 粳米和绿豆洗净，倒入锅中，加适量水，大火烧开，撇去浮沫，改小火煮至绿豆开花，放入丝瓜块，继续煮至熟，加盐调味即可。

专家箴言

丝瓜味甘，性凉。可清热化痰，凉血解毒，常用于身热烦渴、痈肿恶疮。《本草纲目》说它“煮食除热利肠”。《陆川本草》说它“生津止渴，解暑除烦。治热病口渴，身热烦躁”。绿豆味甘，性寒，可清热解毒，用于暑热烦渴、湿热水肿、泄泻、疮毒痈肿。《日华子本草》说它“益气，除热毒风，厚肠胃”。《开宝本草》说它“煮食，消肿下气，压热解毒。”此方尤宜暑湿季节养胃。

脾胃虚寒滑泄者慎食。

糙米粥

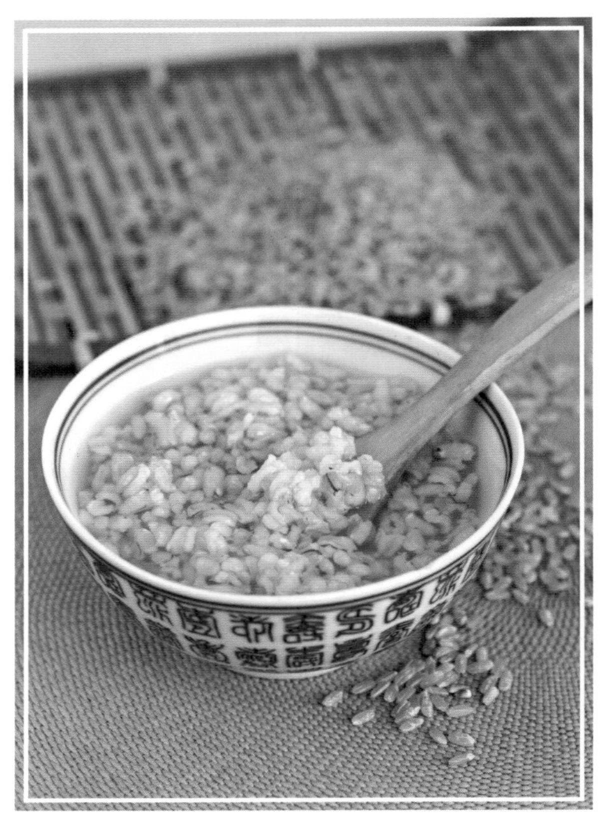

【出处】

《千金翼方》。

【功效】

开胃下气，促消化，补脾胃，用于脾虚湿热或气滞食积所致腹胀食少、噎嗝反胃、便秘、大便不爽等。

【材料】

糙米100克。

【做法】

糙米淘洗干净，倒入锅中，加适量水，煮至粥成。

与白米相比，糙米较高程度地实现了稻谷的全营养保留，尤其是所带的谷皮糠中，B族维生素含量极高，对安和脾胃、促进运化十分有益，且有降血糖、抗肿瘤等保健功效。

专家箴言

原方名为“谷皮糠粥”，是用粳米与谷皮糠一起煮粥，这里直接改用糙米煮粥。糙米是稻谷脱壳后不加工或较少加工所获得的全谷粒米，本身就带有谷皮糠，完全符合此粥的要求，功效是一样的。谷皮糠也叫米皮糠、米糠，味甘、辛，性温，归大肠、胃经。可开胃下气，常用于噎嗝、反胃、脚气。《食物本草》说它“通肠，开胃，下气，磨积块”。《本经逢原》说它“消磨胃之陈积”。

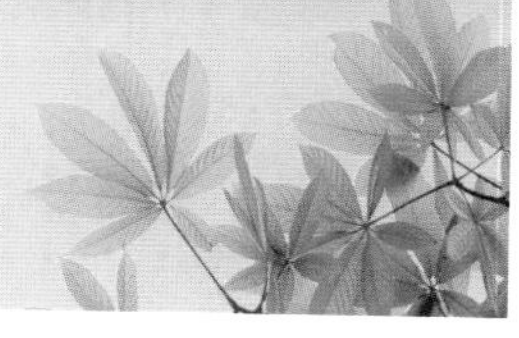

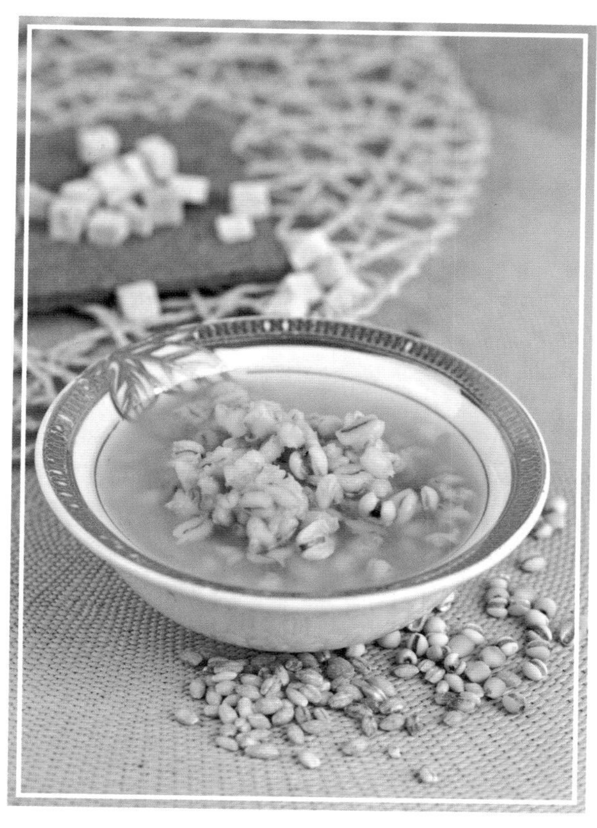

大麦薏仁茯苓粥

【出处】

民间验方。

【功效】

清热利湿，用于湿热内蕴所致身重困乏、水肿、四肢痿软、小便赤黄、舌苔黄腻。

【材料】

大麦仁100克，薏苡仁、茯苓各30克。

【做法】

1 茯苓入砂锅，加水煎煮，去渣留汤。

2 倒入大麦仁、薏苡仁，小火煮至粥稠即可。

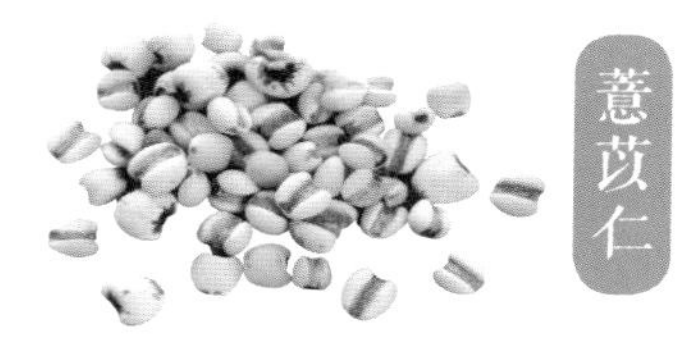

薏苡仁

专家箴言

大麦味甘、咸，性凉，归脾、胃经。可和胃，宽肠，利水，常用于食滞泄泻、小便淋痛、水肿等。《名医别录》说它“主消渴，除热，益气，调中”。《唐本草》说它“平胃，止渴，消食，疗胀”。《本草纲目》说它“宽胸下气，凉血，消积，进食”。

大麦搭配健脾除湿、利水消肿的薏苡仁和茯苓，可加强健脾作用，并能除脾湿，促运化，改善脾胃湿热内阻所致的各种不适。

凉拌芹菜腐皮

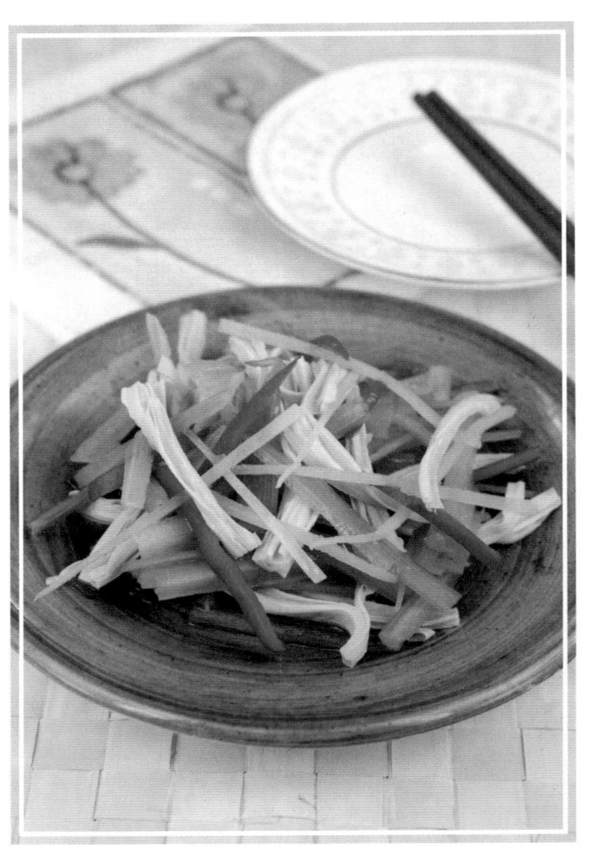

【出处】

民间验方。

【功效】

清热利湿，养胃解毒，用于脾胃湿热、热毒壅盛、胃热吐泻、身热烦渴。

【材料】

芹菜200克，豆腐皮100克，红甜椒50克。

【调料】

醋、盐、鸡精、香油各适量。

【做法】

1 芹菜择洗干净，焯熟，切丝；豆腐皮泡发，焯烫后切丝；红甜椒洗净，切丝。

2 以上材料放入盘中，加入调料拌匀即成。

专家箴言

芹菜性凉，归肝、胃经，可平肝凉血，清热利湿，常用于身热烦渴、呕吐、腹泻及高血压。《随息居饮食谱》说它“清胃涤热，祛风，利口齿咽喉头目”。腐竹又称腐皮，为豆腐浆煮沸后，浆面所凝结之薄膜，是一种清热解毒的豆制品。《本草纲目拾遗》说它“养胃，滑胎，解毒。”

脾胃虚寒者及孕妇不宜食用。

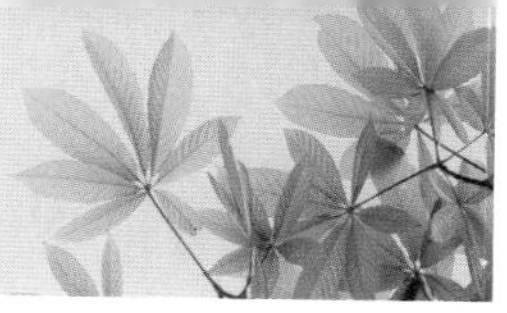

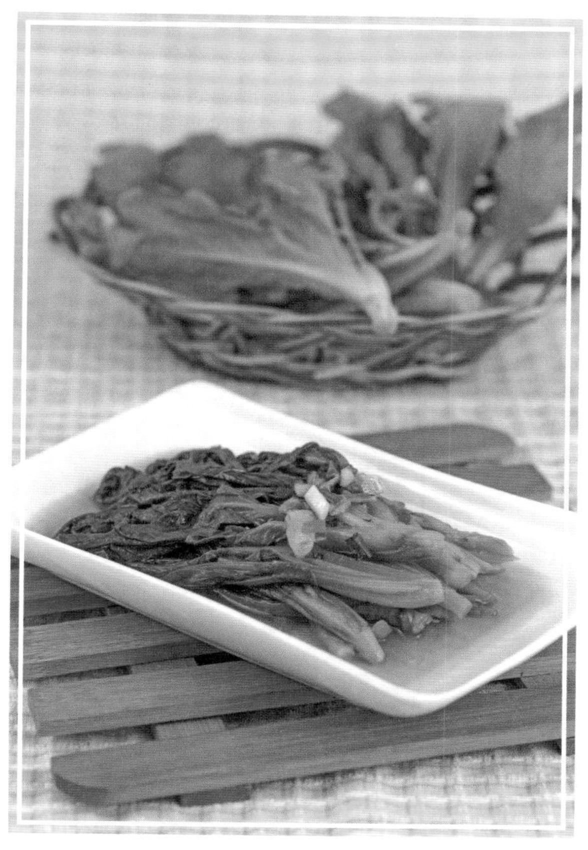

凉拌茼蒿

［出处］

《随息居饮食谱》。

［功效］

清胃火，消食积，用于脾胃不和、胃热烦渴、食积不下、食欲不振、便秘、口臭。

［材料］

茼蒿250克，葱花、蒜片各适量。

［调料］

生抽、香油各适量。

［做法］

1 将茼蒿择洗干净，焯熟后装盘，加上生抽、香油。

2 锅中倒入油烧热，下葱花、蒜片爆香，淋在茼蒿上，拌匀即可食用。

专家箴言

茼蒿也叫蒿子杆，归脾、胃经。可和脾胃，利二便，消痰饮。常用于胃热火盛、脾胃不和、二便不通、烦热不安。《备急千金要方·食治方》说它“安心气，养脾胃，消痰饮”。《日用本草》说它能“消水谷”。《得配本草》说它“利肠胃，通血脉，除膈中臭气”。

脾胃虚寒泄泻者不宜多吃。

拌双瓜

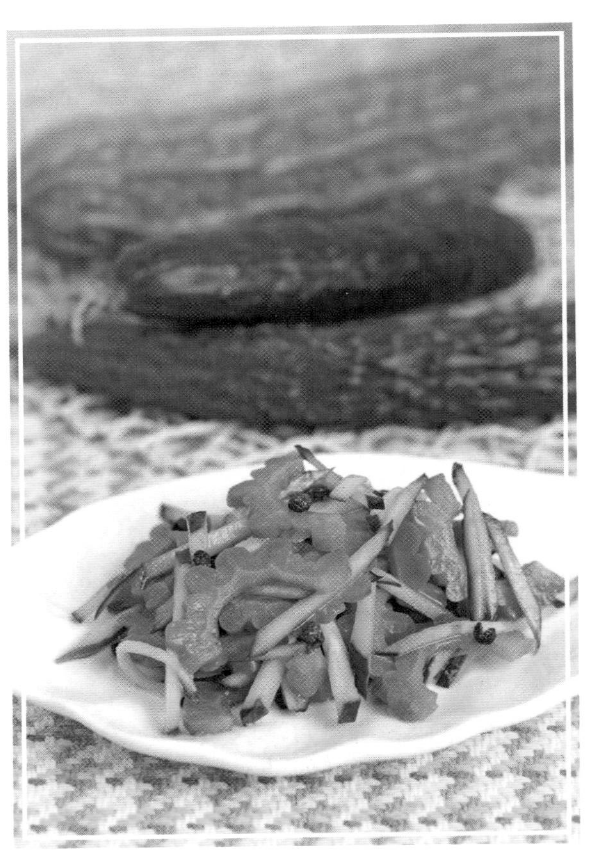

【出处】

民间验方。

【功效】

清热泻火，利尿解毒，化痰除湿，用于身热烦渴、湿热水肿、痈肿疮毒、咽肿目赤。

【材料】

苦瓜、黄瓜各150克。

【调料】

生抽、醋各15克，花椒3克，白糖适量。

【做法】

1 苦瓜去瓤，洗净，切丝，焯熟；黄瓜洗净，切丝。

2 苦瓜丝和黄瓜丝装盘，加生抽、醋、白糖。

3 锅中倒入油烧热，下花椒爆香，淋在双瓜上，拌匀即可食用。

专家箴言

苦瓜也叫癞瓜，味苦，性寒，可清热解毒，常用于热病烦渴、肠炎、痢疾、便血、痈疮等。《滇南本草》说它“泻六经实火，清暑，益气，止渴”。黄瓜也叫凉瓜，味甘，性寒，可清热利尿，常用于烦渴、小便不利。《日用本草》说它“除胸中热，解烦渴，利水道”。二者合用可清胃火，除湿热，消痈肿。

脾胃虚寒者不宜多吃。

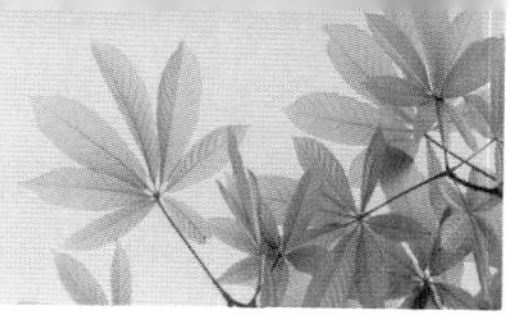

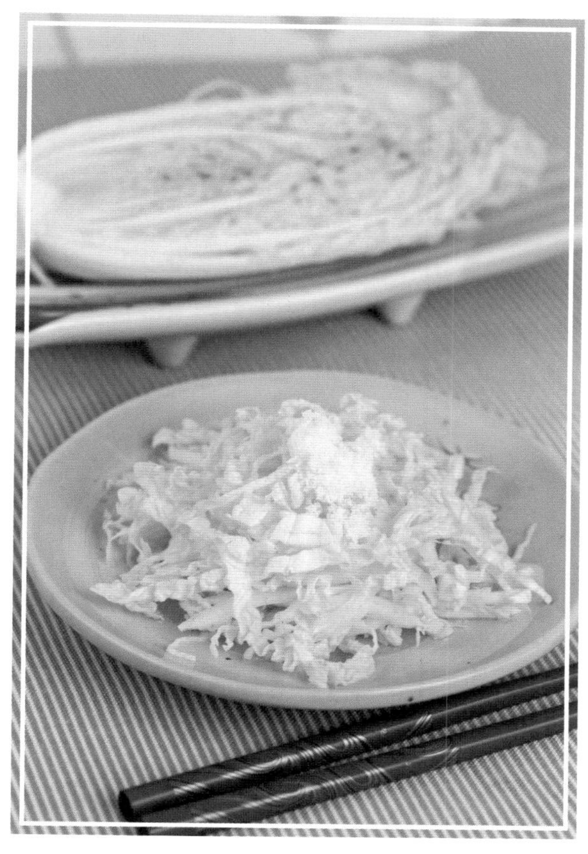

凉拌白菜心

【出处】

民间验方。

【功效】

清胃热，和脾胃，通二便，用于肠胃积热、实热便秘、肿毒炎症、胃溃疡等。

【材料】

白菜心200克。

【调料】

白醋、白糖各适量。

【做法】

1 将白菜心洗净，切成丝，装盘。

2 浇上白醋，撒上白糖，拌匀即可食用。

专家箴言

白菜味甘，性平，可清肠胃之热，消食下气，通利大小便，消炎化痰。常用于肠胃积热所致的便秘及各类上火炎症。

民谚说“白菜豆腐保平安”，看似廉价的日常食材也有着非常好的食疗作用。尤其在秋冬季节，我们容易因饮食厚重油腻、酒肉过度而发生胃热上火、脾胃湿热内蕴的问题，常吃此菜可以有效预防和改善。

清炒竹笋

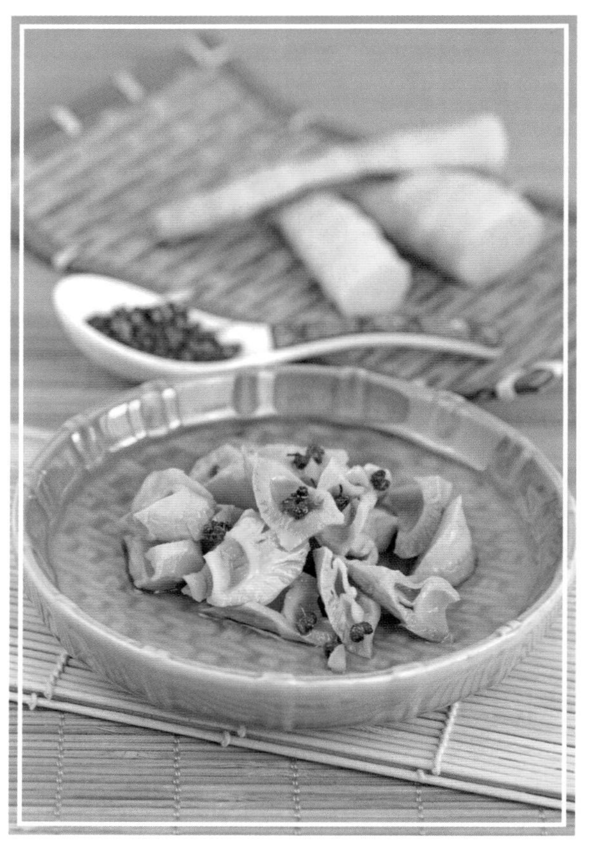

［出处］

《本草纲目拾遗》。

［功效］

清热化痰，消胀除积，通利大肠，用于肠胃积滞、食积腹胀、大便不通。

［材料］

竹笋300克。

［调料］

花椒3克，盐、鸡精各适量。

［做法］

1 将竹笋剥去老皮，洗净，切成块，焯烫一下备用。

2 锅中倒入油烧热，下花椒爆香，放入笋块，快速翻炒至熟，加盐、鸡精调味即可。

专家箴言

竹笋口味甘美，历来被誉为“蔬中第一品”。其味甘，性凉，可清热化痰，利膈下气，消胀，常用于肠胃积滞、腹胀、便秘，有“刮油菜”之称。《本草纲目拾遗》说它“利九窍，通血脉，化痰涎，消食胀”。此方尤宜肉食过多、食积腹胀、便秘难解者。

脾胃虚寒泄泻者不宜多吃。

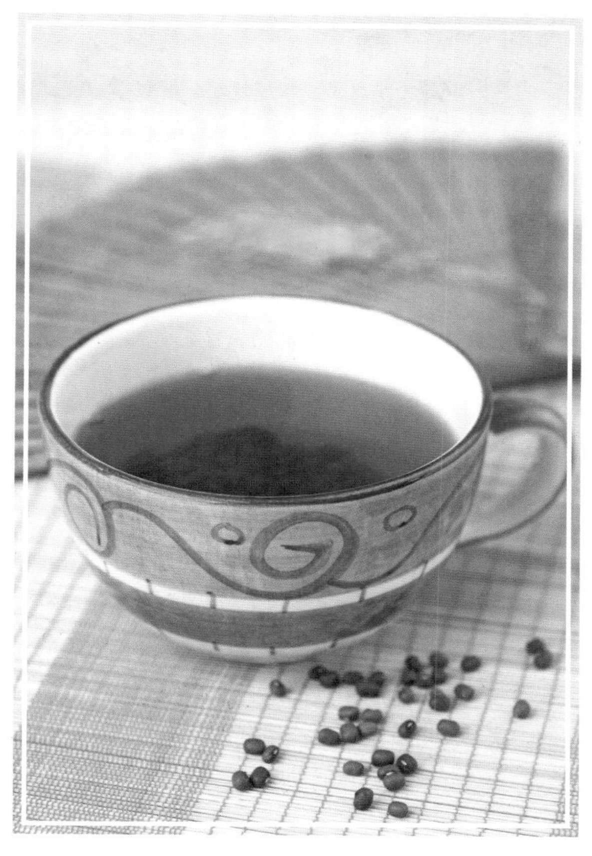

绿豆汤

［出处］

《遵生八笺》。

［功效］

清热解毒，除湿消肿，用于脾胃湿热所致腹胀、水肿、吐泻、烦渴、口苦口臭、口疮目赤、湿疹疮癣等。

［材料］

绿豆50克。

［调料］

白糖适量。

［做法］

将绿豆洗净，放入锅中，加适量水，大火烧开，撇去浮沫，改小火，煮至豆烂，加白糖拌匀食用。

专家箴言

绿豆味甘，性寒，是清热解毒、消暑、利尿的常用食材，用于热毒壅盛、暑热烦渴、水肿、疮毒痈肿等症。《日华子本草》说它“益气，除热毒风，厚肠胃。”《神农本草经疏》中说：“绿豆，甘寒能除热下气解毒”，尤宜夏季暑湿所致脾胃困阻、食欲不振、身热烦渴、呕吐泄泻者。

脾胃虚寒滑泄者不宜多饮。

水芹蛋汤

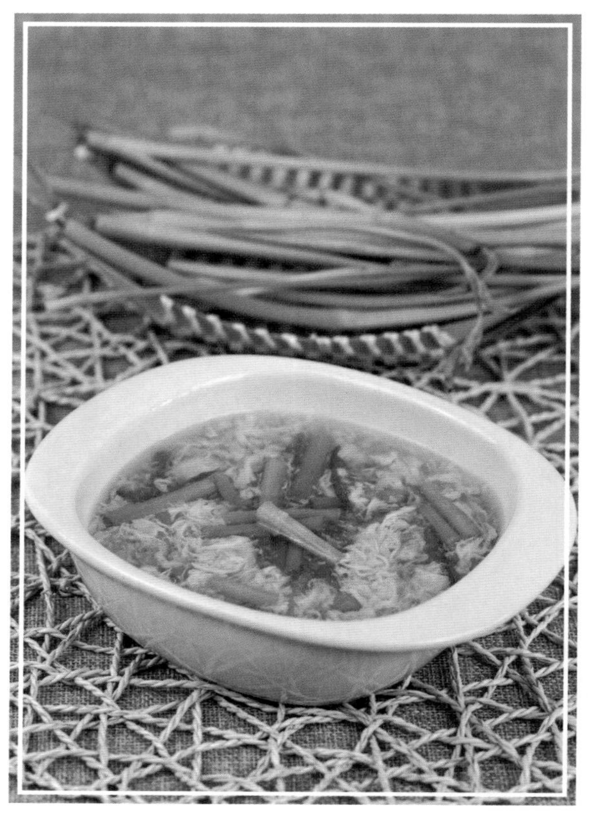

【出处】

民间验方。

【功效】

清胃热，补中气，用于胃热烦渴、小便黄赤、目赤咽肿。

【材料】

水芹150克，鸡蛋2个，葱花少许。

【调料】

酱油、淀粉、盐、香油各适量。

【做法】

1 将水芹择洗干净，切段；鸡蛋打入碗中，搅成蛋液。

2 锅中倒入油烧热，下葱花炝锅，倒入酱油，加适量水烧开，放入水芹煮2分钟，倒入鸡蛋液滑散，再煮沸时勾芡，加盐调味，淋香油即成。

专家箴言

水芹是南方多见的水生芹菜，比旱芹细小香浓。其味甘、辛，性凉，可清热利湿，止血，常用于暴热烦渴、黄疸、水肿、热淋、痔疮出血等。《随息居饮食谱》说它“清胃，涤热，祛风，利口齿、咽喉、头目，治崩带、淋浊、诸黄”。鸡蛋滋阴润燥，益气养血，与水芹合用，既能清热，又能补虚，可用于胃热上火所致诸症。

脾胃虚寒者不宜多吃。

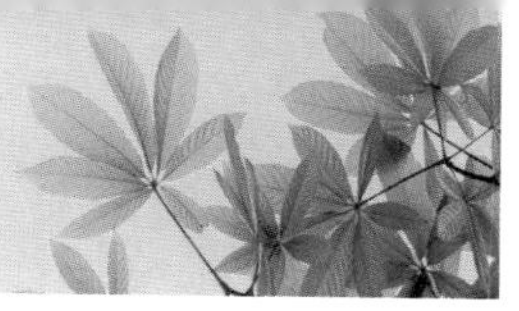

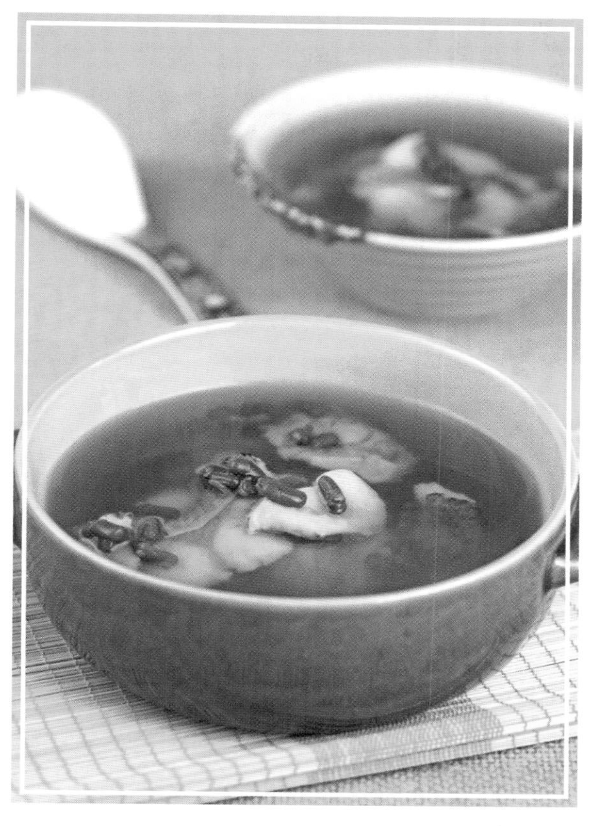

赤豆鲤鱼汤

［出处］

《饮膳正要》。

［功效］

健脾祛湿，利水消肿，用于水湿肿满、腹胀、消渴、小便不利、黄疸、脚气等。

［材料］

鲤鱼肉 150 克，赤小豆 50 克。

［调料］

料酒、淀粉各 15 克，盐适量。

［做法］

1 将鲤鱼肉切成片，用料酒、淀粉抓匀上浆。

2 锅中放入赤小豆，加适量水，煮 1 小时，至豆烂时倒入鲤鱼片，滑散，再煮沸，加盐调味即可。

专家箴言

鲤鱼可健脾和胃，利水消肿，下气，常用于水肿胀满、脚气、黄疸等。《本草纲目》中说“鲤，其功长于利小便，故能消肿胀、黄疸、脚气、喘嗽、湿热之病”。

赤小豆利水消肿，解毒排脓，常用于水肿胀满、脚气肢肿、黄疸尿赤、风湿热痹、痈肿疮毒、肠痈腹痛。

此汤可作为脾湿水肿者的日常食疗方。

三七藕蛋汤

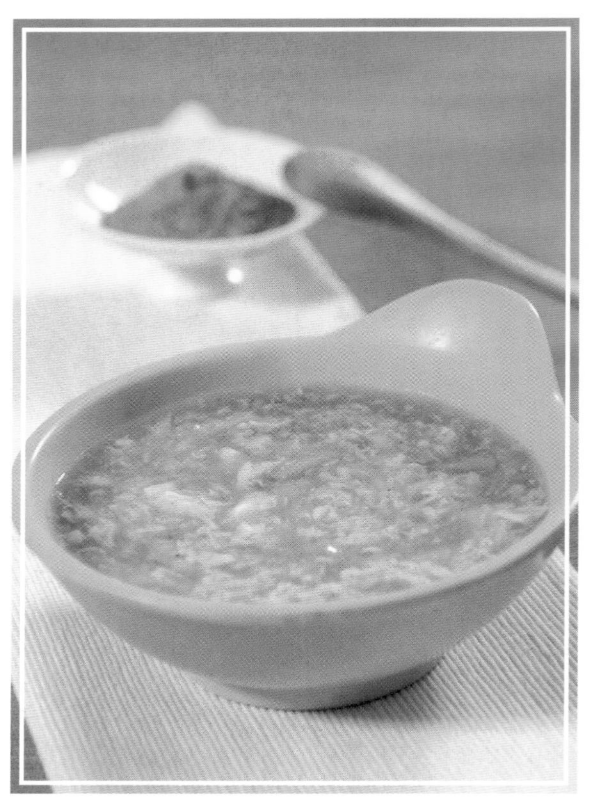

［出处］

《同寿录》。

［功效］

养血益胃，凉血止血，用于胃火内炽、灼热胃痛、胃出血、胃溃疡、吐血等。

［材料］

三七粉3克，藕汁50毫升，鸡蛋1个。

［调料］

淀粉、盐、香油各适量。

［做法］

1 鸡蛋打入碗中，搅匀。

2 锅中倒入藕汁，加适量水烧开，倒入鸡蛋，滑散，放入三七粉、盐，勾芡后淋香油即可。

专家箴言

三七可散瘀止血，消肿定痛，常用于咯血、吐血、衄血、便血、崩漏、外伤出血等各类出血证。藕汁可凉血散瘀，《日用本草》说它“清热除烦，凡呕血、吐血、瘀血、败血，一切血症宜食之。”鸡蛋可补虚养血。此方三料合用，为传统止血方，并能活血化瘀，具有止血不留瘀的特点，对胃溃疡、胃出血兼有瘀滞者尤为适宜。

孕妇不宜食用。

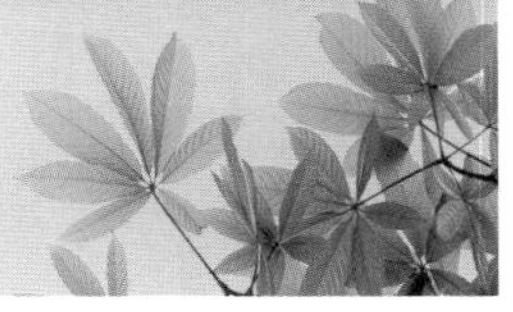

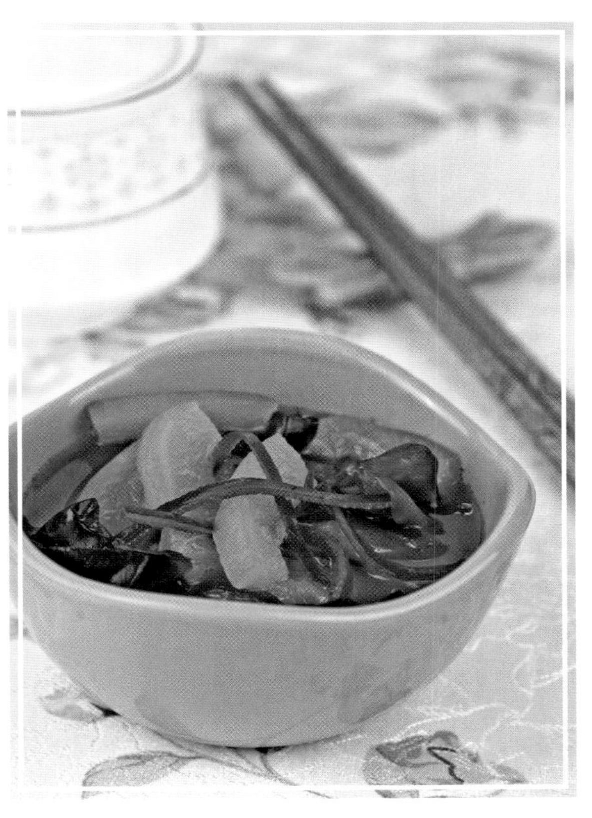

海带冬瓜汤

【出处】

《随息居饮食谱》。

【功效】

清热解毒，利水祛湿，生津养胃，用于胃热烦渴、小便不利、湿热水肿胀满等。

【材料】

海带丝、冬瓜各100克，水发木耳50克，葱花少许。

【调料】

酱油、盐、胡椒粉各适量。

【做法】

1 将冬瓜去皮、瓤后切片。
2 锅中倒油烧热，下葱花炒香，放入冬瓜片、海带丝、木耳和适量水，加酱油，炖10分钟，加盐、胡椒粉即可。

专家箴言

海带可软坚散结，消痰利水，常用于痰饮水肿、甲状腺肿等。《玉楸药解》说它“泄水去湿，破积软坚”。《神农本草经疏》说它“咸能软坚，其性润下，寒能除热散结，故主十二种水肿”。冬瓜利水消痰，清热解毒，常用于水肿、胀满、脚气、淋病、烦渴等。《随息居饮食谱》说它“清热，养胃生津，涤秽治烦，消痈行水，治胀满，泻痢霍乱，解鱼、酒等毒”。

脾胃虚寒者不宜多吃。

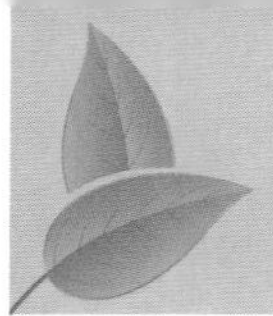

冬瓜鸭肉汤

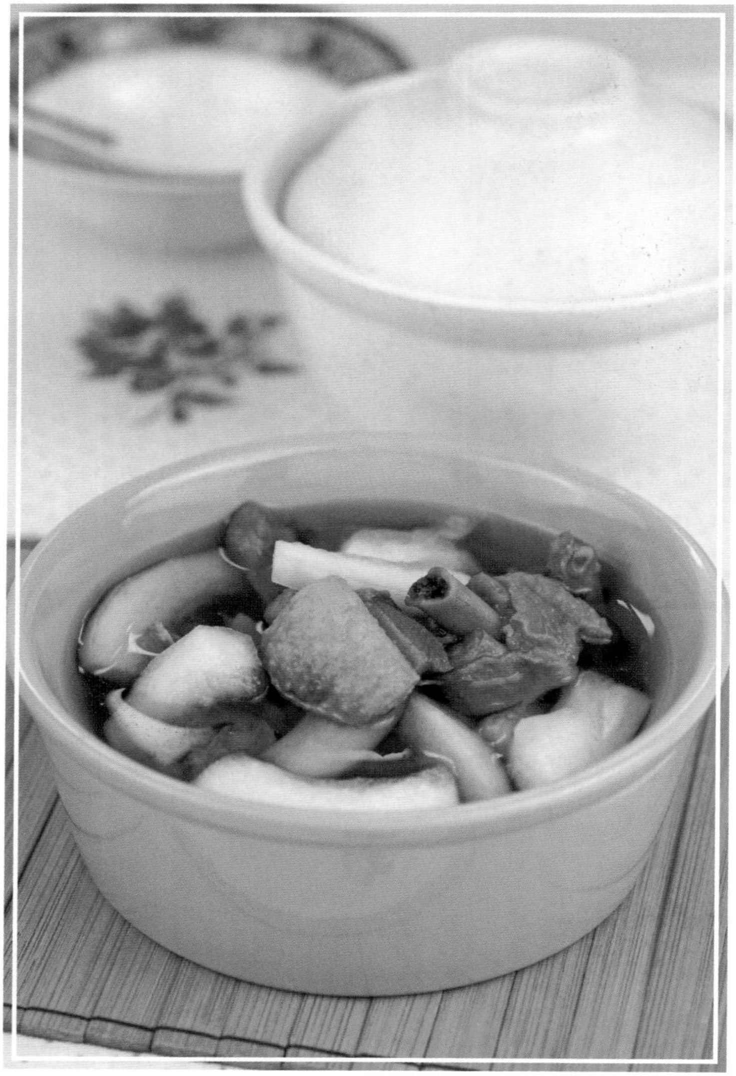

【出处】

民间验方。

【功效】

健脾化湿，清热补虚，利水消肿，用于脾胃湿热火盛、阴虚水肿、内热消渴等。

【材料】

冬瓜150克，净鸭子250克，葱段、姜片各20克。

【调料】

酱油、料酒各20克，盐、胡椒粉各适量。

【做法】

1 将净鸭子剁成块，焯水后放入锅中，加适量水烧开，撇去浮沫，放葱段、姜片、料酒、酱油，小火炖煮1小时，拣出葱段、姜片。

2 冬瓜去皮、去瓤，切成块，放入炖鸭锅中，继续炖15分钟，放盐、胡椒粉调味搅匀，再稍煮即成。

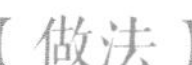

专家箴言

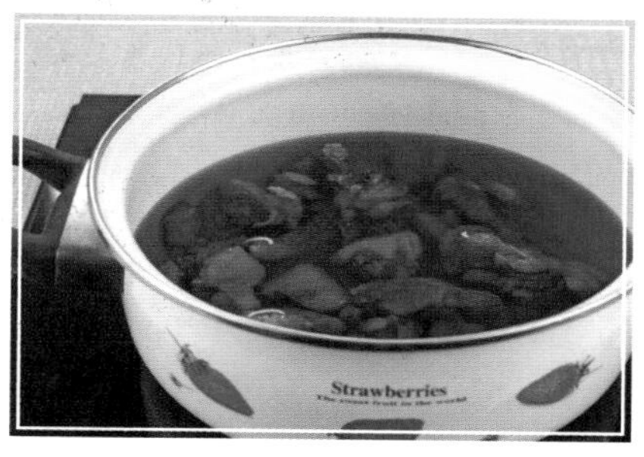

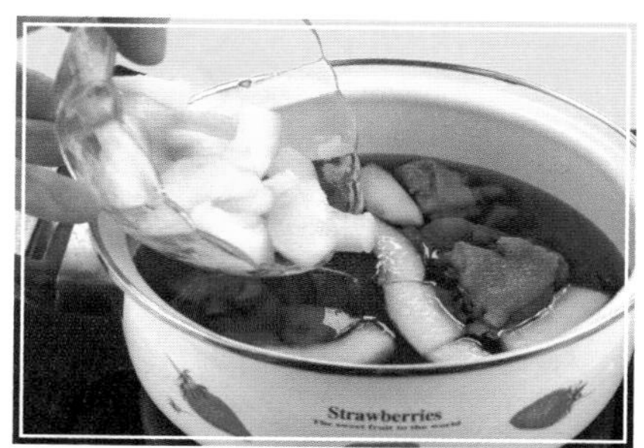

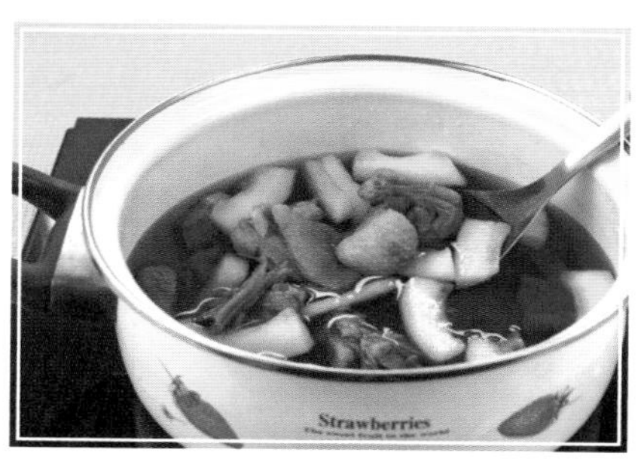

鸭肉味甘、咸，性平、微寒，可滋阴补血，健脾益气，利水消肿，常用于阴虚内热、胃热消渴、阴虚水肿等虚热证。《食疗本草》说它“滋五脏之阴，清虚劳之热，补血行水，养胃生津，止咳息惊”。《医学入门》说它“主补中益气，补虚助力，和胃气，大益病患。消食，利水道，热毒，去风气及恶疮疖肿，杀脏腹一切虫”。可见，鸭肉是常用的凉补佳品，尤其适合阴虚火旺或素为火体之人。

冬瓜可清热解毒，利水消痰，除烦止渴，祛湿解暑，“热者食之佳，冷者食之瘦人”。即适合体热者食用。《本草再新》说它“清心火，泻脾火，利湿去风，消肿止渴，解暑化热”。冬瓜与鸭肉搭配，可增强健脾除湿的效果。

鸭与冬瓜均较寒凉，故虚寒腹痛、腹泻、痛经者不宜多吃。肠风下血者不可食鸭。

荸荠猪肚羹

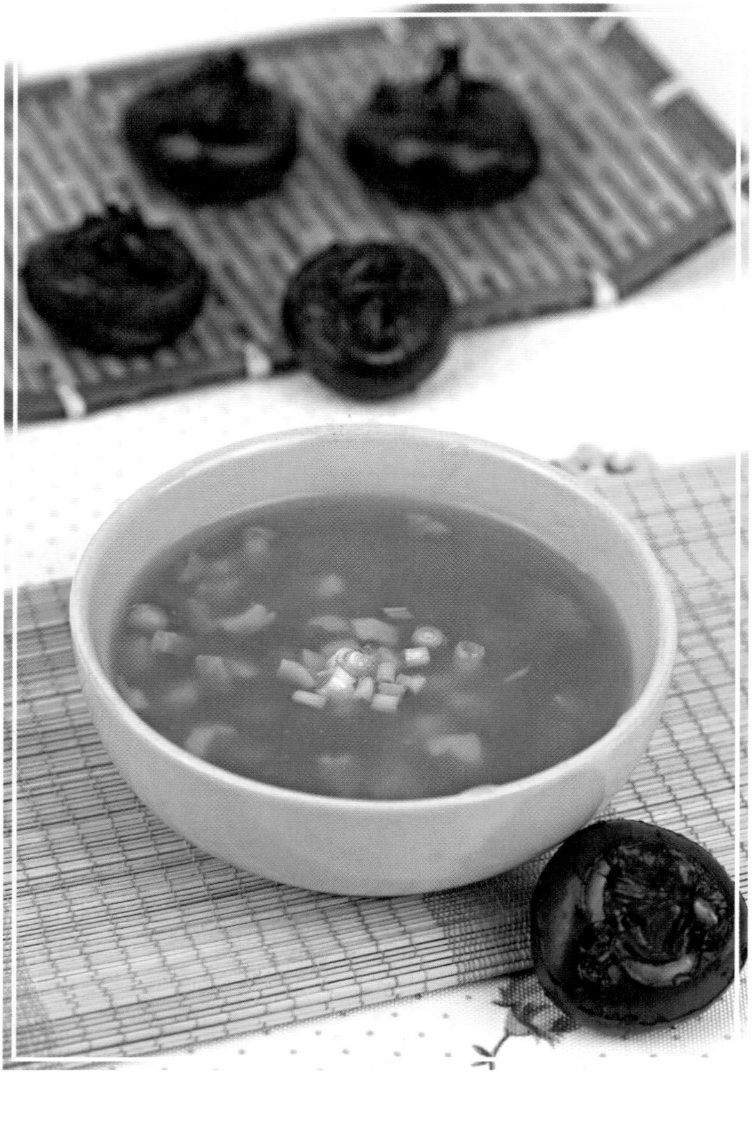

【出处】

《神农本草经疏》。

【功效】

益气开胃，泻胃热，消宿食，疗膈气，用于湿热水肿、脘腹胀满、食积不运。

【材料】

猪肚150克，荸荠100克，香葱末适量。

【调料】

酱油、淀粉各20克，胡椒粉、盐各适量。

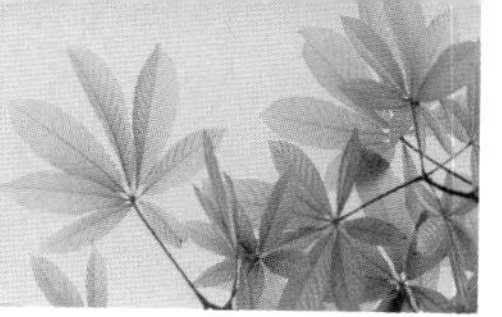

【做法】

1 将猪肚焯水，洗净后切成丁；荸荠去皮，洗净，切成丁。

2 锅中放入猪肚丁、荸荠丁和适量水，大火烧开，撇去浮沫，倒入酱油，改小火煮20分钟，加盐、胡椒粉调味，用淀粉勾芡，盛入碗中，撒上香葱末即可。

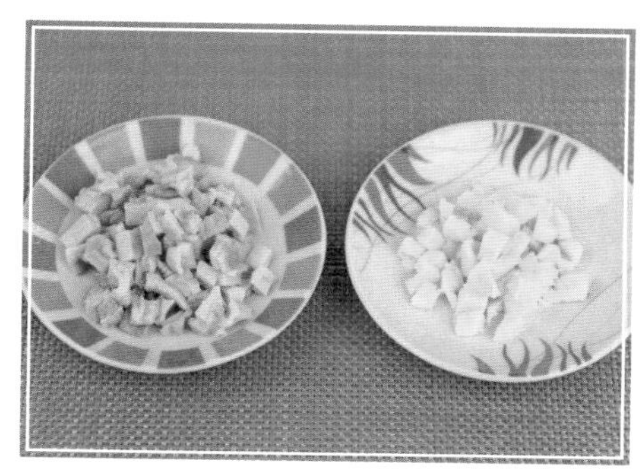

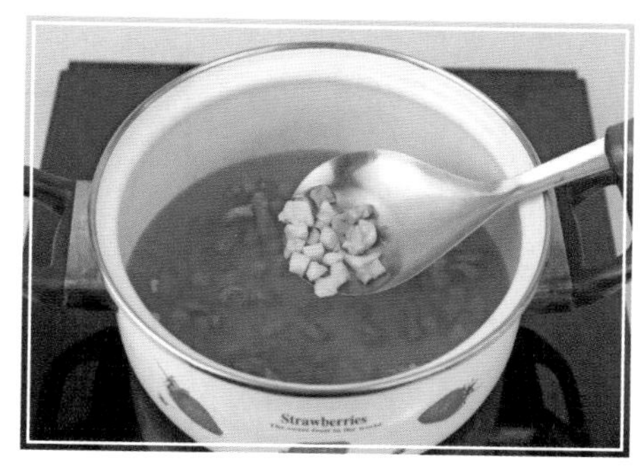

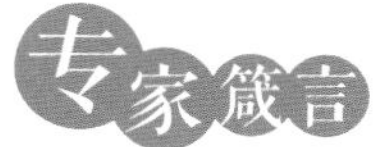

荸荠也叫马蹄，味甘，性寒，归肺、胃经。可清热利湿，化痰消积，降火止渴，常用于湿热内蕴所致伤津烦渴、食积腹胀、目赤咽肿、湿热黄疸、小便不利等。《名医别录》说它“主消渴，痹热，热中，益气”。《日华子本草》说它“开胃下食”。《日用本草》说它“下五淋，泻胃热”。《滇南本草》说它“治腹中热痰，大肠下血”。

猪肚可补中益气，养胃健食，促进消化，适合各类胃病患者调养。与寒凉的荸荠合用，尤宜胃热积滞者食用。用羊肚、牛肚亦可。

虚寒及血虚者不宜多吃。

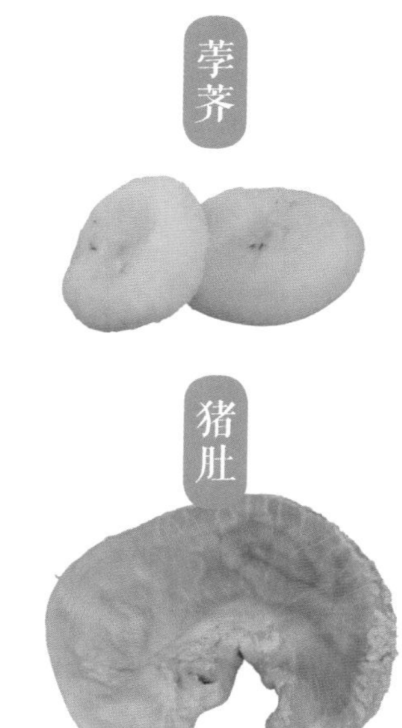

牛奶蜂蜜饮

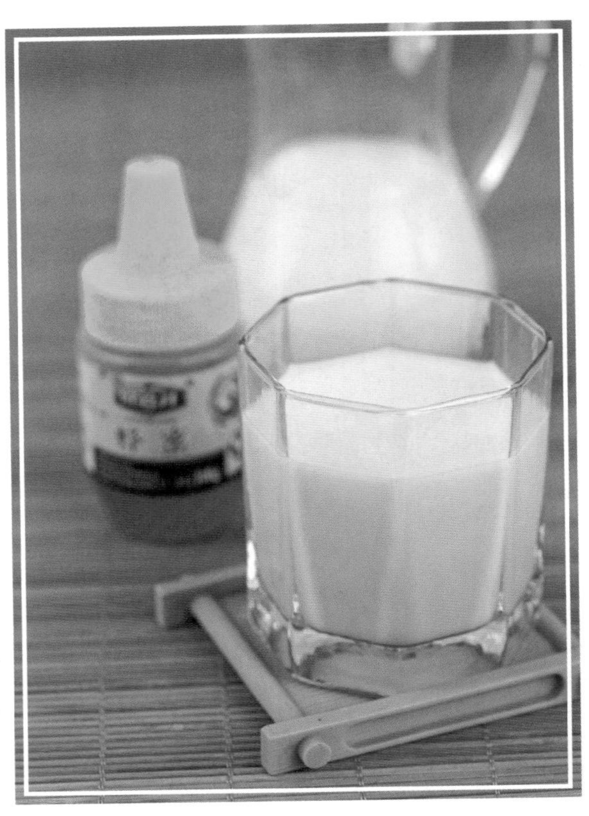

［出处］

《随息居饮食谱》。

［功效］

生津润燥，清热补虚，养胃通肠，用于胃热烦渴、反胃噎膈、胃及十二指肠溃疡、大便燥结。

［材料］

牛奶250毫升，蜂蜜20克。

［做法］

将牛奶煮沸，待晾温后，调入蜂蜜拌匀饮用。

牛乳是非常好的养胃食品，尤其适合胃火旺盛灼热、胃黏膜损伤、溃疡者。但有些人喝牛乳易胀气，可改用酸奶代替。

专家箴言

牛乳可补虚损，益肺胃，生津润肠，常用于虚弱劳损、反胃噎膈、消渴、便秘。《本草纲目》说它“治反胃热哕，补益劳损，润大肠，治气痢，除疸黄”。《滇南本草》说它“治反胃而利大肠”。

蜂蜜可养阴清热，补中润燥，解毒止痛，常用于脘腹虚痛、肠燥便秘、慢性肠胃溃疡。

脾胃虚寒作泻、痰湿内蕴者不宜多饮。

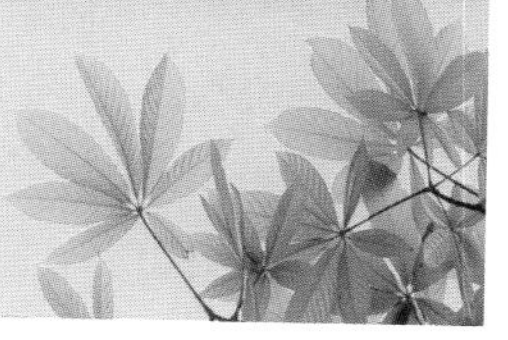

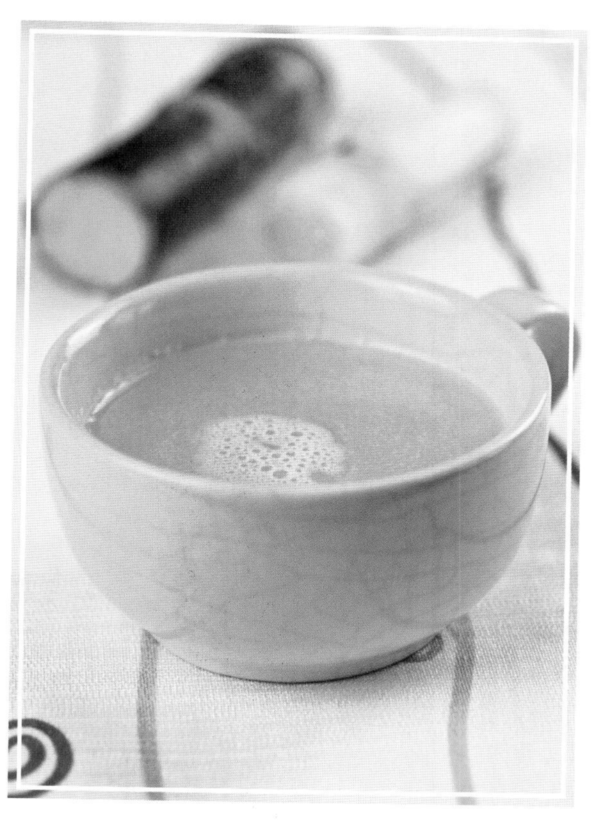

甘蔗汁

【出处】

《随息居饮食谱》。

【功效】

清热润燥，和胃泻火，生津止渴，用于胃阴不足所致胃热烦渴、呕吐、大便燥结。

【材料】

甘蔗500克。

【做法】

将鲜甘蔗去除外皮，洗净，切成块，放入榨汁机中，榨取甘蔗汁，倒入杯中饮用。

《随息居饮食谱》中说“甘蔗甘凉。清热和胃，润肠，解酒，杀蛔，化痰，充液。治瘅疟、暑痢，止热嗽、虚呕，利咽喉，强筋骨，息风，养血，大补脾阴。榨浆名天生复脉汤”。

专家箴言

甘蔗味甘，性寒，归肺、胃经。可除热和中，生津止渴，下气宽膈，常用于烦热口渴、咽喉肿痛、反胃呕吐、大便燥结。《名医别录》说它“主下气和中，助脾胃，利大肠”。唐朝诗人王维有诗云：“饱食不须愁内热，大官还有蔗浆寒。”可见，当时人们即饮甘蔗汁来缓解胃热。《本草纲目》说它“其浆甘寒，能泻火热，消渴解酒”。

胃寒者不宜多饮。

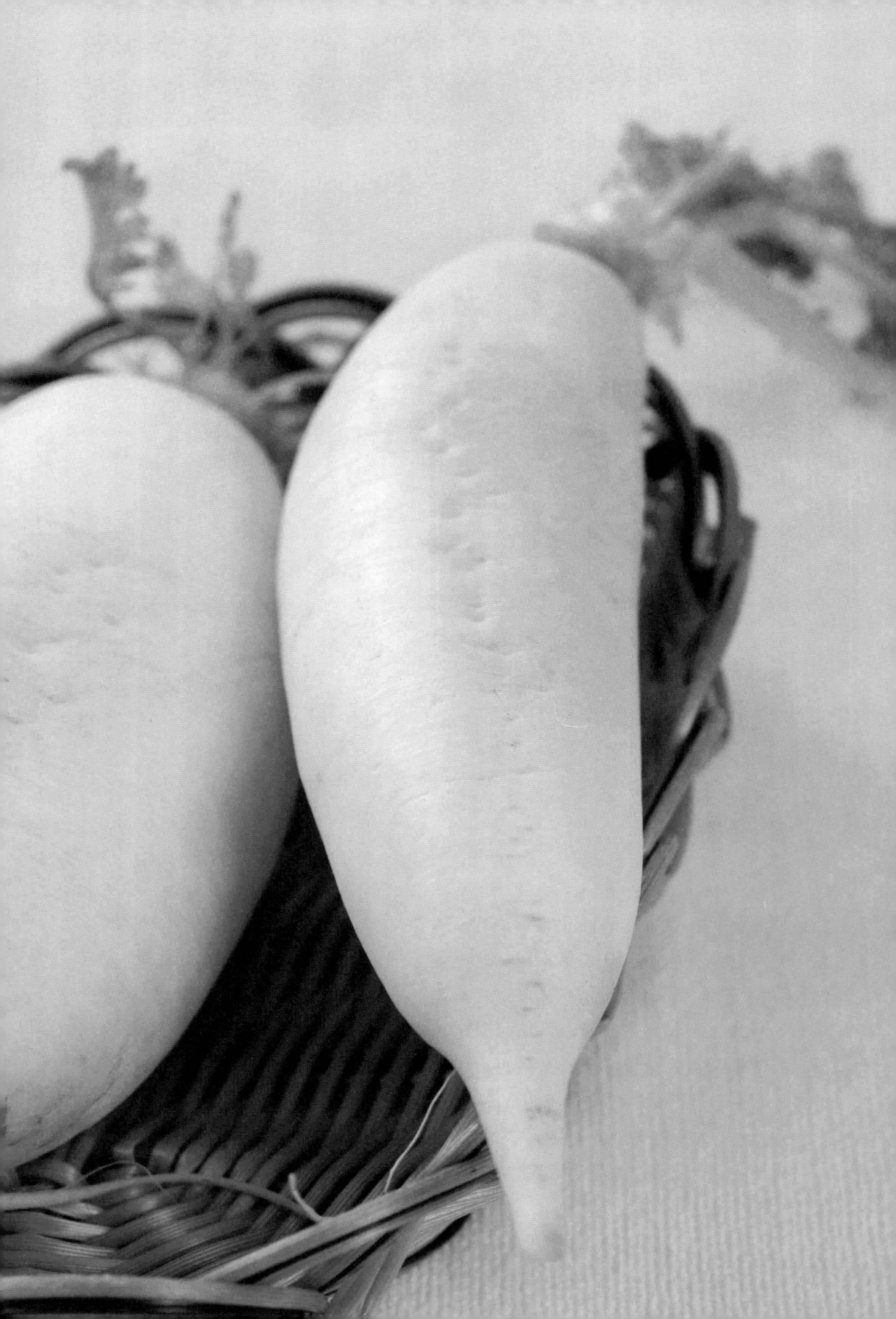

陆

脾胃气滞者，理气化滞更通畅

用于脘腹胀痛嘈杂、嗳气吞酸、反胃呕逆、便秘烦躁等脾胃气滞者。

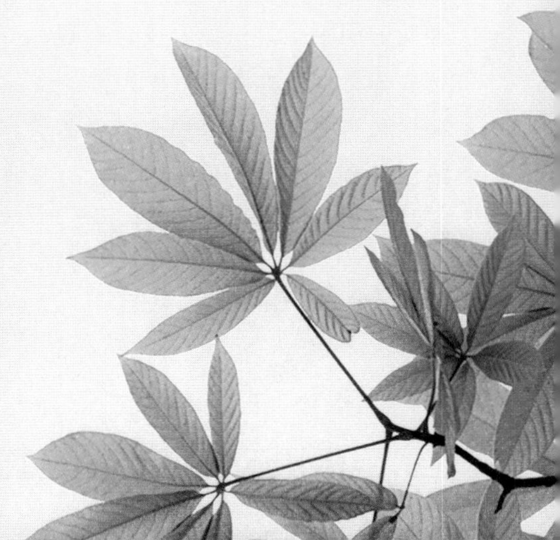

橘皮粥

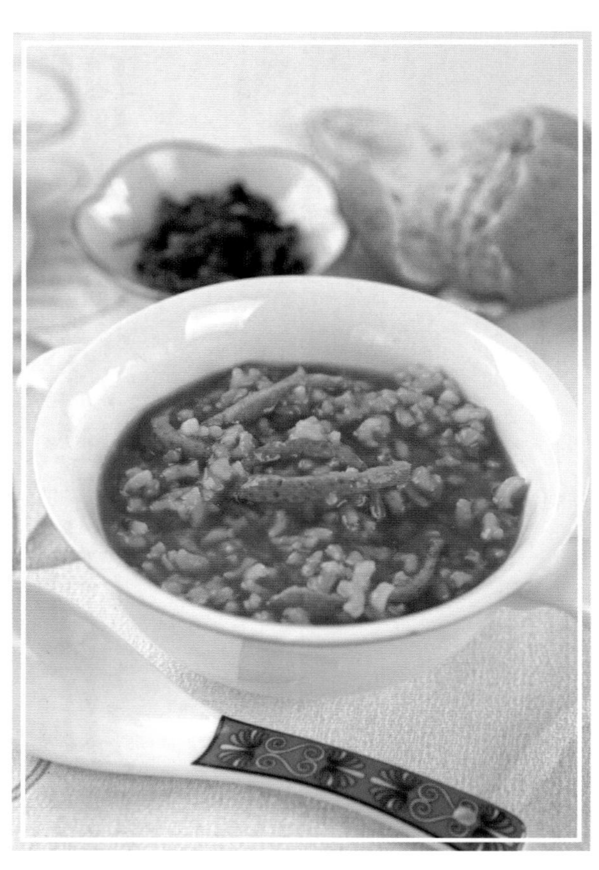

[出处]

《饮食辨录》。

[功效]

理气健脾，和胃止呕，用于脾胃气滞、脘腹胀闷、食欲不振、消化不良、恶心呕吐。

[材料]

橘皮10克，粳米100克。

[做法]

将橘皮加水煎煮，再倒入粳米，同煮成粥食用。

橘皮若用鲜品，最好先清洗和长时间晒干，以免表皮含有残留农药。也可直接用陈皮代替。

气虚及阴虚燥咳患者不宜多吃。吐血证慎服。

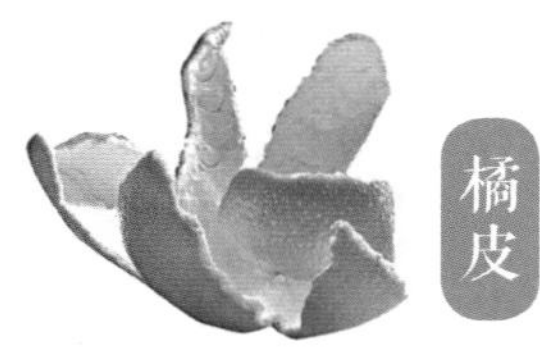

橘皮

专家箴言

橘皮也叫陈皮，味辛、苦，性温，归脾、肺经，是治脾胃不调的常用材料。可理气调中，燥湿化痰，常用于胸腹胀满、不思饮食、呕吐哕逆。《神农本草经》说它“主胸中瘕热、逆气，利水谷，久服去臭，下气”。《名医别录》说它“下气，止呕咳……主脾不能消谷，气冲胸中，吐逆霍乱”。《本草纲目》说它“疗呕哕反胃嘈杂，时吐清水”。

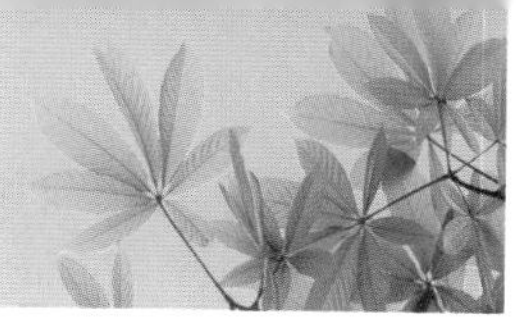

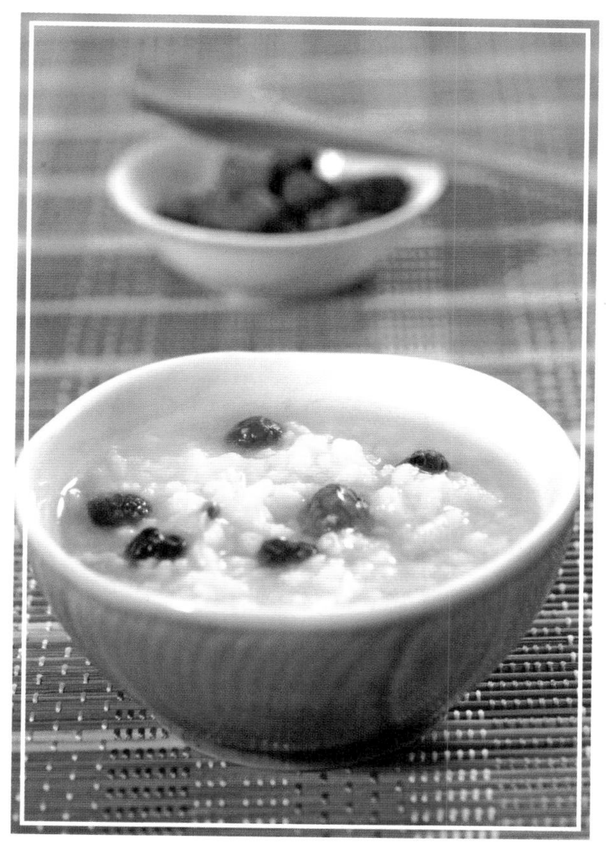

砂仁粥

【出处】

《老老恒言》。

【功效】

行气和中，开胃消食，理气健胃，用于脾胃虚寒、湿重、气滞所致的胃纳欠佳、食滞不化、气逆呕吐、腹痛胀满、寒湿泄痢等。

【材料】

砂仁6克，粳米100克。

【调料】

盐适量。

【做法】

1 将砂仁碾碎备用。
2 粳米淘洗干净，放入锅中，加适量水熬煮为粥，待将熟时放入砂仁碎和盐，搅匀稍煮即可。

专家箴言

砂仁辛散温通，气味芳香，其化湿醒脾、行气温中的效果很好，为“醒脾调胃要药”，常用于湿浊中阻或气滞所致的食欲不振、脘腹胀痛、食滞、呕吐、泄泻等脾胃不和证，对寒湿气滞更为有效。《本草汇言》说它“温中和气之药也。若上焦之气梗逆而不下，下焦之气抑遏而不上，中焦之气凝聚而不舒，用砂仁治之，奏效最捷”。此粥也适合孕期安胎止呕。

阴虚有热、血燥者不宜多吃。

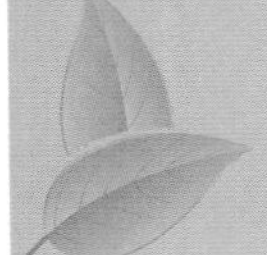

生姜枇杷粥

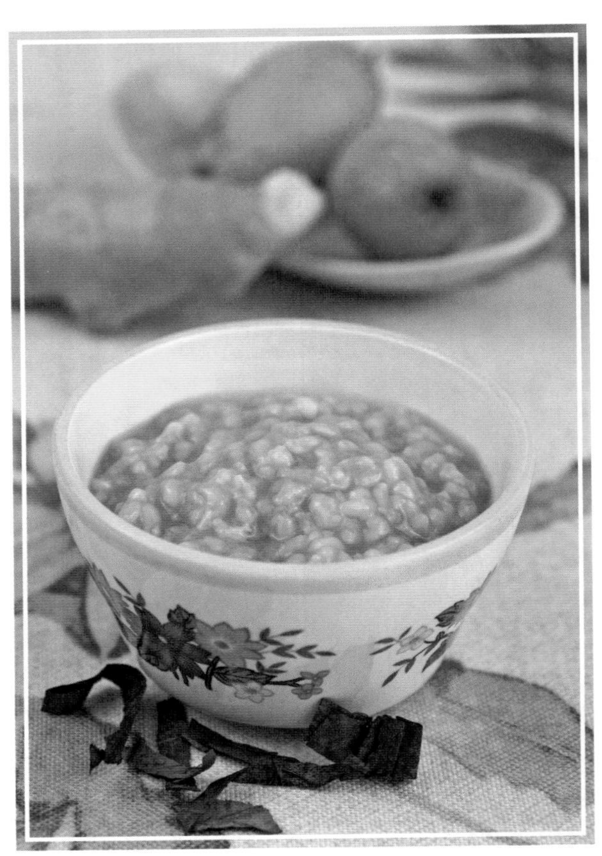

【出处】

《普济方》。

【功效】

降逆，和胃，用于胃热、气逆所致胃反呕吐、饮食不下。

【材料】

生姜30克，干枇杷叶20克，粳米100克。

【调料】

盐适量。

【做法】

1 将生姜去皮切碎，与枇杷叶一起放入锅中，加适量水，煮20分钟，去渣留汤。

2 汤中倒入淘洗好的粳米，补足水，煮至粥成，加盐调味即可。

专家箴言

生姜被称为“止呕圣药”，不论是胃寒呕吐还是胃热呕吐，均能起到良好的止吐效果。现代研究也证实，其对腹痛、反酸、胃及十二指肠溃疡、痢疾等肠胃疾患均有缓解作用。

枇杷叶味苦，性微寒，有降逆止呕的功效，常用于胃热呕逆、烦热口渴。治胃病时常与姜汁搭配合用，尤宜胃热、气逆所致呕吐不下食者。

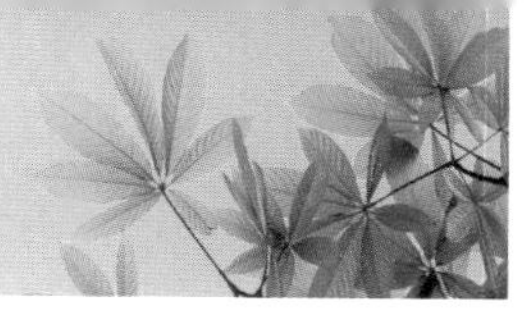

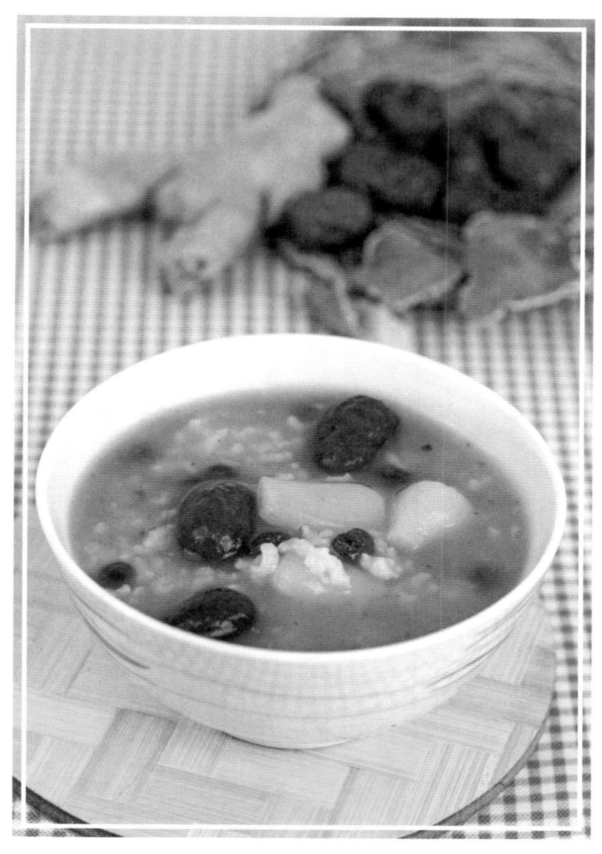

薤白豆豉粥

【出处】

《普济方》。

【功效】

理气，和胃，降逆，用于气逆反胃呕吐、慢性肠胃炎。

【材料】

薤白、豆豉各20克，大枣15克，生姜汁10毫升，陈皮末5克，粳米100克。

【做法】

1 将粳米淘洗干净，和大枣一起放入锅中，加适量水烧开，撇去浮沫，小火煮30分钟。

2 放入薤白、豆豉、陈皮末，倒入生姜汁，继续煮5分钟即成。

专家箴言

薤白为小根蒜的鳞茎，味辛、苦，性温，可通阳散结，行气导滞，常用于胸痹疼痛、脘痞不舒、干呕、泄痢后重。《本草拾遗》说它“调中，主久利不瘥，大腹内常恶者，但多煮食之”。《用药心法》说它“治泄痢下重，下焦气滞”。

豆豉可宣发郁热，解毒止痢，生姜温胃止呕，大枣补益脾气，陈皮理气化滞。四者与薤白合用，则能理气和胃，缓解吐泻。

桂心茯苓桑皮粥

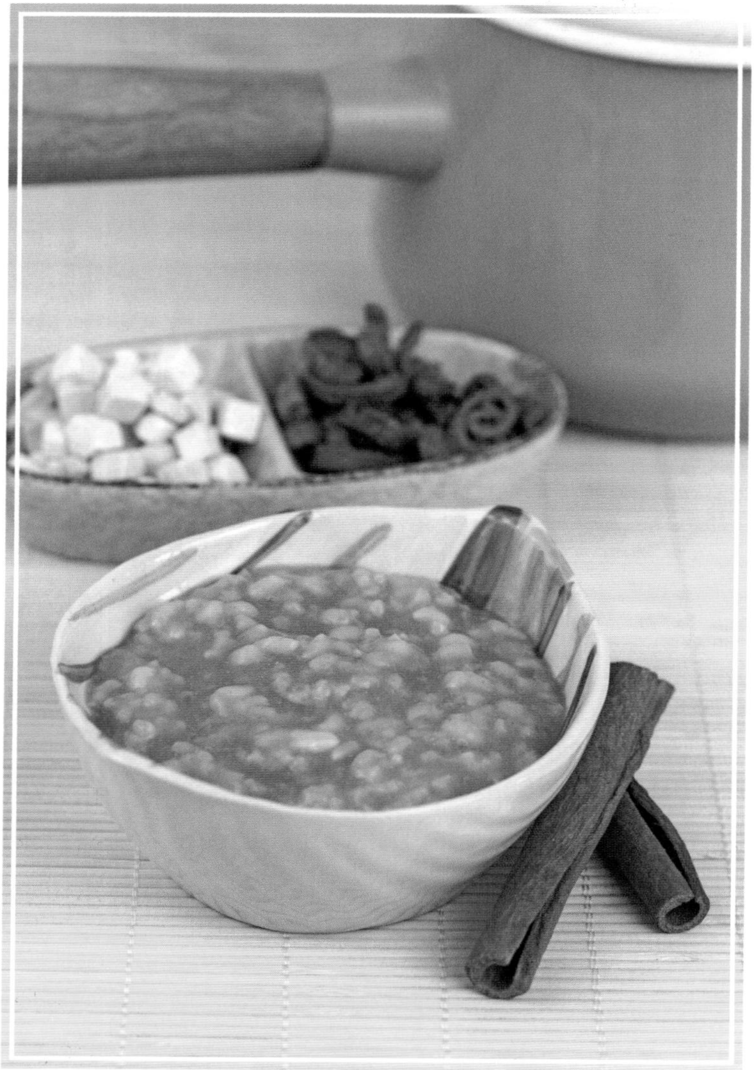

［出处］

《普济方》。

［功效］

开结散痰，用于胸膈痰气壅结、气滞胀满所致饮食不下，如似哽噎。

［材料］

桂心10克，茯苓15克，桑白皮20克，粳米100克。

桂皮

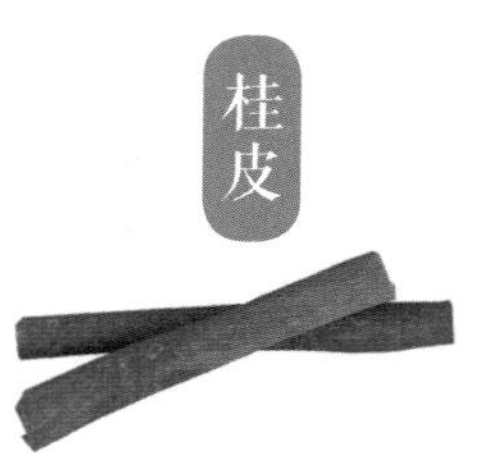

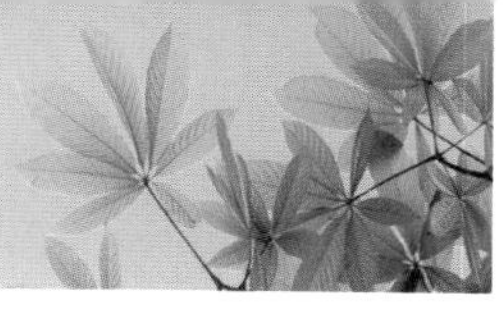

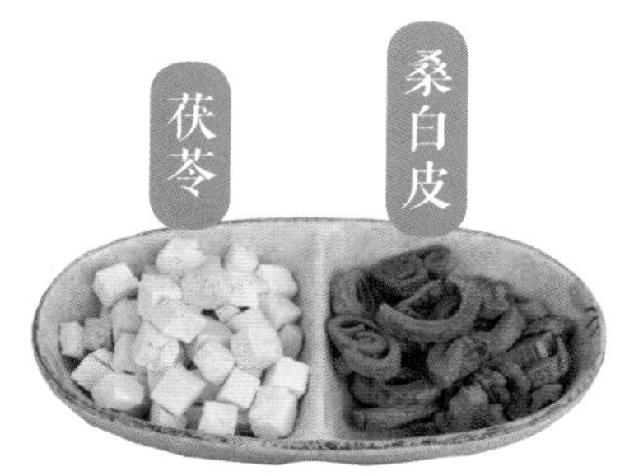

【做法】

1 将桂心、茯苓、桑白皮放入锅中，加适量水，煮30分钟，滤渣留汤。

2 汤中倒入淘洗好的粳米，补足水，煮30分钟至粥成。

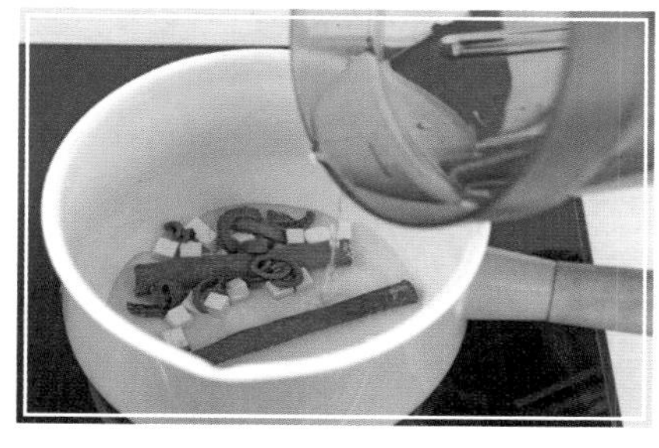

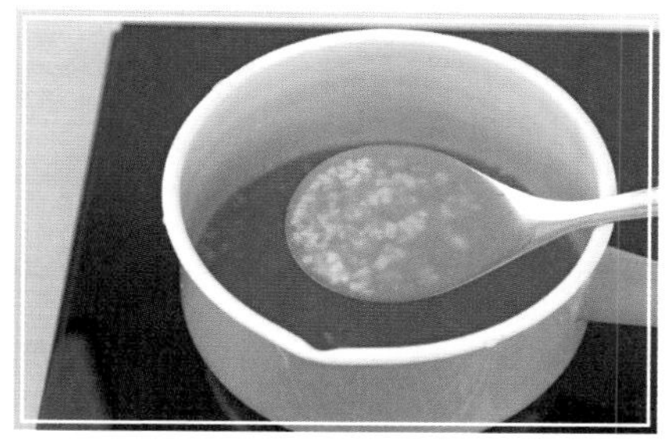

专家箴言

茯苓利水渗湿，健脾宁心，常用于脾虚不能运化水湿、停聚化生痰饮之症者，可改善水肿尿少、痰饮眩悸、脾虚食少、便溏泄泻等脾胃不适症状。

桑白皮为桑的干燥根皮，是消水肿的常用药。现代研究也证实，其有明确的利尿和导泻作用，并能明显增加胃肠道活动。

桂皮也叫肉桂，桂心是桂皮去掉外层粗皮的部分。桂皮味辛，性温，可暖脾胃，散风寒，通血脉，常用于腹内冷痛、胸腹胀满、呕吐噎嗝、风湿痹痛等。《四川中药志》说它“益肝肾，通经脉，散风寒，除湿痹，暖腰膝，止呕吐。治筋骨疼痛，寒泄腹痛，霍乱呕吐，噎嗝胸满，膀胱寒疝，腰膝现冷，风湿痹痛及跌损瘀滞等症”。

以上材料一起煮粥，有促进肠胃运化、消食导滞、化湿利尿等作用，尤宜因痰湿气滞所致的腹部闷胀、饮食不下、水肿者调养食用。

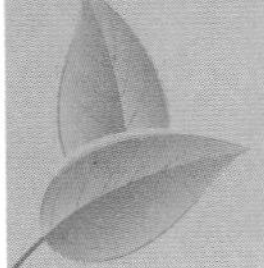

曲米粥

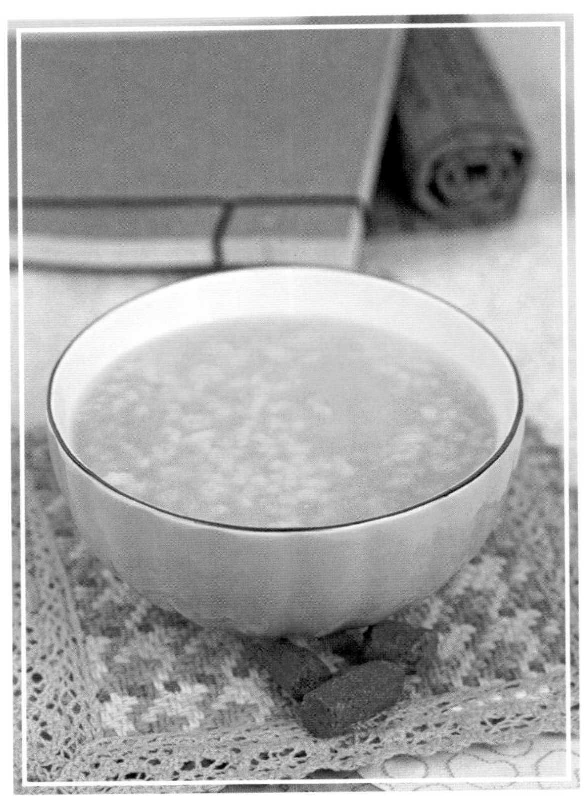

【出处】

《多能鄙事》。

【功效】

消食开胃，用于饮食积滞不下、呕吐反胃、脘腹胀闷。

【材料】

神曲15克，粳米100克。

【做法】

1 将神曲捣碎，加水煮20分钟，去渣留汤。
2 汤中加入淘洗好的粳米，补足水，煮至粥成。

《药性论》中说神曲“化水谷宿食，癥结积滞，健脾暖胃”。《汤液本草》说它“疗脏腑中风气，调中下气，开胃消宿食。主霍乱心膈气，痰逆，除烦，破癥结及补虚，去冷气，除肠胃中塞，不下食”。

专家箴言

神曲也叫六神曲，是辣蓼、青蒿、杏仁等药加入面粉或麸皮混和后，经发酵而成的曲剂，因其发酵作用能显著促进消化功能，固为健胃消食的常用药。

神曲味甘、辛，性温，归脾、胃经。可健脾和胃，消食调中，常用于饮食停滞、胸痞腹胀、呕吐反胃、饮食不下等。适合脾虚不运、消化不良者常食，对米谷食积尤其有效。

脾阴虚、胃火盛者及孕妇不宜食用。

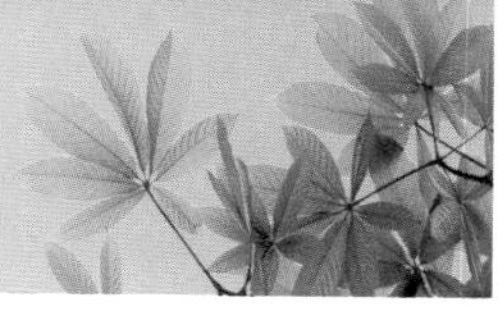

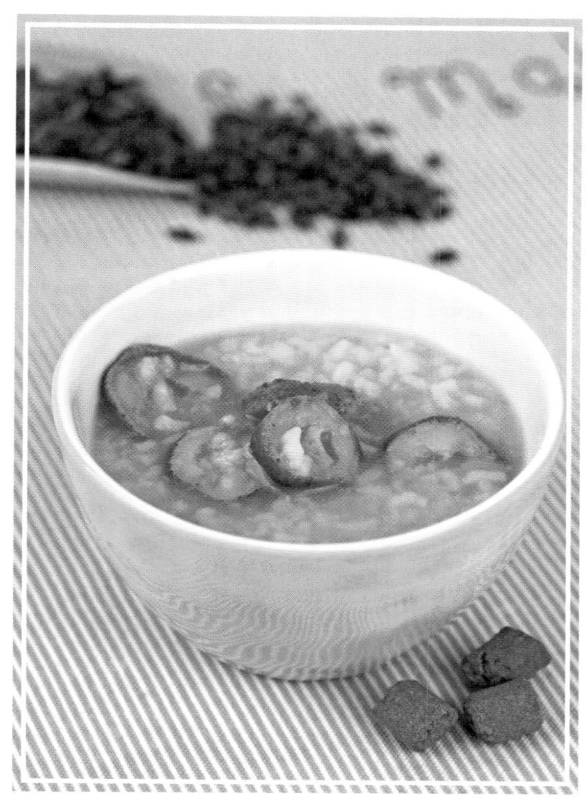

三仙粥

［出处］

民间验方。

［功效］

消食健胃，化滞补虚，用于胃虚食滞、脘腹胀闷、纳差食少、嗳腐吞酸、舌苔厚腻。

［材料］

山楂30克，麦芽10克，神曲5克，糯米100克。

［调料］

白糖10克。

［做法］

先以麦芽和神曲加水煎煮，取汤，再放入粳米和山楂，煮至粥成后调入白糖即可。

神曲专消米谷食积，山楂尤善肉食积滞，麦芽下气消胀更佳。三者合用，对化解各类饮食积滞均有效。

专家箴言

山楂味酸、甘，性微温，可消食健胃，行气散瘀，常用于肉食积滞、胃脘胀满、痞满吞酸、泻痢腹痛等。《日用本草》说它“化食积，行结气，健胃宽膈，消血痞气块”。《本草纲目》说它“化饮食，消肉积，癥瘕，痰饮痞满吞酸，滞血痛胀”。

麦芽可行气消食，健脾开胃，常用于食积不消、脘腹胀痛、脾虚食少、呕吐泄泻。

玫瑰糕

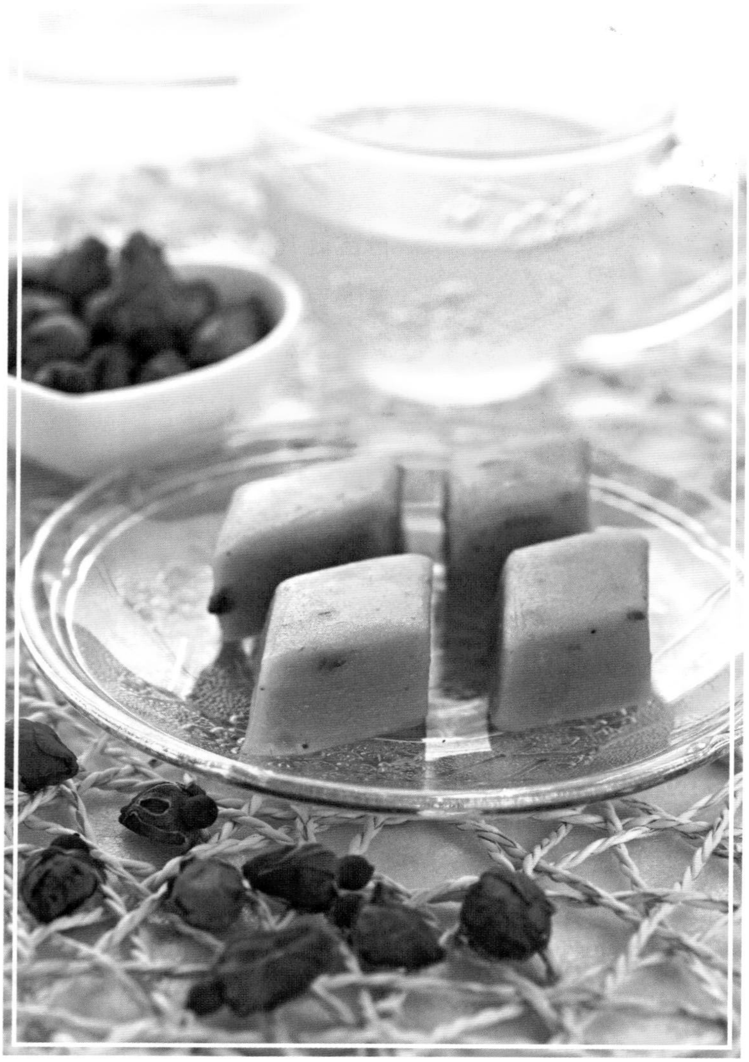

【出处】

民间验方。

【功效】

和胃理气，用于肝胃气痛、恶心呕吐、消化不良。

【材料】

干玫瑰花15克，糯米粉150克，澄粉100克。

【调料】

色拉油20克，白糖30克。

玫瑰花性温，且活血化瘀，故阴虚火旺者及孕妇慎用。

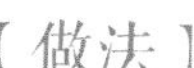

【做法】

1 将干玫瑰花去蒂、去花芯，取花瓣搓碎，用温水浸泡，至花瓣变软、水色变红。

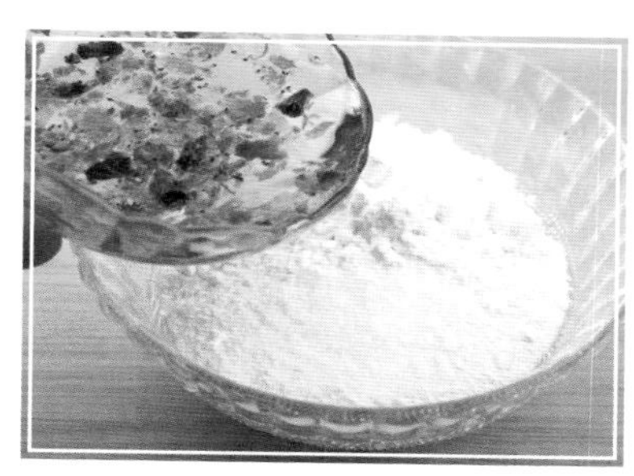

2 把糯米粉、澄粉和白糖放入调配碗中，倒入玫瑰水，边倒边搅拌，搅匀后再倒入色拉油，继续搅拌成稠糊状。

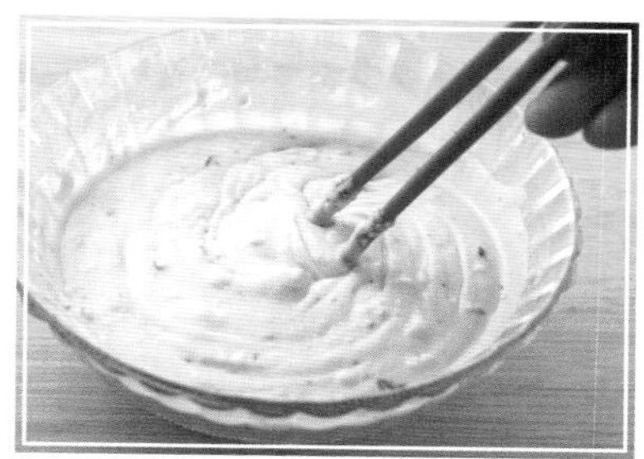

3 将粉糊倒入蒸盆中，静置30分钟后放入笼屉，上蒸锅。

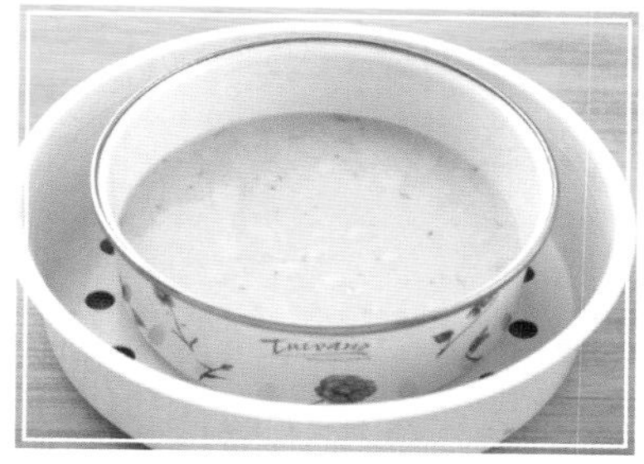

4 大火蒸30分钟出锅，晾凉后切成小块即可。

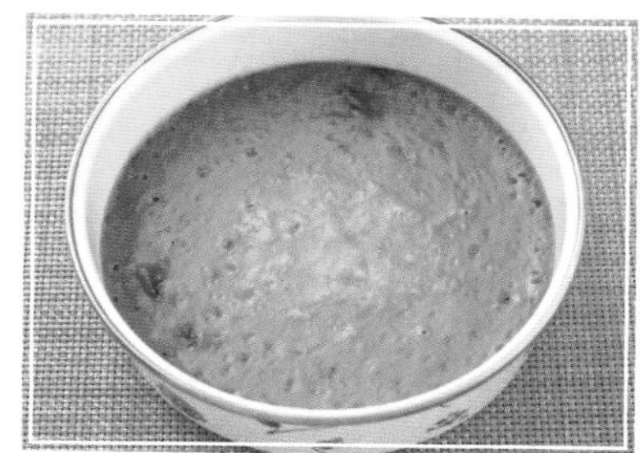

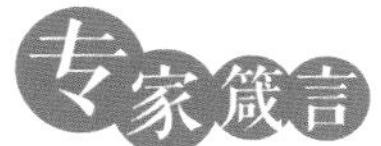

专家箴言

玫瑰花可行气解郁，活血散瘀，止痛，常用于肝胃气痛、食少呕恶、月经不调等。《本草正义》中说“玫瑰花，香气最浓，清而不浊，和而不猛，柔肝醒胃，流气活血，宣通窒滞而绝无辛温刚燥之弊，断推气分药之中、最有捷效而最为驯良者，芳香诸品，殆无其匹”。《本草再新》说它“舒肝胆之郁气，健脾降火。治腹中冷痛，胃脘积寒，兼能破血”。

此方适合因情志郁结、肝气犯胃所致的气滞腹痛、胸膈满闷、恶心呕吐者食用，女性尤宜。

糯米浆

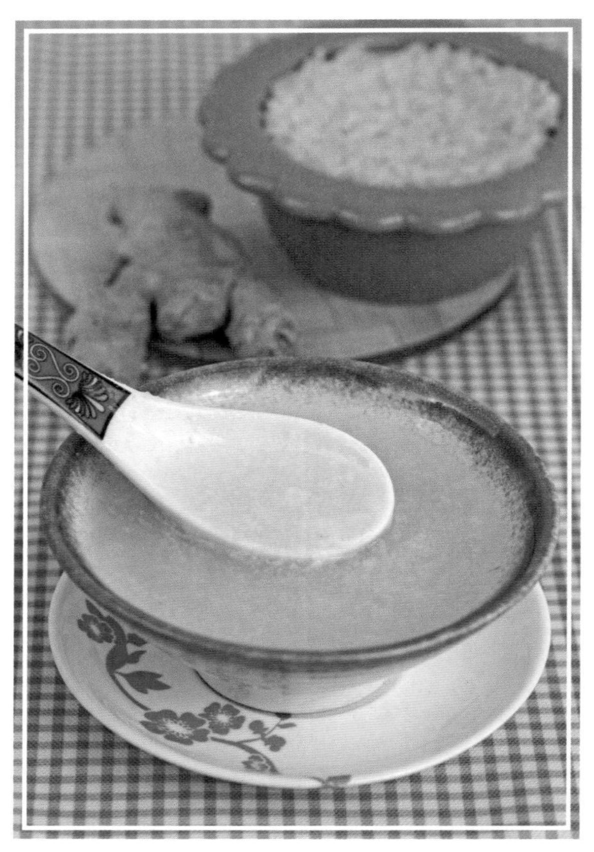

【出处】

《太平圣惠方》。

【功效】

降逆和胃，开胃下食，用于脾胃不调、虚寒吐逆、饮食不下。

【材料】

糯米粉60克，生姜末、蜂蜜各20克。

【做法】

锅中倒入适量水烧开，倒入糯米粉，边倒边搅拌，煮沸时放入生姜末，煮成米糊，倒入碗中，晾温后调入蜂蜜食用。

三种材料均有健脾养胃的作用，且十分温和，合用则能和胃止呕逆，尤宜虚寒气逆呕吐、饮食不下者。痰火内盛者不宜多吃。

专家箴言

糯米可益气补中，健脾养胃，糯米粉糊最宜呕逆吐泻等脾胃不和者调养。医圣孙思邈说它“脾病宜食，益气止泄”。《本草纲目》说它“暖脾胃，止虚寒泄痢。”

生姜是天然止呕药，绞汁饮用能有效化解恶心呕吐的症状。蜂蜜可补中，润燥，止痛，解毒，常用于胃脘疼痛、肠燥便秘、胃及十二指肠溃疡等。

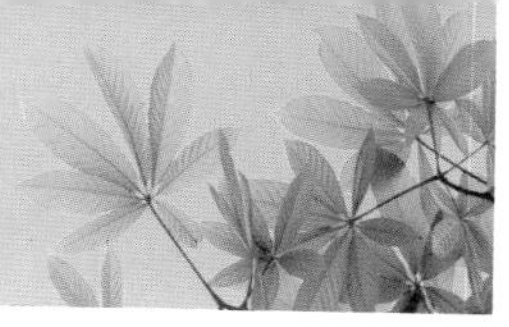

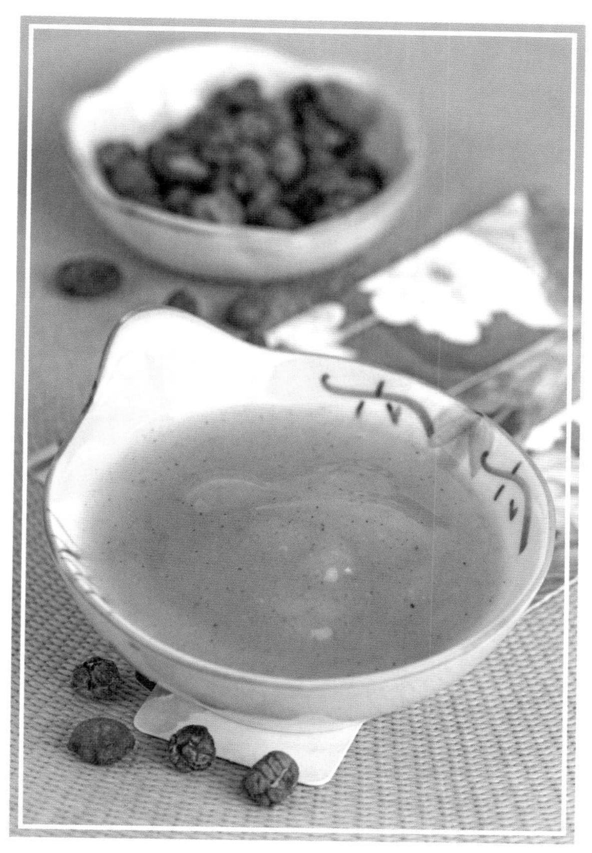

砂仁藕粉

［出处］

民间验方。

［功效］

调和脾胃，用于气阻中焦、脾胃失和所致的呕吐、胃痛、噎嗝及妊娠呕吐等。

［材料］

砂仁粉、藕粉各15克。

［调料］

白糖适量。

［做法］

将砂仁粉、藕粉、白糖混合均匀，用沸水冲调成糊状即可。

藕粉是由藕加工制成的淀粉。可调中开胃，补髓益血，通气分，清表热，常食能补益虚损，养血生肌，消食止泻。

专家箴言

砂仁可行气调中，和胃醒脾，常用于腹痛痞胀、胃呆食滞、噎嗝呕吐、寒泻冷痢、胎动不安。《药品化义》说它“辛散苦降，气味俱厚。主散结导滞，行气下气，取其香气能和五脏，随所引药通行诸经。若呕吐恶心，寒湿冷泻，腹中虚痛，以此温中调气；若脾虚饱闷，宿食不消，酒毒伤胃，以此散滞化气；若胎气腹痛，恶阻食少，胎胀不安，以此运行和气。”

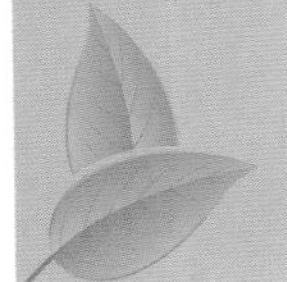

糖杨梅方

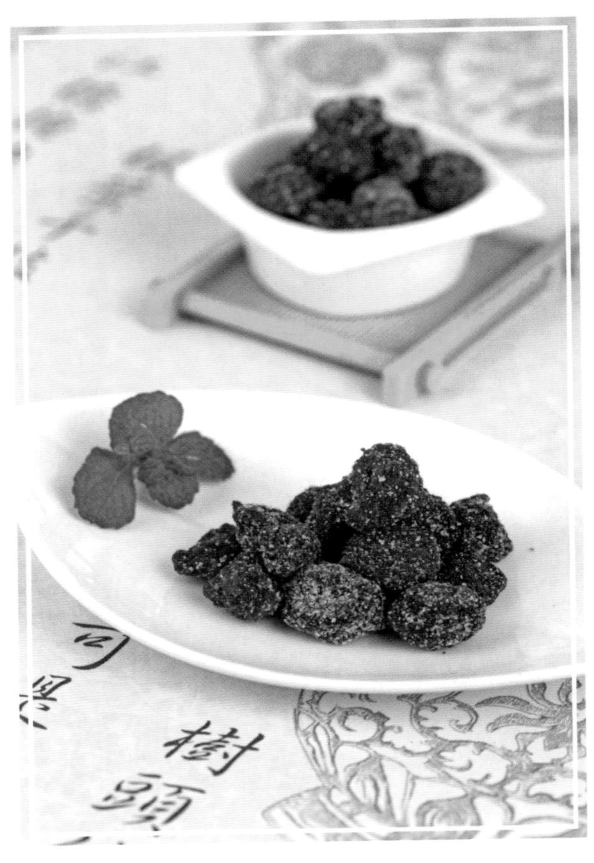

［出处］

《续易牙遗意》。

［功效］

生津止渴，和胃消食，促进运化，用于心胃气痛、饮食积滞、呕秽吐逆、消化不良。

［材料］

杨梅2500克，白糖850克，薄荷适量。

［做法］

1 将薄荷放入锅中，加适量水煎煮15分钟，去渣留汤。

2 汤中放入洗净的杨梅，加白糖同煮，水干后盛装在瓶中，晾凉后封口保存即可。

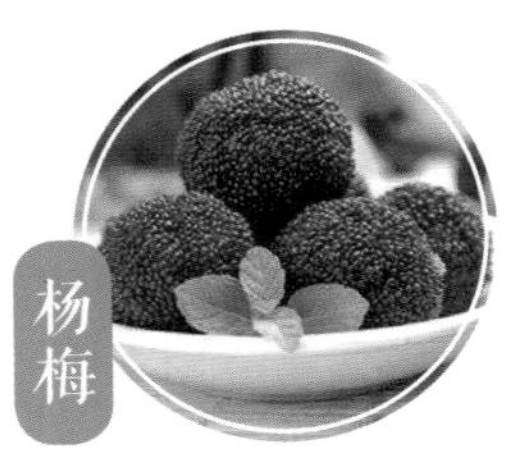

专家箴言

杨梅味酸、甘，性温，可生津止渴，和胃消食，有涤肠胃、化积滞、解酒毒的作用，常用于心胃气痛、津干口渴、烦热、吐泻、腹痛、痢疾、食欲不振、消化不良。《食疗本草》说它“和五脏，能涤肠胃，除烦愦恶气，亦能治痢”。《日华子本草》说它“疗呕逆吐酒”。《开宝本草》说它“主去痰，止呕哕，消食下酒”。

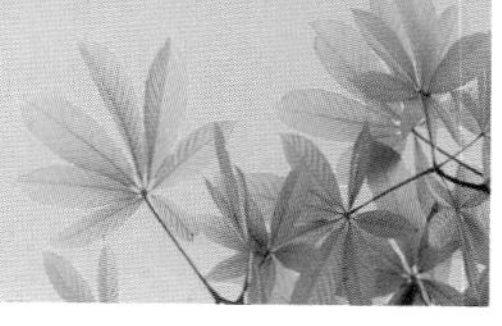

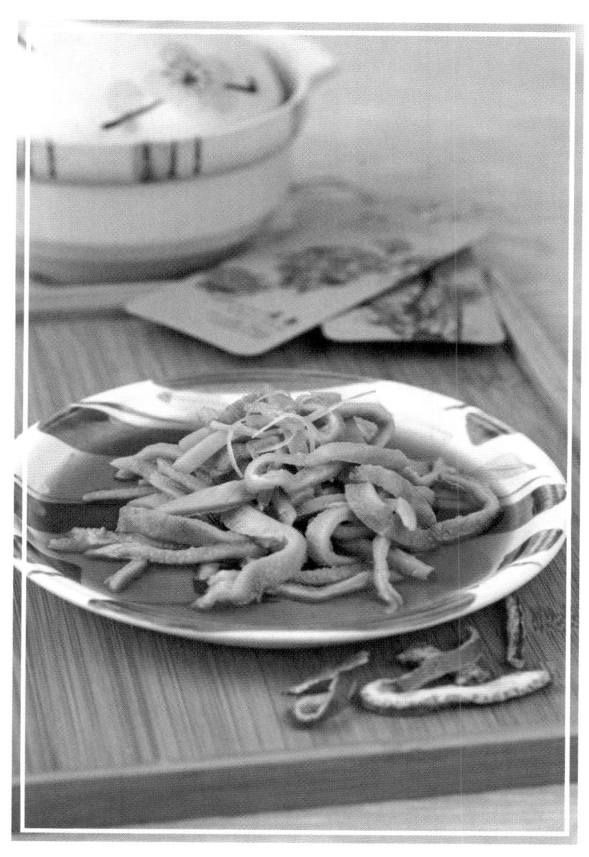

陈皮豆豉羊肚丝

［出处］

《普济方》。

［功效］

理气和胃，降逆止呕，用于气机不调、反胃呕吐、饮食不下。

［材料］

羊肚150克，豆豉20克，陈皮15克，葱白丝适量。

［调料］

盐少许。

［做法］

1 用豆豉、陈皮煎取汤汁，加入盐调味，备用。

2 羊肚洗净，切丝，入沸水焯熟后装盘，淋上汤汁。

3 锅中倒油烧热，下葱丝爆香，浇在羊肚丝上即成。

专家箴言

羊肚可补虚，健脾胃，常用于脾胃虚弱、虚劳羸瘦、纳呆、反胃。《备急千金要方·食治方》说它“主胃反。治虚羸，小便数，止虚汗”。《本草蒙筌》说它“补虚怯，健脾”。

豆豉可解表除烦，宣发郁热，下气调中，止呕逆。

陈皮可理气健脾，燥湿化痰，常用于胸脘胀满、食少吐泻。

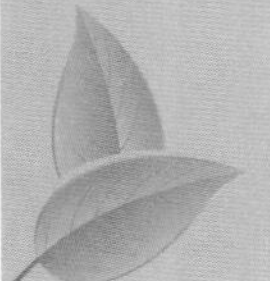

素肉卷

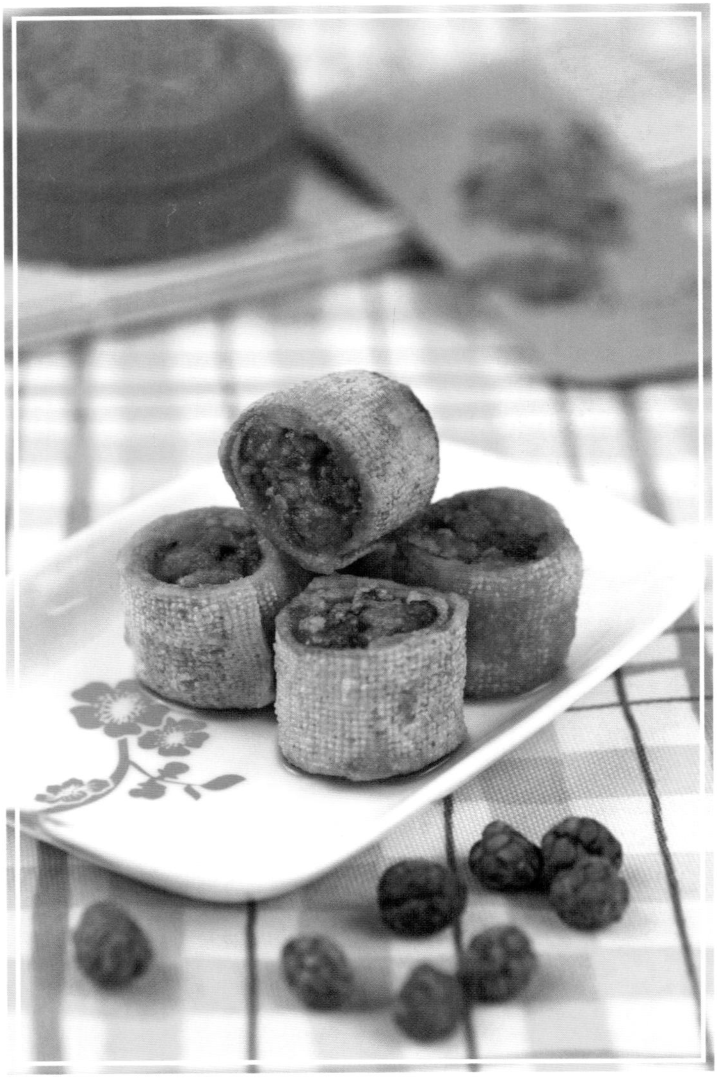

[出处]

《食宪鸿秘》。

[功效]

调胃醒脾，宽中益气，益胃增食，用于脾胃不和、气机逆乱所致呕吐、食少、纳呆。

[材料]

面筋100克，豆腐皮50克，面粉50克，砂仁（碾末）10克，香菇30克，酱瓜30克，生姜末10克。

[调料]

盐适量。

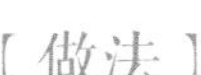

【做法】

1 将面筋、香菇、酱瓜切成末，和姜末、砂仁末、盐一起调拌成素馅。

2 铺好豆腐皮，放上素馅，卷成卷，再切成寸段。

3 用面粉调糊，封住边口，入油锅炸成金黄色。

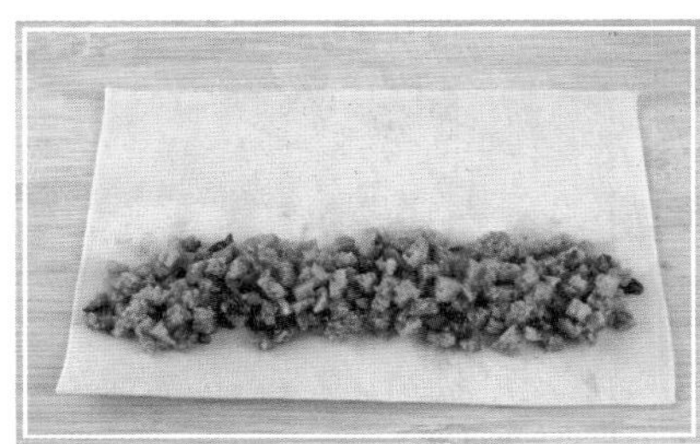

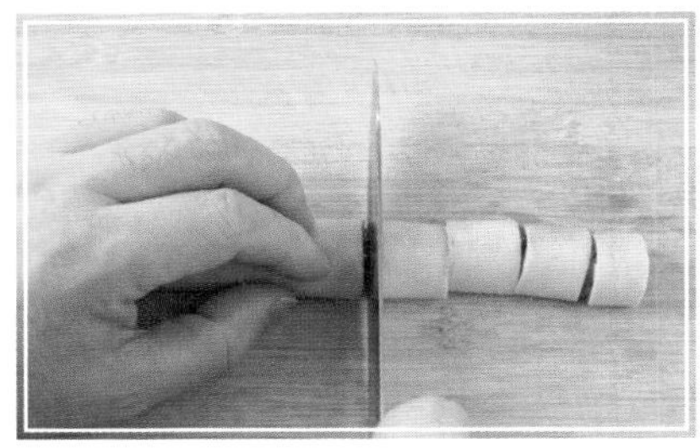

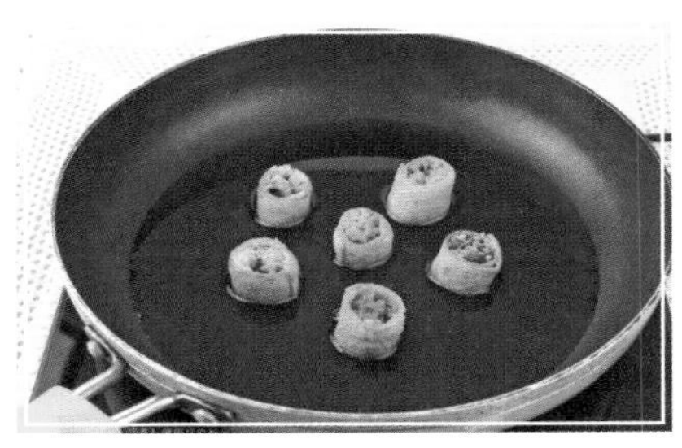

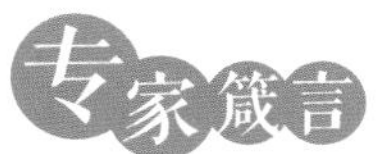

专家箴言

此方原为“素肉丸”，经改良而成。

豆腐皮是大豆制品，可养胃，化痰，清热解毒。《医林纂要》说它“清肺热，止咳，消痰”。《本草纲目拾遗》说它“养胃，滑胎，解毒”。

面筋为小麦面和麸皮入水揉洗后所获得的胶粘状物质。可和中，解热，止烦渴。《食鉴本草》说它“宽中，益气”。《本草纲目》说它“解热，和中，劳热人宜煮食之”。《随息居饮食谱》说它“解热，止渴，消烦。”

砂仁是行气调中、和胃醒脾的常用药，能缓解脘腹胀痛、胃呆食滞、噎嗝呕吐、寒泻等脾胃不适。

香菇可扶正补虚，健脾开胃，化痰理气，解毒抗癌，常用于正气衰弱、神倦乏力、纳呆、消化不良等。

生姜温中止呕，去痰下气，是缓解各类呕吐的常用品。

酱瓜为菜瓜的果实腌制品。可健胃和中，生津止渴，常用于食欲不振、消渴。

清炒萝卜

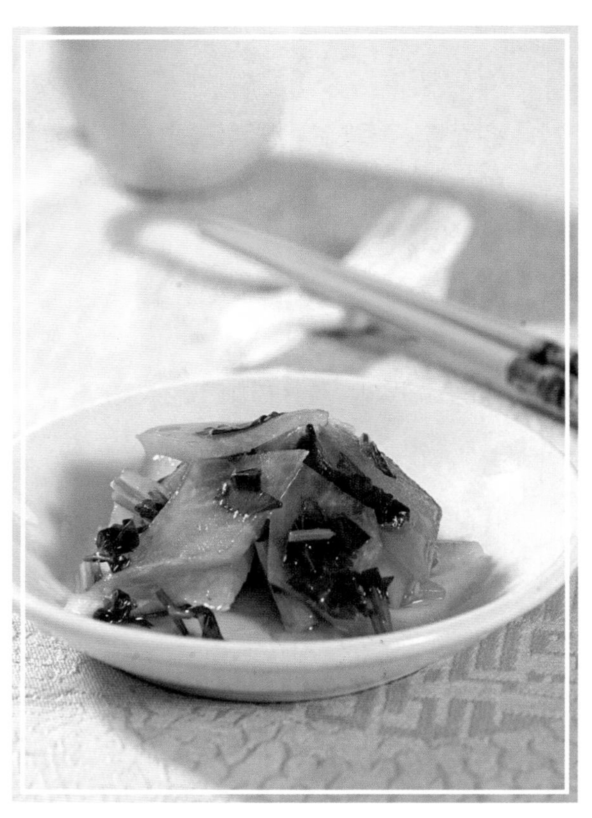

[出处]

民间验方。

[功效]

化痰消导，下气宽膈，降逆止呕，用于饮食积滞、泛酸呕逆、反胃吐食。

[材料]

白萝卜250克，香菜50克，葱花少许。

[调料]

盐、胡椒粉各适量。

[做法]

1 白萝卜去皮，洗净，切片；香菜择洗干净，切段。

2 锅中倒入油烧热，下葱花炝锅，倒入萝卜片翻炒至熟，加盐、胡椒粉调味，放入香菜段炒匀即可。

专家箴言

白萝卜可消积滞，化痰热，下气，宽中，解毒，常用于食积胀满、反胃吐食、消渴、吐血、热痢等。《唐本草》说它“散服及炮煮服食，大下气，消谷，去痰癖”。《日用本草》说它“宽胸膈，利大小便。熟食之，化痰消谷；生啖之，止渴宽中”。《本草纲目》说它“主吞酸，化积滞，解酒毒，散瘀血，甚效”。香菜也叫芫荽，也有健胃作用，常用于食滞胃痛、腹胀痞闭。

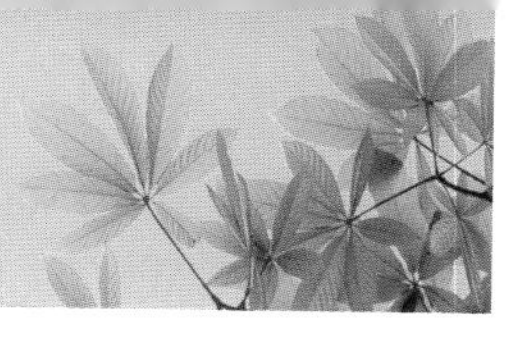

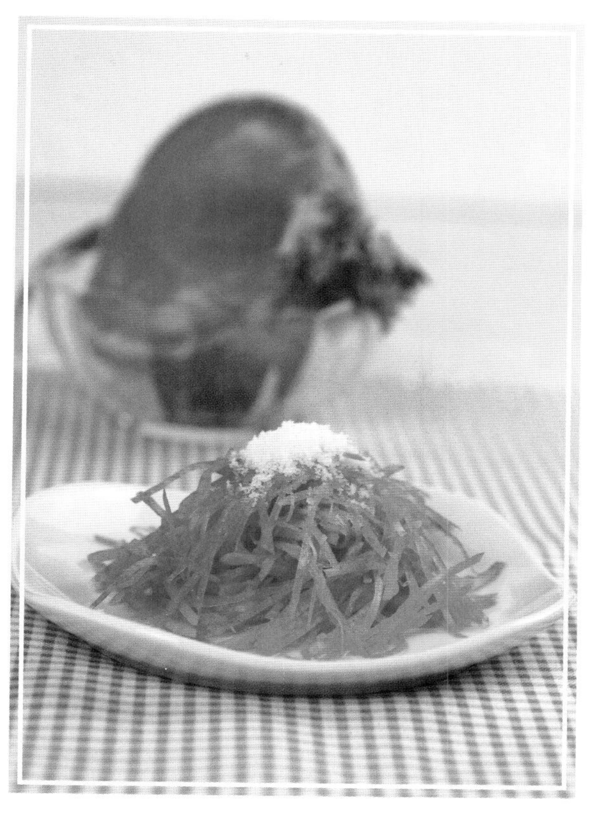

凉拌心里美

［出处］

民间验方。

［功效］

健脾化滞，通气利肠，清热化痰，用于胃热烦渴、饮食积滞、消化不良、食欲不振、大便燥结。

［材料］

心里美萝卜250克。

［调料］

白糖、白醋各适量。

［做法］

1 将心里美萝卜去皮，洗净，切成丝。

2 把萝卜丝放入盘中，倒入白醋，撒上白糖，拌匀即可。

专家箴言

心里美萝卜是萝卜的一种，也叫红心萝卜、冰糖萝卜，北方地区比较多见，其肉色紫红，辛辣味较强，口感爽脆，很适合凉拌生食，有良好的消食导滞作用。

现代研究发现，萝卜中的芥子油、辣素和粗纤维可促进胃肠蠕动，有助于化解食积，排除体内滞气和废物，使肠胃更畅通，并有助于提高免疫力和抗癌。

脾胃虚寒、泄泻者不宜多吃。

薄荷疙瘩汤

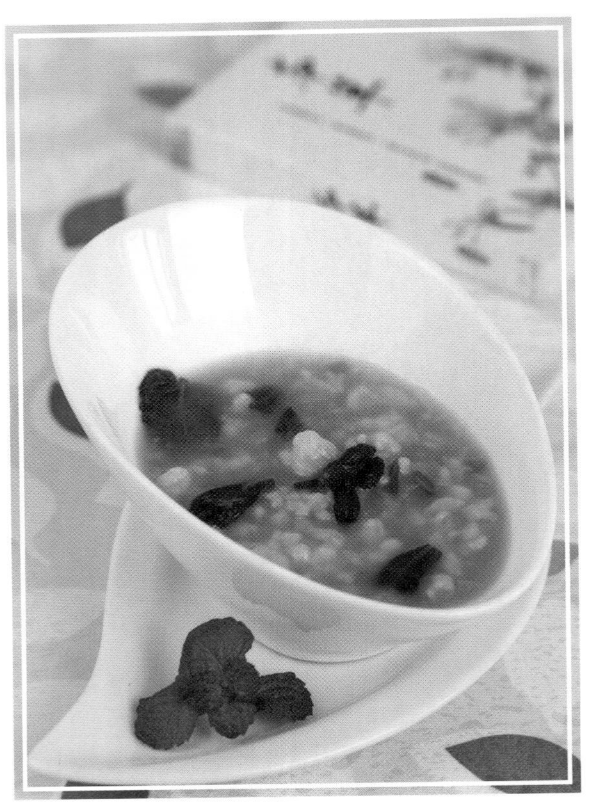

【出处】

《普济方》。

【功效】

和胃理气，用于反胃、朝食暮吐。

【材料】

鲜薄荷叶30克，面粉100克，葱花少许。

【调料】

酱油、盐各适量。

【做法】

1 先将面粉淋水做成面疙瘩；鲜薄荷叶洗净。

2 锅中倒入油烧热，下葱花炝锅，加入酱油和适量水烧开，倒入面疙瘩搅匀，煮熟时放入薄荷叶和盐搅匀即可。

专家箴言

薄荷味辛，性凉，可疏风散热，辟秽解毒，其挥发性精油成分有解痉、健胃的作用，常用于食滞气胀、反胃吐食。《唐本草》说它“（治）恶气腹胀满，霍乱，宿食不消，下气”。《日华子本草》说它“除贼风，疗心腹胀，下气，消宿食及头风等”。

阴虚血燥、肝阳偏亢、表虚汗多者不宜多吃。

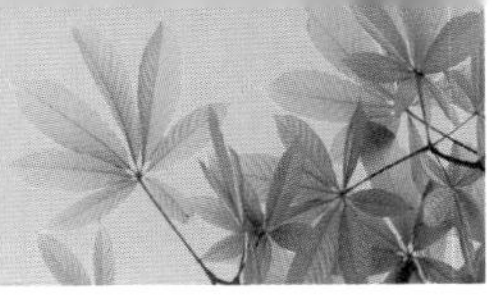

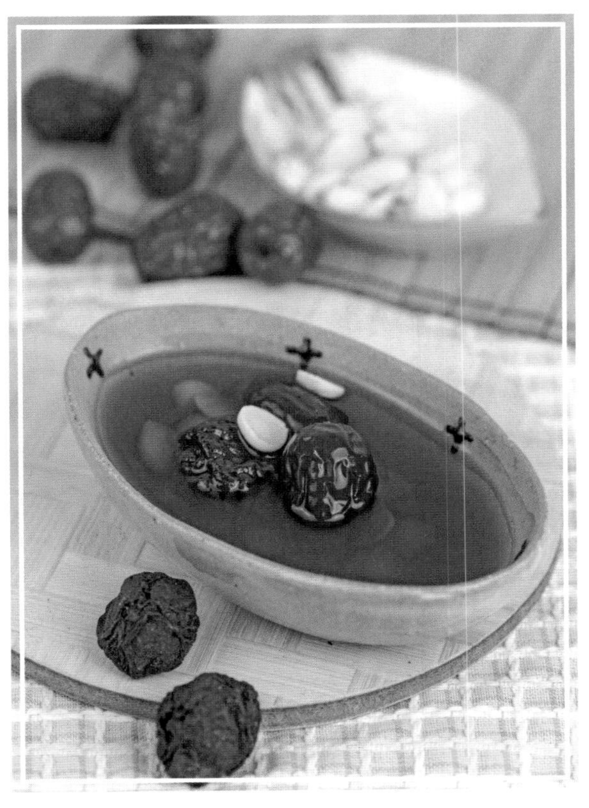

降气消食汤

［出处］

《普济应验良方》。

［功效］

益胃生津，降气消食，用于胃痛、吐泻、消化不良。

［材料］

乌梅20克，红枣40克，杏仁10克。

［调料］

男用黄酒适量，女用醋适量。

［做法］

1 将各材料一起煮汤。

2 男性饮用加入黄酒，女性饮用加入醋。

3 也可将各材料一起研成粉末调服。

专家箴言

原方名为“胃疼方”。乌梅可敛肺，涩肠，生津，安蛔，常用于久痢滑泄、呕吐腹痛、虫积腹痛等。《本草拾遗》说它“去痰，主疟瘴，止渴调中，除冷热痢，止吐逆”。《本草纲目》说它“敛肺涩肠，治久嗽，泻痢，反胃噎膈，蛔厥吐利”。大枣健脾养胃，益气补中，常用于脾虚食少、乏力便溏。杏仁可祛痰，润肠，《滇南本草》说它“消痰润肺，润肠胃，消面粉积，下气，治疳虫”。

苏叶姜丝木瓜汤

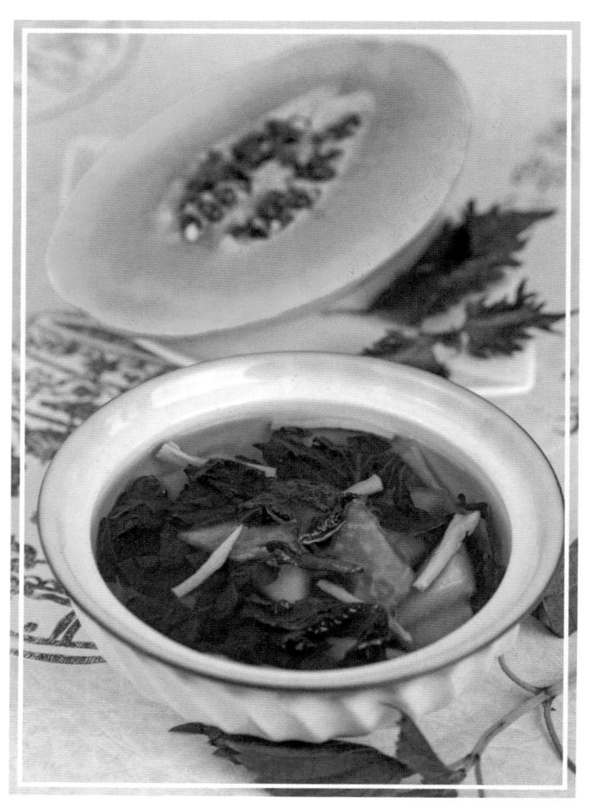

【出处】

《多能鄙事》。

【功效】

平肝和胃，行气宽中，化食止渴，用于肝胃气滞、恶心呕吐、饮食不下、妊娠呕吐。

【材料】

木瓜100克，紫苏叶10克，生姜丝20克。

【调料】

白糖适量。

【做法】

1 将木瓜去皮、瓤，切片。

2 锅中放入木瓜片和姜丝，加适量水，烧开后改小火煮2分钟，放入紫苏叶和白糖，略煮即可。

专家箴言

紫苏叶味辛，性温，可解表散寒，行气和胃，常用于脾胃气滞、胸闷、呕恶，不论有无表证，均有效用。与止呕常用的生姜合用，对各类呕吐均有效，妊娠呕吐者食用，不仅能止呕吐，还能安胎。

木瓜味酸，性温，可平肝和胃，去湿舒筋，常用于胸膈痞滞、腹胀烦闷、吐泻转筋、脚气水肿等。《海药本草》说它“敛肺和胃，理脾伐肝，化食止渴”。

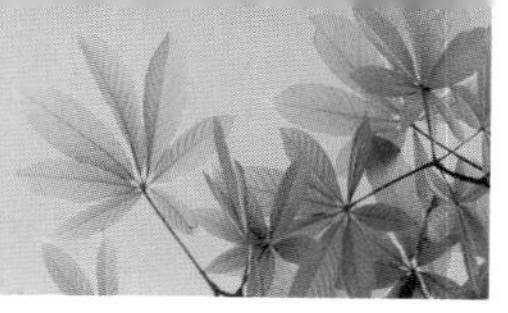

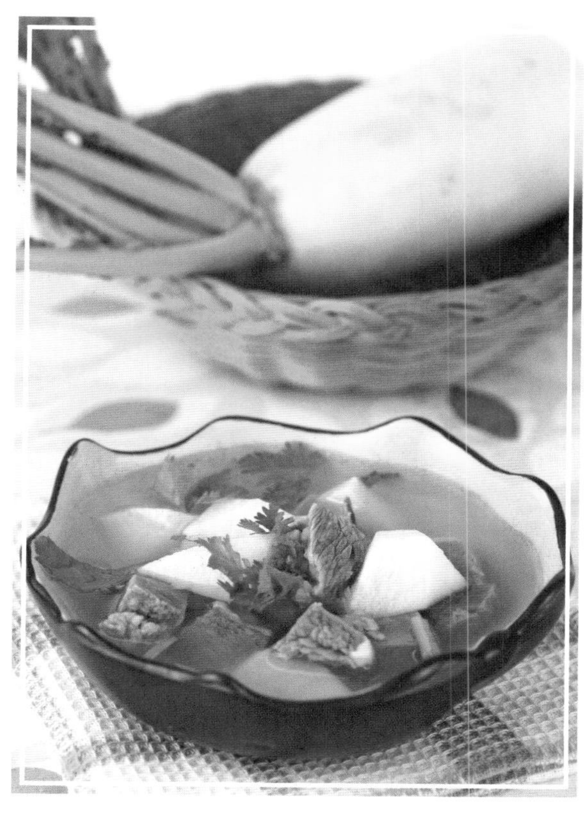

萝卜羊肉汤

［出处］

《饮膳正要》。

［功效］

健脾补虚，下气宽中，消积化痰，用于食滞胀满、反胃。

［材料］

白萝卜200克，精羊肉100克，姜片20克，香菜段适量。

［调料］

料酒、盐、胡椒粉各适量。

［做法］

1 将白萝卜切块；精羊肉洗净，切块，焯水。

2 锅中倒入适量水，放入羊肉块、姜片和料酒，小火煮1小时，放入萝卜块，继续煮15分钟，加盐、胡椒粉调味，撒香菜段即成。

专家箴言

白萝卜可消积滞，化痰热，下气宽中，是化解饮食积滞、气滞腹胀、反胃吐食的常用材料。《神农本草经疏》说它“下气消谷，去痰癖，肥健人，及温中补不足，宽胸膈，利大小便，化痰消导者，煮熟之用也”。羊肉可温中暖下，健脾养胃，补虚劳不足。《日华子本草》说它“开胃肥健”。《必效方》说它“治胃反，朝食夜吐，夜食朝吐”。羊肉、萝卜合用，既可补虚弱，又能养胃止逆，促进消化，

香菜乌鸡汤

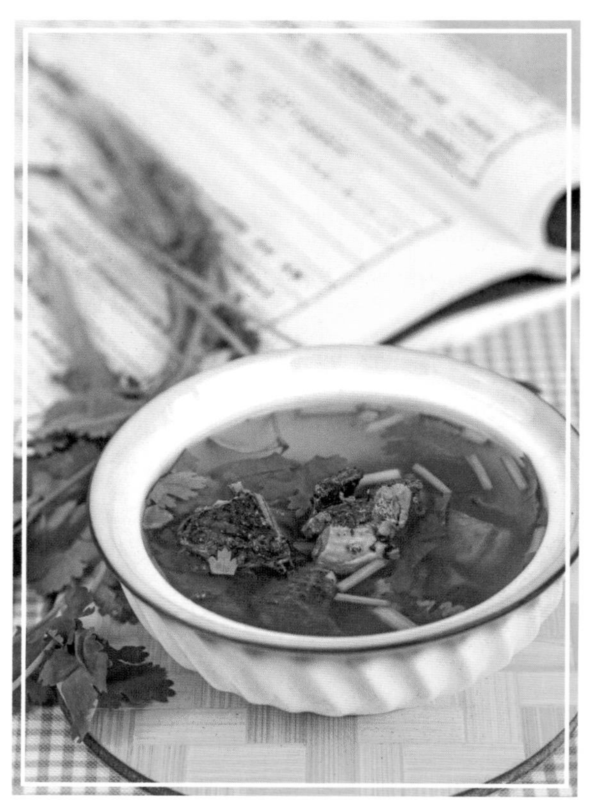

【出处】

《李氏医鉴》。

【功效】

益气养血，悦脾开胃，用于食滞胃痛、反胃、腹胀、结气。

【材料】

乌骨鸡250克，香菜段30克，葱段、姜片各适量。

【调料】

料酒、盐各适量。

【做法】

1 将乌鸡剁块，焯水备用。

2 锅中放入乌鸡块，加适量水烧开，放入葱段、姜片和料酒，改小火煮1小时，加盐调味后盛入碗中，撒上香菜段即可。

专家箴言

香菜也叫芫荽、胡荽，其辛香走窜的气味可健胃散结，常用于食滞胃痛。《本草便读》说它“辛温入肺胃，散寒快气，食之爽口，腹辟秽恶”。

乌骨鸡可健脾补虚，养血润燥，常用于脾虚食少、滑泄、下痢、虚劳羸瘦。与香菜合用，尤宜脾胃虚弱不运、饮食积滞不下、胃气不开者食用。

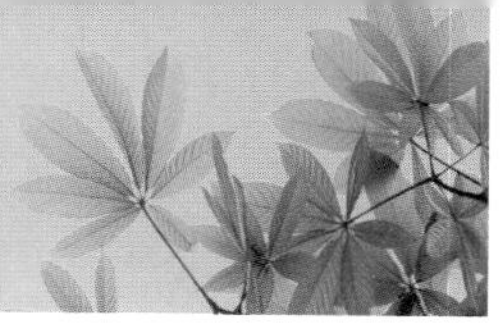

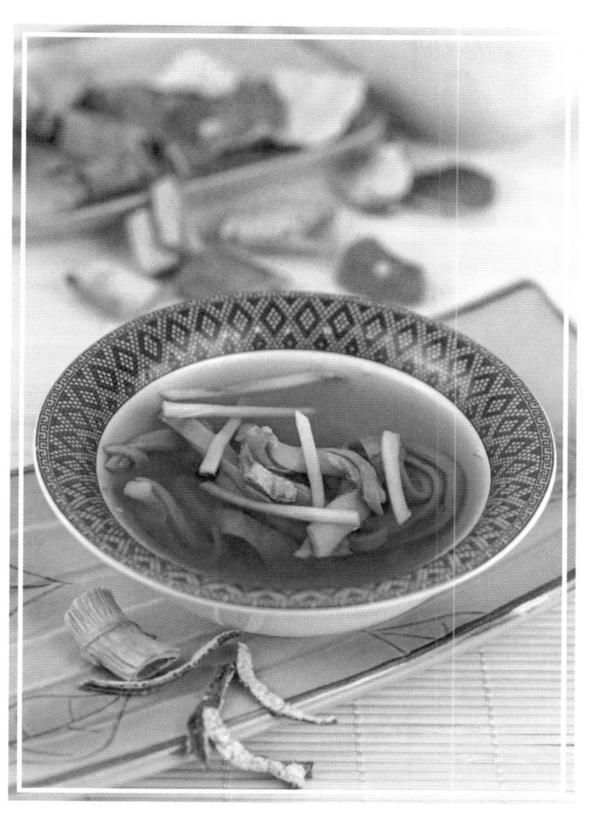

猪肚羹

【出处】

《圣济总录》。

【功效】

消食化积，和胃止呕，用于脾胃不和、胃反呕吐。

【材料】

猪肚150克，人参片10克，生姜、芦根、陈皮各15克。

【调料】

料酒、盐各适量。

【做法】

1 将猪肚洗净，切丝，焯水；生姜切丝。

2 锅中放入人参、芦根、陈皮和适量水，煎煮20分钟，去渣留汤。

3 汤中放入猪肚丝、生姜丝，煮熟后加盐调味即可。

专家箴言

猪肚可补中益气，强健脾胃，消食化积，常用于虚劳羸弱、泄泻、消渴、小儿疳积等。现代研究证实，猪肚能促进胃酸及胃蛋白酶分泌，刺激肠胃蠕动，阻止胃中食物反流，养护胃黏膜，胃病者尤宜。

人参可益气补虚，开胃健食，常用于食少倦怠、反胃吐食、大便溏泄、虚弱劳损。生姜温胃止呕。芦根清热生津，善治胃热呕吐。陈皮理气健脾，燥湿化痰，常用于气滞胀满、食少吐泻。

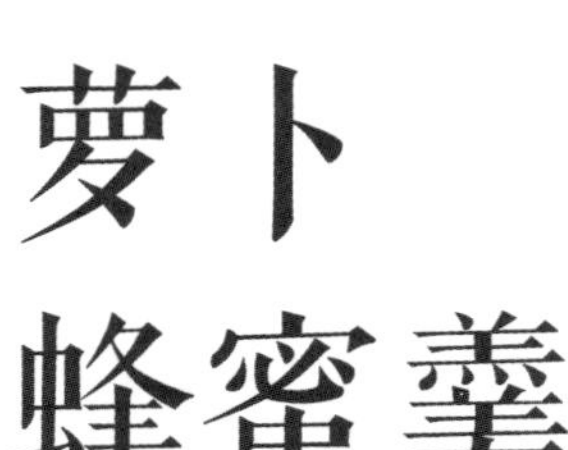

萝卜蜂蜜羹

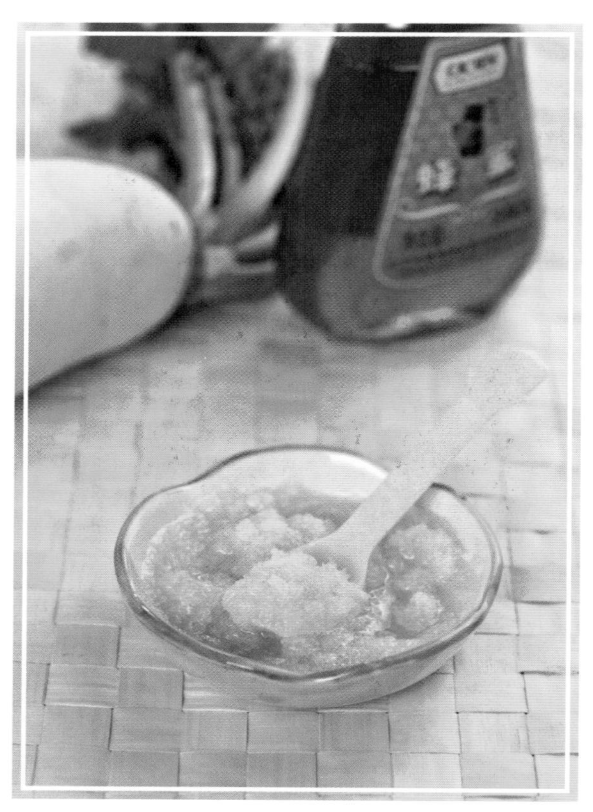

【出处】

《普济方》。

【功效】

消积滞，化痰热，下气宽中，用于饮食积滞、反胃吐食、腹痛、便秘。

【材料】

白萝卜、蜂蜜各适量。

【做法】

白萝卜捶碎，放入锅中，加蜂蜜和少量水，略煎煮即可。食用时宜细细嚼咽。

《日用本草》说萝卜（莱菔）“宽胸膈，利大小便，熟食之，化痰消谷；生啖之，止渴宽中”。《本草纲目》说它“主吞酸，化积滞，解酒毒，散瘀血，甚效”。《随息居饮食谱》说它“熟者下气和中，补脾运食”。

专家箴言

萝卜有“小人参”之称，可消食、和中、理气。其富含的糖化酶能分解食物中的淀粉；辛辣的芥子油成分能促进胃肠蠕动，增进食欲，帮助消化；粗纤维能促进肠胃排空，预防气滞及便秘。

蜂蜜可补中润燥，解毒止痛，常用于胃脘疼痛、肠燥便秘。《名医别录》说它“养脾气，除心烦，食饮不下，止肠澼，肌中疼痛”。《本草纲目》说它“通三焦，调脾胃”。

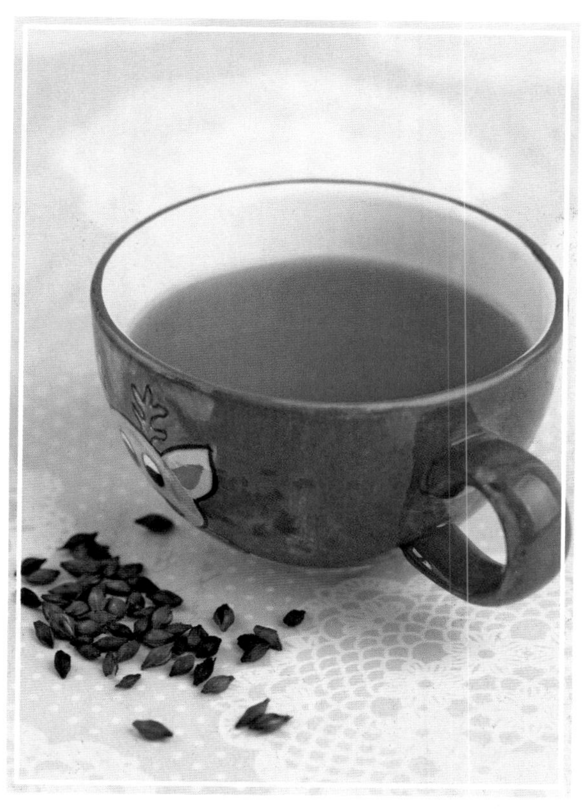

大麦茶

［出处］

民间验方。

［功效］

去油化滞，和胃宽肠，行气消食，用于食积不消、脘腹胀痛、脾虚食少、消化不良、呕吐泄泻。

［材料］

炒制大麦芽20克。

［做法］

用炒制大麦芽煮水，代茶饮（或用沸水直接冲泡炒制大麦芽，代茶饮）。

现代研究证实，麦芽煎剂对胃酸与胃蛋白酶的分泌有促进作用，大麦茶有明确的助消化、降血糖效果。

专家箴言

大麦芽有去食疗胀、平胃止渴、益气调中、壮血脉、实五脏、化谷食的功效，常用于食积不消、脘腹胀满、食欲不振、呕吐泄泻。《药性论》说它“消化宿食，破冷气，去心腹胀满”。《滇南本草》说它“宽中，下气，止呕吐，消宿食，止吞酸吐酸，止泻，消胃宽膈”。《医学衷中参西录》中说：“大麦芽，能入脾胃，消化一切饮食积聚，为补助脾胃之辅佐品”。

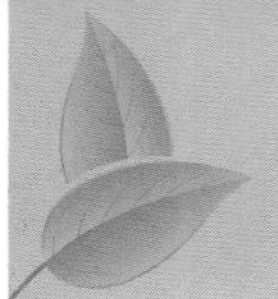

茉莉花茶

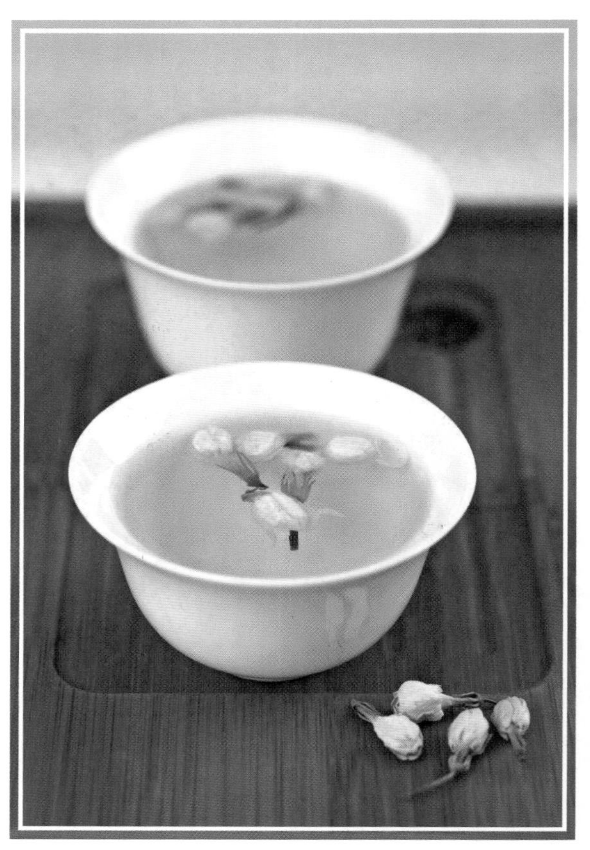

［出处］

《本草纲目拾遗》。

［功效］

健脾理气，安神止痛，辟秽开郁，清热利湿，用于胸膈不舒、肝胃气痛、下痢腹痛。

［材料］

干茉莉花5克。

［做法］

将干茉莉花放入壶中，冲入沸水，闷泡15分钟后即可饮用，可多次冲泡。

现代研究证实，茉莉花所含的挥发油性物质（芳香成分）有行气止痛、解郁散结、改善不良情绪的作用，可缓解胸腹胀痛、下痢里急后重、抑郁烦闷等不适，为开郁止痛的食疗佳品。

专家箴言

茉莉花味辛、甘，性温，可理气开郁，辟秽和中，常用于肝胃气痛、胸膈不舒、下痢腹痛、头痛目赤等。《本草纲目拾遗》说它“解胸中一切陈腐之气”。《随息居饮食谱》说它“和中下气，辟秽浊。治下痢腹痛”。《饮片新参》说它“平肝解郁，理气止痛”。《药性切用》说它“芳香入脾，功专辟秽治痢”。

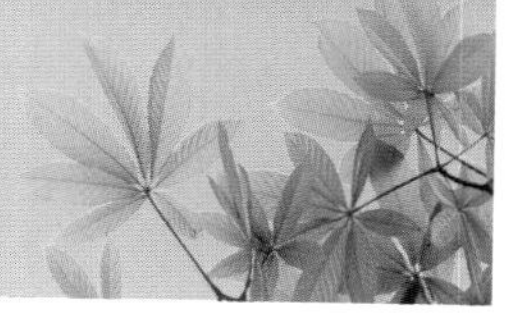

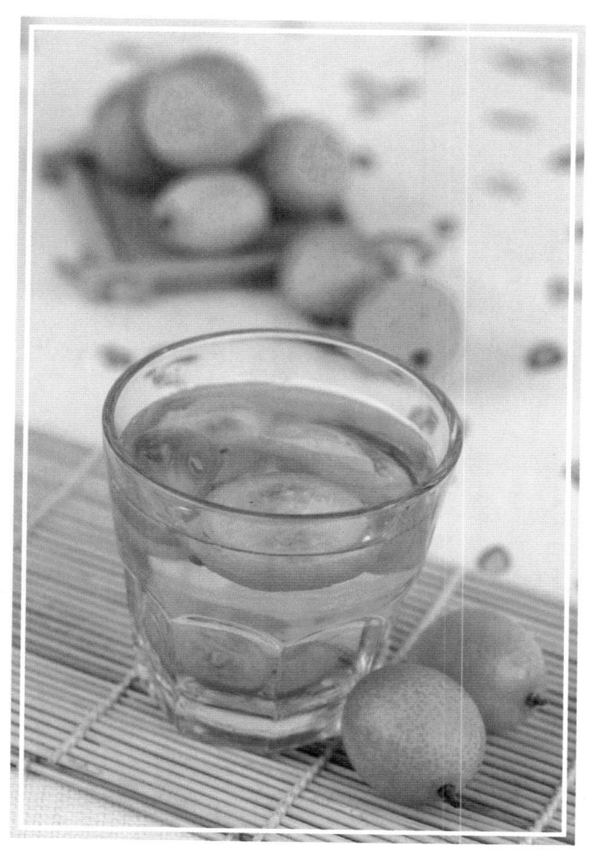

金橘饮

【出处】

《饮膳正要》。

【功效】

疏肝理气，开胃进食，用于胸闷郁结、食积纳呆、食欲不佳、伤酒口渴。

【材料】

金橘5个。

【调料】

白糖适量。

【做法】

将金橘洗净，连皮切片，放入锅内，加适量水，煮20分钟，去渣取汤，调入白糖饮用。

专家箴言

金橘味辛、酸、甘，性温。可理气解郁，消食化痰，醒酒，常用于胸闷郁结、脘腹痞胀、食欲不佳、食滞胃呆、伤酒口渴。《本草纲目》说它“下气快膈，止渴解酲，辟臭。皮尤佳”。故用时不要去皮。《随息居饮食谱》说它“醒脾，辟秽，化痰，消食”。此方尤宜暴饮暴食、酒肉过度、食积腹胀者饮用。

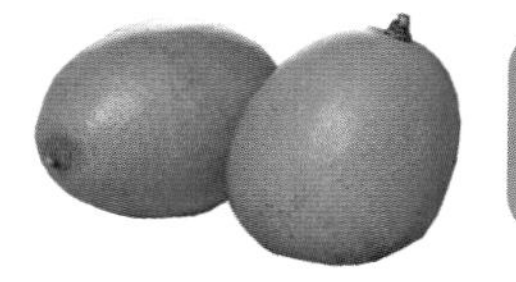

金橘

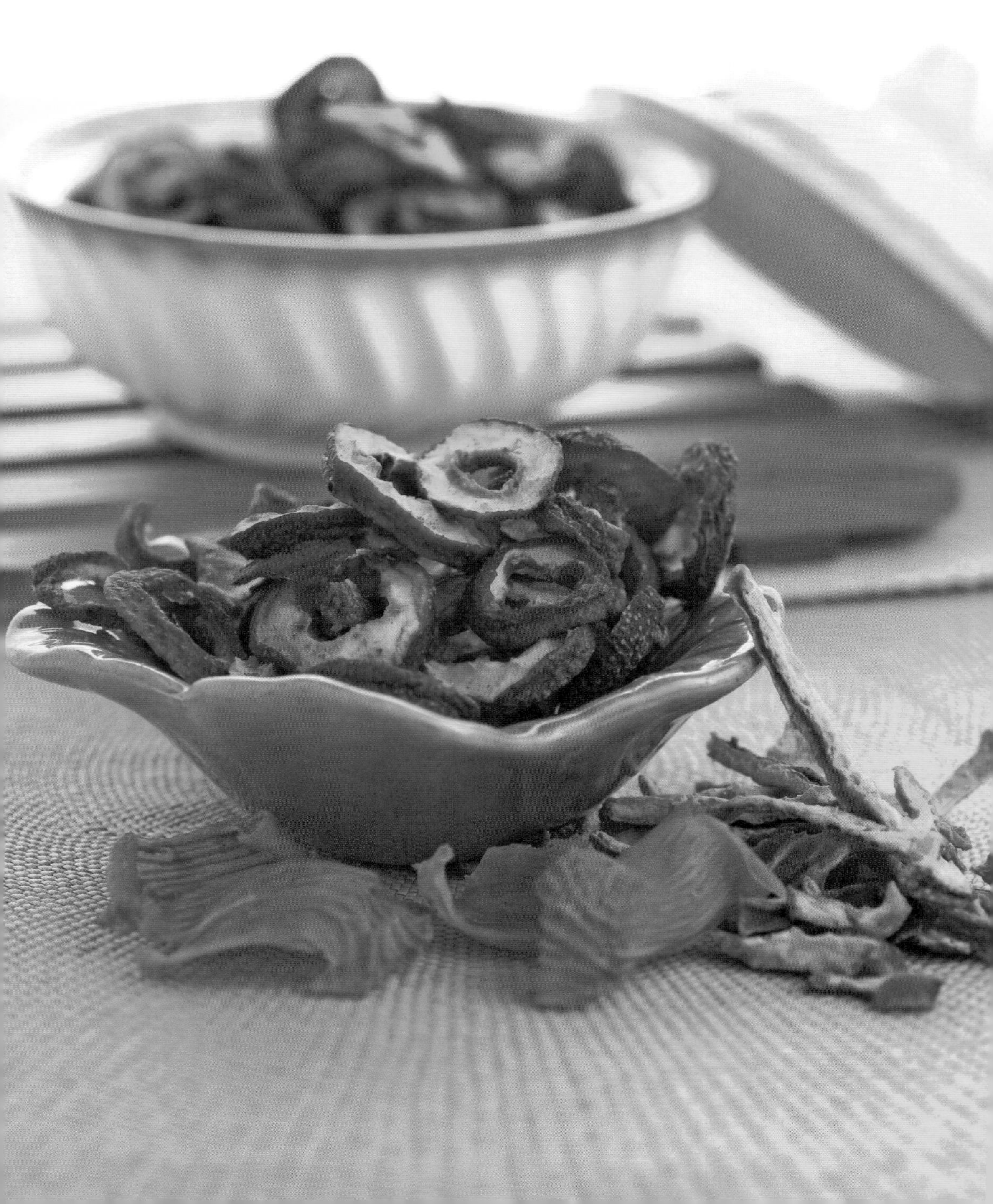

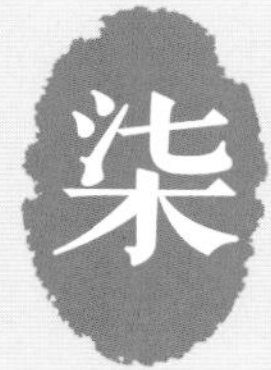

柒 小儿脾虚者，消积化食助生长

用于食积腹胀、厌食、吐泻、便秘、瘦弱、萎黄的小儿脾虚者。

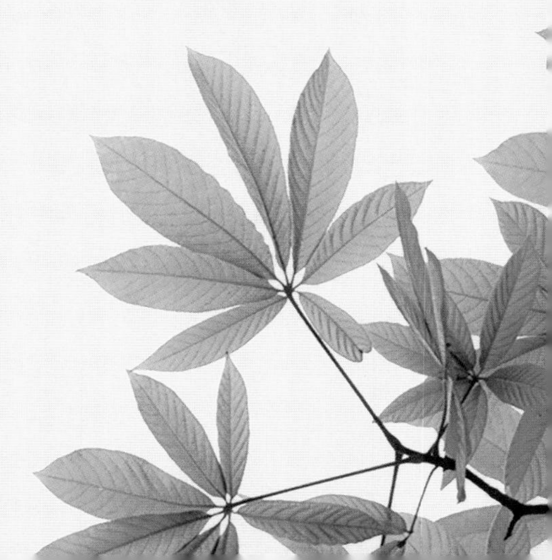

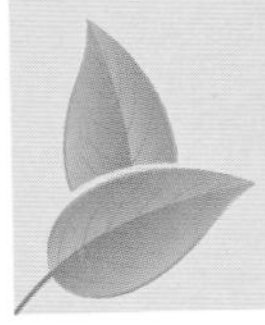

二芽粥

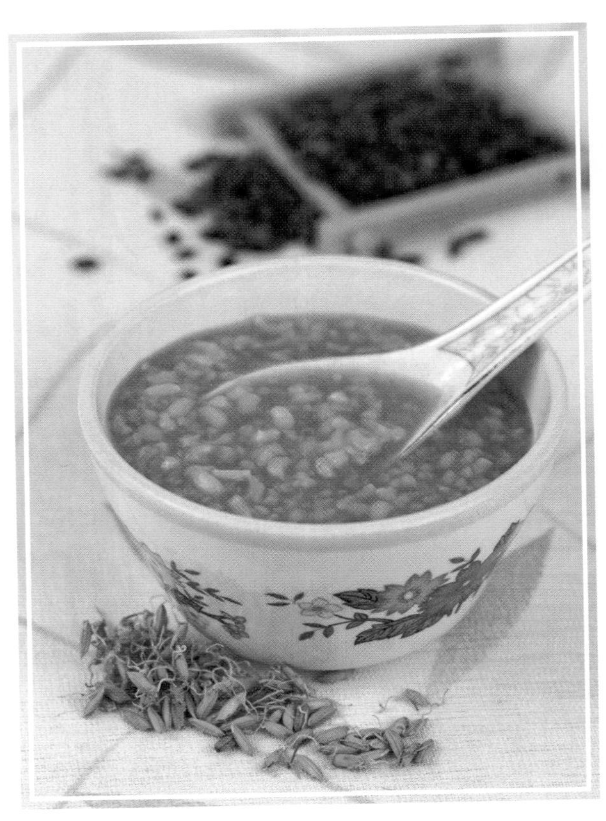

【出处】

《随息居饮食谱》。

【功效】

消食化积，用于小儿脾胃亏虚、消化不良、疳积。

【材料】

炒谷芽、焦麦芽各10克，粳米60克。

【调料】

白糖适量。

【做法】

1 将二芽放入锅内，加适量水，浸泡5~10分钟，开火煮20分钟，滤渣留汤。

2 汤中加入淘洗好的粳米，补足水煮粥，待煮至粥熟后，加入白糖调味食用。每日1剂，分早晚2次食用。

专家箴言

炒谷芽为稻谷发芽晒干后炒制而成。味甘，性温，归脾、胃经。可消食和中，健脾开胃，常用于食积不消、腹胀口臭、脾胃虚弱、不饥食少、小儿疳积。《本草纲目》说它“快脾开胃，下气和中，消食化积”。

焦麦芽是将大麦芽炒至焦褐色而成，消食化滞作用更强，常用于食积不消、脘腹胀痛。

此方能促进消化而不伤胃气，尤宜小儿疳积、腹胀食少者。

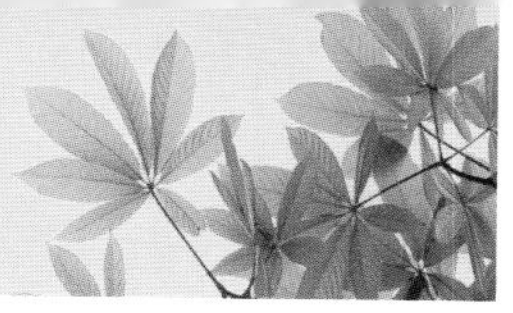

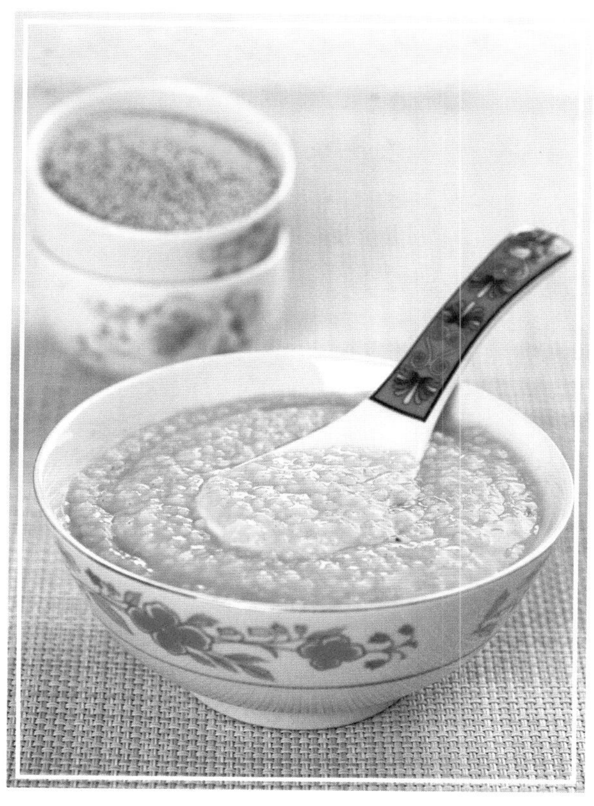

粟米粥

【出处】

《食医心鉴》。

【功效】

益气，健脾，和中，用于脾胃气弱、食不消化、呕逆反胃、汤饮不下，小儿尤宜。

【材料】

粟米（小米）60克。

【调料】

盐（或白糖）少许。

【做法】

粟米加水煮熟，放少许盐（或白糖）食用。

粟米善降胃火，小儿为"纯阳之体"，体质偏热，又加上脾胃虚弱、饱食无度，极易出现胃热上火、吐泻、不下食的状况，用此粥调养十分见效。

专家箴言

粟米也叫小米、谷子，性凉，可和中益肾，除热解毒，常用于脾胃虚热、反胃呕吐、腹满食少、消渴、泄泻。《滇南本草》说它"主滋阴，养肾气，健脾胃，暖中。治反胃，小儿肝虫，或霍乱吐泻，肚疼痢疾，水泻不止"。《食鉴本草》中说"治脾胃虚弱，呕吐不食，渐加羸瘦，用粟白米面等分，煮粥空心食之，极和养胃气。"《本草纲目》说它"煮粥食益丹田，补虚损，开肠胃"。

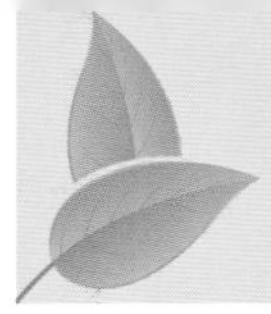

鸡内金粥

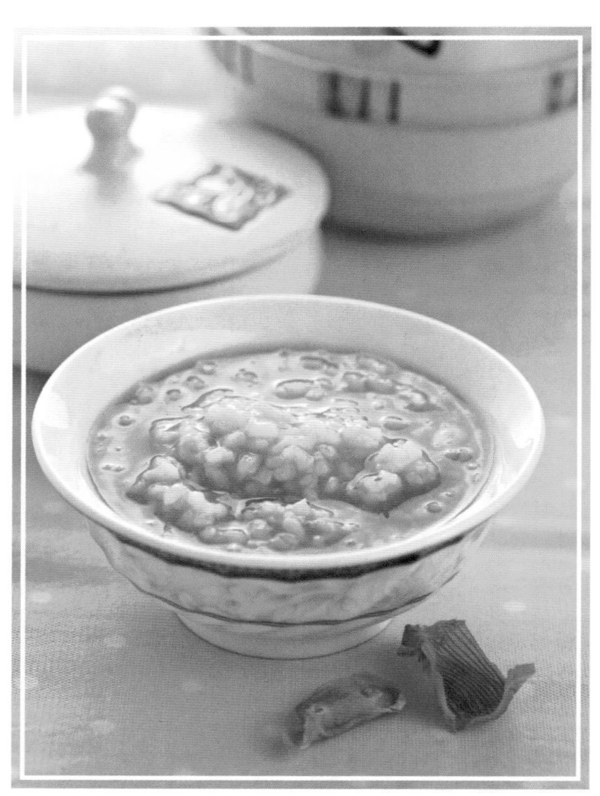

【出处】

《寿世新编》。

【功效】

健脾益胃，消食磨积，用于脾胃伤食、小儿疳积。

【材料】

鸡内金5克，粳米60克。

【做法】

1 将鸡内金用小火炒至黄褐色，研成细粉。

2 粳米淘洗干净，放入锅中，加适量水，煮至粥成，兑入鸡内金粉，略煮即可。每日早、晚分2次温热食用。

现代研究证实，鸡内金能使人胃液分泌量、酸度及消化力均增高，胃运动机能明显增强，胃排空加快。无积滞者不宜。

专家箴言

鸡内金也叫鸡肫皮，是鸡的干燥沙囊内壁。其味甘，性平，归脾、胃经。可健胃消食，常用于食积胀满、呕吐反胃、泻痢、小儿疳积等。《滇南本草》说它“宽中健脾，消食磨胃。治小儿乳食结滞，肚大筋青，痞积疳积”。《本草纲目》说它“治小儿食疟，疗大人（小便）淋漓、反胃，消酒积”。《要药分剂》中说：“小儿疳积病，乃肝脾二经受伤，以致积热为患。鸡肫皮能入肝而除肝热，入脾而消脾积，故后世以此治疳病也。”

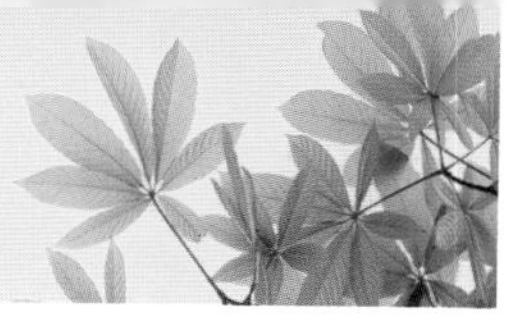

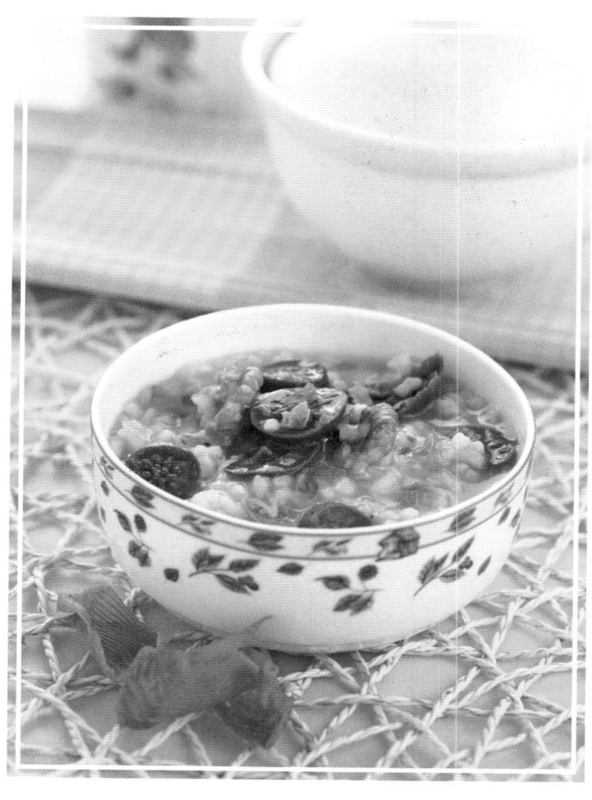

山楂内金粥

【出处】

民间验方。

【功效】

消食导滞，理气补虚，用于小儿乳食停滞、食积腹痛。

【材料】

鲜山楂20克，鸡内金5克，核桃仁10克，橘皮3克，粳米60克。

【做法】

1 橘皮放在料包中；粳米淘洗干净；鸡内金切碎；鲜山楂去核、切片。

2 将鸡内金、鲜山楂、核桃仁、橘皮料包与粳米一起放入砂锅内，加适量水煮沸，再改小火煮至米烂。捞除橘皮料包后食用。

专家箴言

山楂可消食健胃，行气散瘀，常用于肉食积滞、胃脘胀满、呕吐泻痢、小儿乳食停滞等。《滇南本草》说它“消肉积滞，下气；治吞酸，积块”。小儿消化不良时宜常食之。

鸡内金消食磨积，核桃仁润燥通肠，橘皮理气化滞，与山楂合用，可使肠胃通畅，尤宜小儿食积者。此粥也适合胃石症、浅表性胃炎和胃溃疡患者食用。

脾胃气虚及胃酸过多者不宜多食。

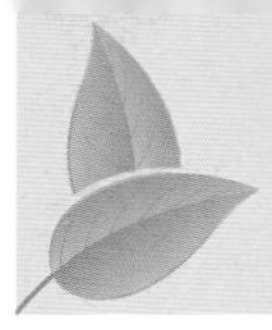

山楂神曲粥

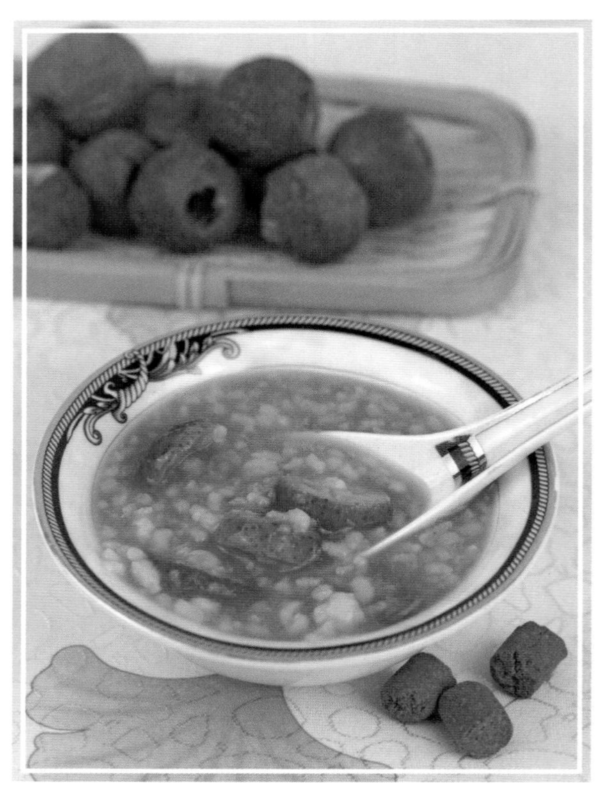

【出处】

民间验方。

【功效】

化积滞，消胀满，用于水谷肉积、饮食不下、反胃吐泻、小儿疳积腹坚。

【材料】

山楂16克，神曲8克，粳米60克。

【调料】

白糖适量。

【做法】

1 先将神曲加水煮15分钟，去渣留汤。

2 汤中放入淘洗好的粳米和山楂，补足水，煮至粥成。

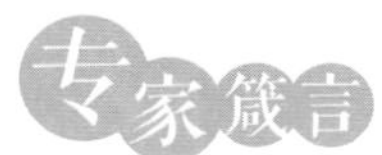

专家箴言

山楂可消食积，驱绦虫，用于肉食积滞、痞满吞酸、小儿乳食停滞、腹痛泄痢、虫积等。《神农本草经疏》说“其功长于化饮食，健脾胃，行结气，消瘀血，故小儿产妇宜多食之”。《本草通玄》说它“味中和，消油垢之积，故幼科用之最宜”。

神曲也叫六神曲，为多种药材加入面粉或麸皮混和后，经发酵而成的曲剂。可健脾和胃，消食调中，常用于饮食停滞、胸痞腹胀、呕吐泻痢、小儿腹大坚积。

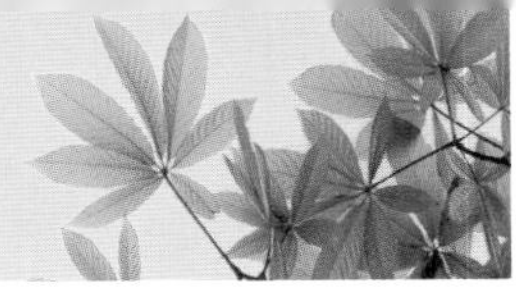

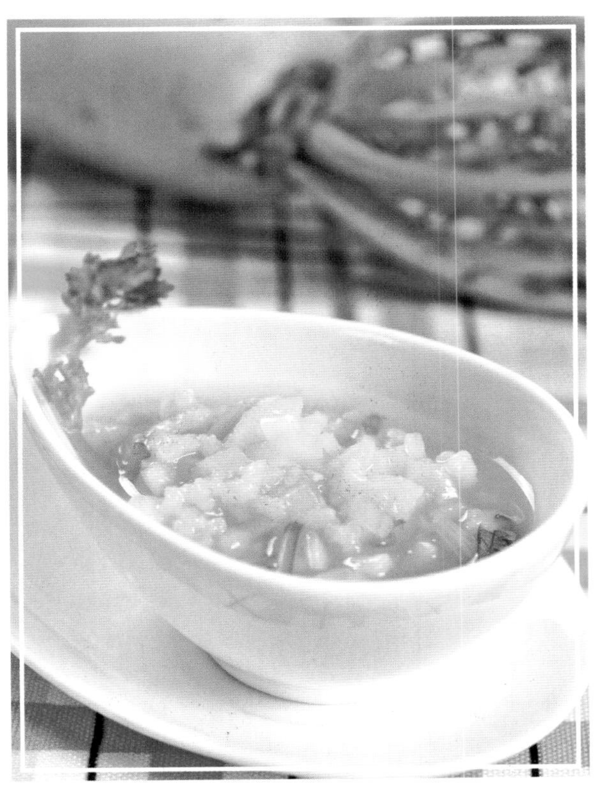

萝卜粥

【出处】

《本草纲目》。

【功效】

消食利气，宽中止渴，用于胸膈满闷、食积饱胀，尤宜小儿食积者。

【材料】

白萝卜、粳米各60克。

【做法】

1 将白萝卜去皮，切小丁；粳米淘洗干净。

2 锅中放入粳米和适量水，煮至粥将成时放入萝卜丁，略煮即可。

俗话说“萝卜白菜保平安”，小儿也不例外，因小儿饥饱常失当，容易积滞，故多吃萝卜特别有好处。

专家箴言

萝卜是常用的理气消导食材，可消食化痰，下气宽中，常用于食积饱胀、反胃吐食。

萝卜品种很多，其含有芥子油、淀粉酶、粗纤维等成分，可助消化，增食欲，畅通肠胃，且性质温和，口味辛香，生熟皆可食，尤宜小儿饮食积滞、脘腹胀满、反胃呕吐、大便不通者常食。对于比较小的幼儿，可以直接煮萝卜水饮用，也可以起到化解乳食积滞、健脾开胃、预防腹胀便秘的作用。

大枣薯蓣粥

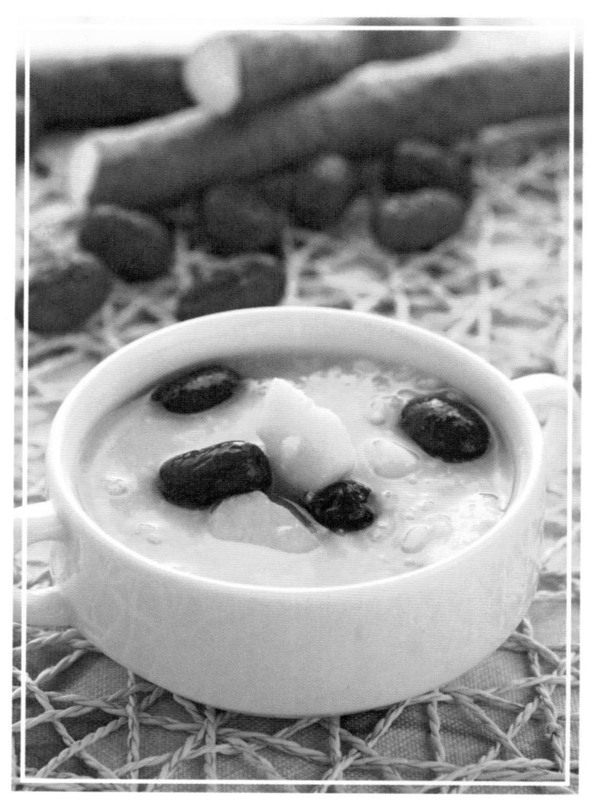

【出处】

民间验方。

【功效】

健脾益气，补虚止泻，用于小儿脾胃虚弱、纳食不佳、大便溏泄、面黄肌瘦。

【材料】

山药、粳米各60克，大枣20克。

【调料】

白糖适量。

【做法】

1 山药去皮，洗净，切块。

2 淘洗好的粳米和大枣一起放入锅中，加适量水，煮至八成熟，放入山药块，至山药煮熟后，加入少许白糖拌匀即可。

专家箴言

山药也叫薯蓣、淮山，可补脾养胃，固气止泻，常用于脾虚食少、泄泻便溏。大枣可补中益气，养血安神，常用于脾虚食少、乏力便溏。

二者一起煮粥，能温和养护脾胃，改善脾虚体弱、食欲不振、便溏泄泻、面色萎黄、瘦弱乏力等虚弱证，尤宜脾胃虚弱的儿童及老人常食。

痰湿积滞、内热便秘者不宜多吃。

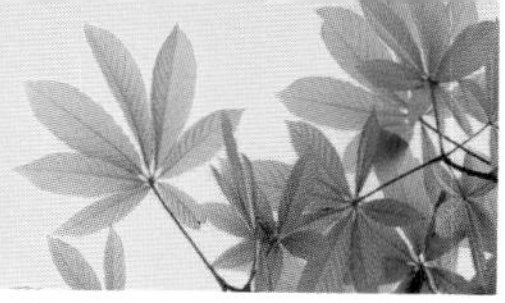

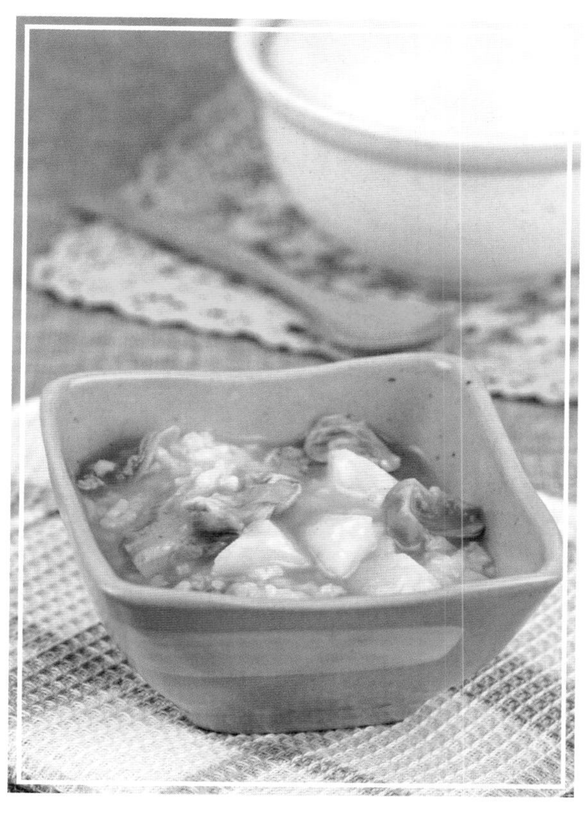

猪肚山药粥

【出处】

民间验方。

【功效】

补中益气，健脾止泻，增强体质，用于小儿疳积、食少泄泻、面黄肌瘦。

【材料】

猪肚、山药、糯米各60克，生姜片6克。

【调料】

盐适量。

【做法】

1 猪肚切块，焯水；山药去皮，洗净，切块。

2 锅中先放入猪肚、生姜片，加足水，煮至半熟，再倒入粳米和山药，继续煮至粥稠，加盐调味即可。

专家箴言

猪肚可补虚损，健脾胃，常用于虚劳羸弱、泄泻下痢，消渴、小儿疳积。《日华子本草》说它“补虚损，杀劳虫，止痢。酿黄糯米蒸捣为丸，甚治劳气，并小儿疳蛔黄瘦病”。可见，猪肚与糯米合用，可治小儿疳积、虫症导致的面黄肌瘦、食少泄泻。

猪肚粥中加上益气健脾、补虚止泻的山药，可增强补益脾胃的效果，适合瘦弱食少的小儿调补。老人虚弱食少者也宜常食。

大麦豇豆粥

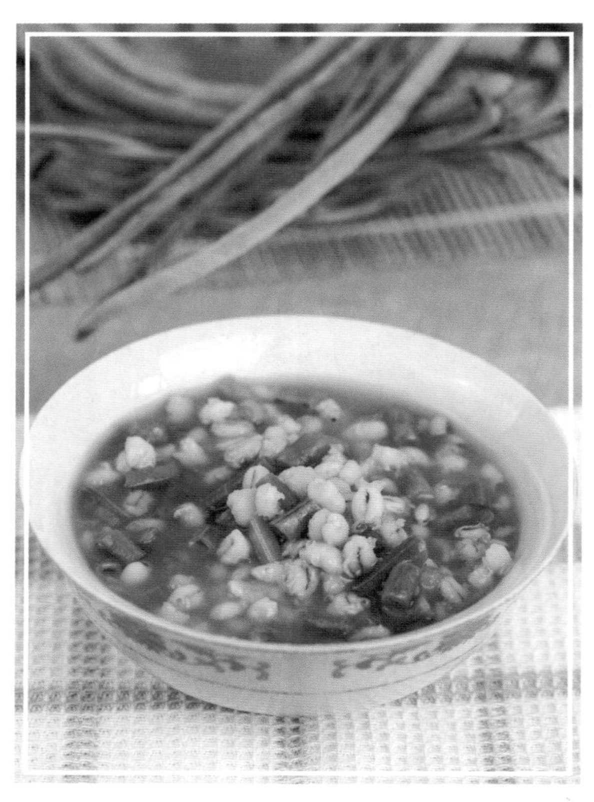

【出处】

民间验方。

【功效】

健脾益肾，清热利湿，消积宽肠，用于脾胃虚弱、食滞泄泻、吐逆，小儿尤宜。

【材料】

大麦米、豇豆各60克。

【调料】

红糖适量。

【做法】

1 豇豆洗净，切小段。

2 锅中放入大麦米，加适量水，煮30分钟。

3 放入豇豆，继续煮5分钟，再加入红糖煮匀即成。

专家箴言

大麦可和胃，宽肠，利水，善治食滞泄泻。《唐本草》说它“平胃，止渴，消食，疗胀”。《本草纲目》说它“宽胸下气，凉血，消积，进食”。豇豆可健脾补肾，清热解毒，常用于脾胃虚弱、食积腹胀、泻痢、吐逆等。《滇南本草》说它“治脾土虚弱，开胃健脾”。《本草纲目》说它“理中益气，补肾健胃，和五脏，调营卫，生精髓”。

此方尤宜小儿脾肾虚弱所致食滞吐泻者，老年虚弱者也宜常食。

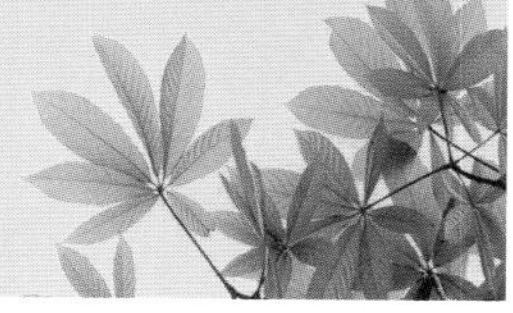

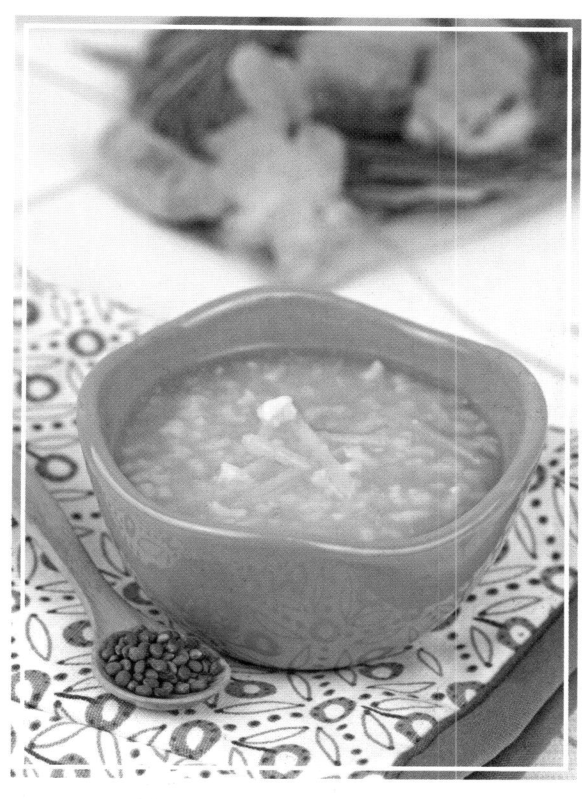

萝卜子生姜粥

［出处］

《寿世青编》。

［功效］

消食导滞，和胃止呕，用于小儿伤食呕吐、反酸厌食、脘腹胀满、大便臭秽或溏泄。

［材料］

萝卜子15克，粳米60克，生姜丝10克。

［做法］

1 先将萝卜子捣碎，入锅中，加适量水煮15分钟，滤渣留汤。

2 汤中加入淘洗干净的粳米和姜丝，继续煮至粥成。

专家箴言

萝卜子也叫莱菔子，可消食除胀，降气化痰，常用于饮食停滞、脘腹胀痛、大便秘结、积滞泻痢等。《滇南本草》说它“下气宽中，消膨胀，降痰，定吼喘，攻肠胃积滞，治痞块、单腹疼”。《医学衷中参西录》中说“莱菔子，无论或生或炒，皆能顺气开郁，消胀除满，此乃化气之品，非破气之品”。与生姜合用，能加强止呕吐的作用。

气虚者慎用萝卜子。

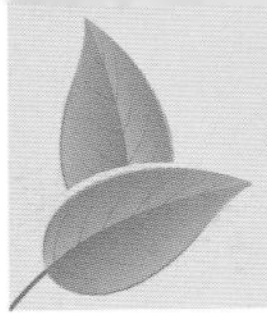

红萝卜大麦粥

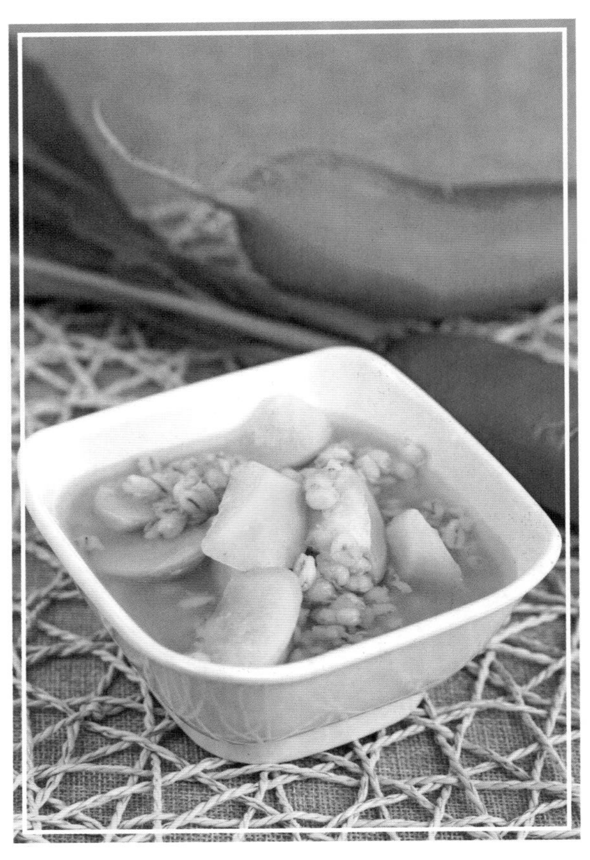

【出处】

民间验方。

【功效】

健脾益胃，消食化滞，用于食滞泄泻、燥热食积、胸腹胀满，尤宜小儿食积者。

【材料】

红萝卜、大麦各60克。

【调料】

盐适量。

【做法】

1 红萝卜洗净，切块。

2 大麦淘洗干净，与红萝卜一起放入锅中，加适量水煮开，再改小火熬煮至粥稠，加盐调味即可。

专家箴言

红萝卜有健胃消食、化痰顺气、清热解毒、利尿通便、生津止渴等功效。《本草求真》说它“能宽中下气，而使肠胃之邪，与之俱去也”。大麦可健脾和胃，宽肠，利水，常用于腹胀、食滞泄泻、小便不利。小儿食之，可助胃气，消食胀，进饮食。

此粥能促进消化，适合胃热食积、腹胀泄泻的小儿常食。

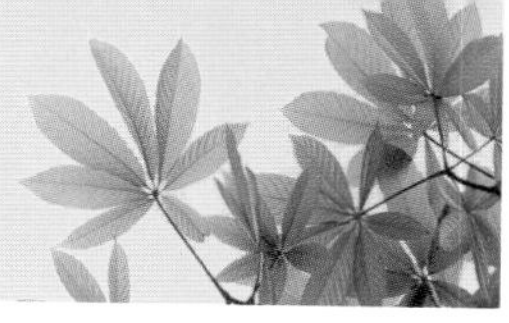

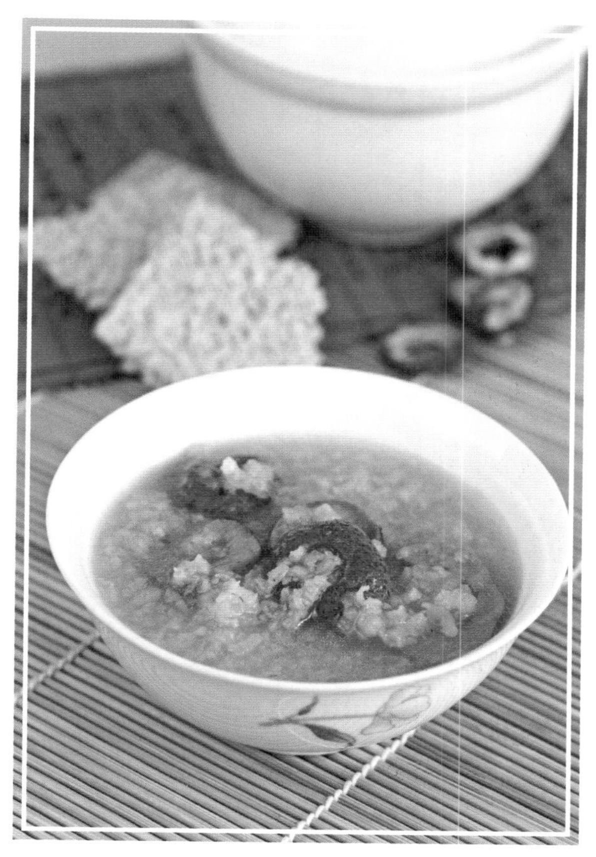

锅巴山楂粥

【出处】

民间验方。

【功效】

补气健脾，消食导滞，用于小儿消化不良、食积腹胀、久泻不愈、不思饮食。

【材料】

锅巴60克，山楂15克。

【调料】

白糖适量。

【做法】

1 将锅巴捣碎，放入锅内，加入适量水，大火烧开。

2 加入山楂和白糖，熬煮成粥即可。

专家箴言

锅巴也叫锅焦、黄金粉，为烧干饭时所起的焦锅巴，是健脾胃、消食导滞的常用材料。《本草纲目拾遗》说它“补气，运脾，消食，止泄泻”。常用于小儿消化不良、食积腹胀、久泻不愈。锅巴搭配擅长化解肉食积滞的山楂，可增强消积作用，促进脾胃运化。

锅巴以焦厚不糊、色呈金黄色者为佳，也可在市场直接购买成品。

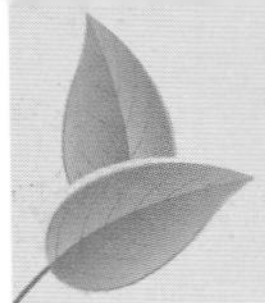

高粱米粥

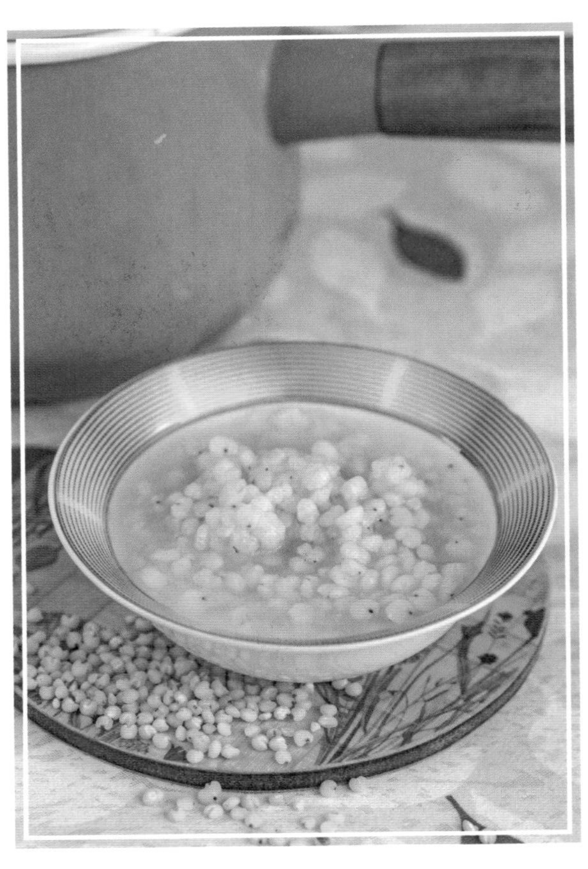

［出处］

《本草纲目》。

［功效］

和胃健脾，渗湿止痢，消除食积，用于脾胃不和所致食后呕吐、大便溏软、慢性泄泻，尤宜小儿消化不良者。

［材料］

高粱米60克。

［做法］

高粱米淘洗后放入锅中，加适量水熬煮成粥。

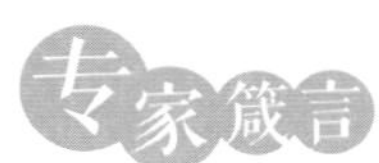

高粱米也叫蜀黍，可和胃消积，燥湿祛痰，温中涩肠，常用于胃痞不舒、饮食积滞、慢性泄泻、小儿消化不良。《本草纲目》说它“温中，涩肠胃，止霍乱”。《四川中药志》说它“益中，利气，止泄，去客风顽痹。治霍乱，下痢及湿热小便不利”。高粱米适合煮粥，尤宜脾虚有湿及小儿消化不良者。

高粱米与普通米相比，不易煮烂，需多煮些时间才好。此外，将高粱米炒香研末调服，对小儿消化不良也有较好的效果。

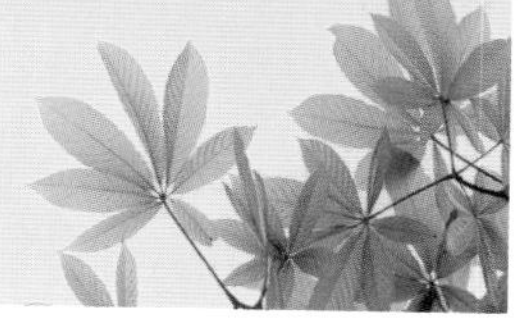

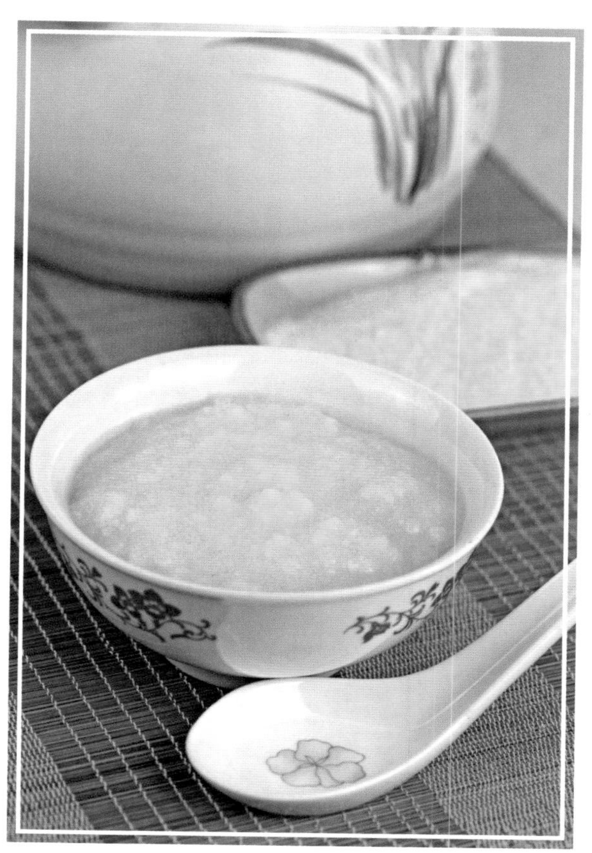

玉米面粥

【出处】

民间验方。

【功效】

健脾开胃，用于食欲不振、大便不通，尤宜小儿食少、消化不良、便秘者。

【材料】

玉米面60克。

【做法】

锅中倒入适量水烧开，撒入玉米面，边撒边搅拌，改小火煮至粥稠即成。

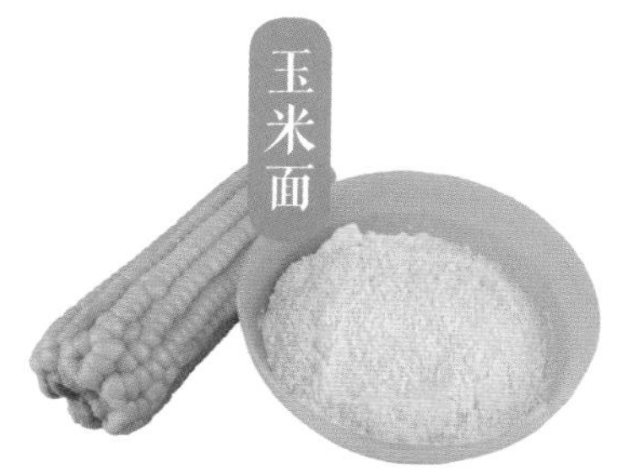

专家箴言

玉米也叫苞谷、苞米、棒子、玉蜀黍，可调中开胃，利尿消肿，常用于食欲不振、小便不利、水肿等。《本草纲目》说它“调中开胃”。与健脾益胃的粳米一起煮食，更能增加其养胃功效。玉米是一种高纤维的粗粮，还有促进通便、维护肠道健康的作用。此粥适合牙齿不全的小儿及老人等脾胃虚弱者调养。

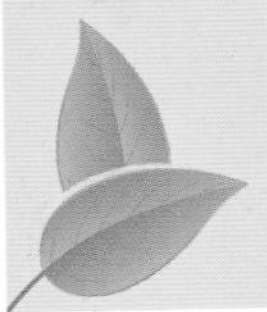

消积饼

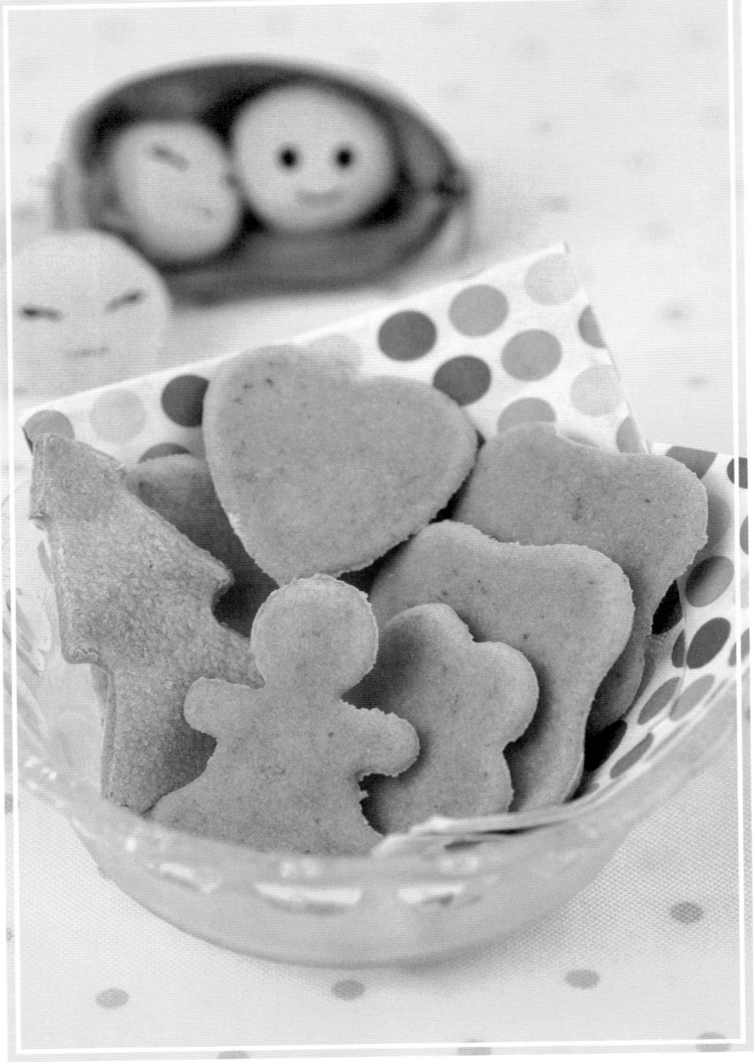

［出处］

民间验方。

［功效］

健脾消积，用于儿童因脾胃虚弱所致饮食积滞、身体瘦弱、面色萎黄、腹胀食少。

［材料］

大麦芽粉50克，小米粉、大米粉各100克，鲜山楂100克。

［调料］

白糖30克，泡打粉10克。

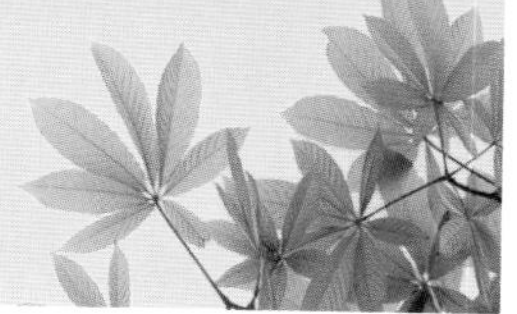

【做法】

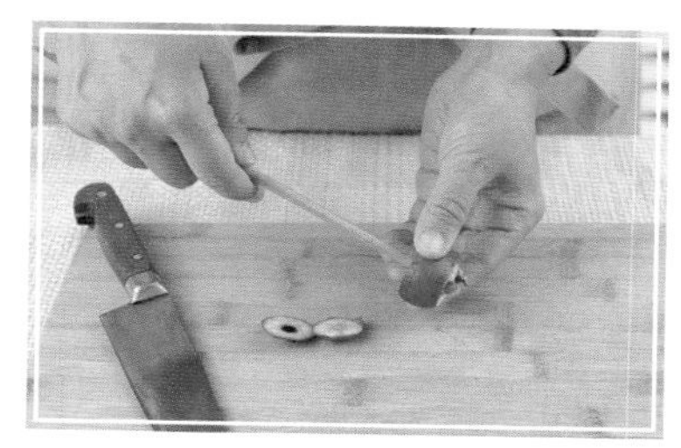

1 鲜山楂洗净，切去两端的蒂和根，捅去核，把山楂放入果蔬机打成稀糊，倒出备用。

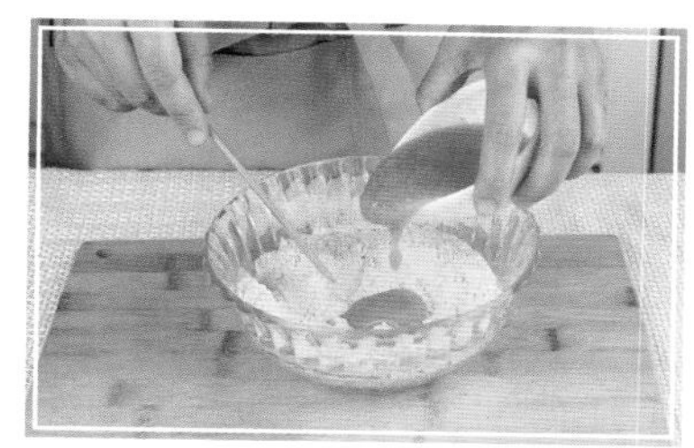

2 先将大麦芽粉、小米粉、大米粉倒入碗中，加白糖、泡打粉搅拌均匀，再倒入山楂稀糊和适量水，和成面团，静置饧发 30 分钟。

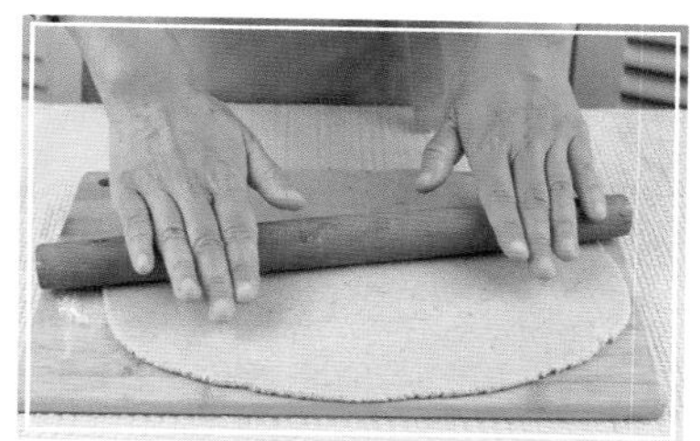

3 把饧发好的面团擀成薄饼。

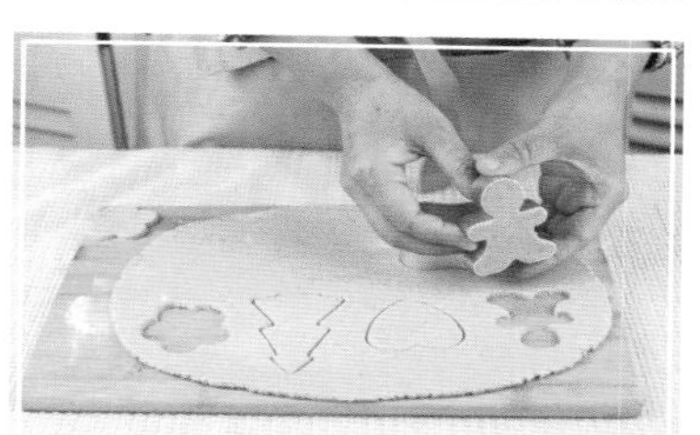

4 用饼干模具刻出造型，制成饼干生坯。

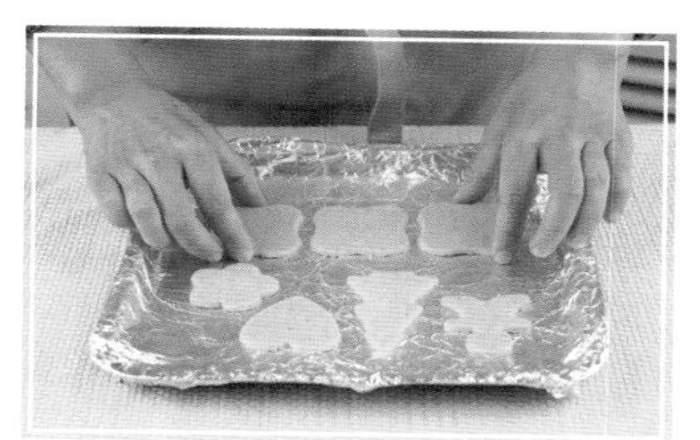

5 将饼干生坯码烤盘，放入预热的烤箱中，设置上下火，温度180℃，烘烤15分钟，烤成饼干即成。

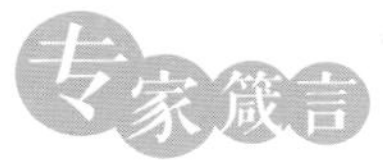

专家箴言

山楂消食健胃，常用于肉食积滞、胃脘胀满、泻痢腹痛，尤宜小儿食积。大麦芽行气消食，健脾开胃，可用于食积不消、脘腹胀痛、脾虚食少。

山楂、麦芽是常用的消导材料，与米粉合用制成饼，适合脾胃不健、食积腹胀的小儿作为日常主食食用。此饼性质温和，酸甜清香，各年龄的小儿均宜食用。

炒大麦面

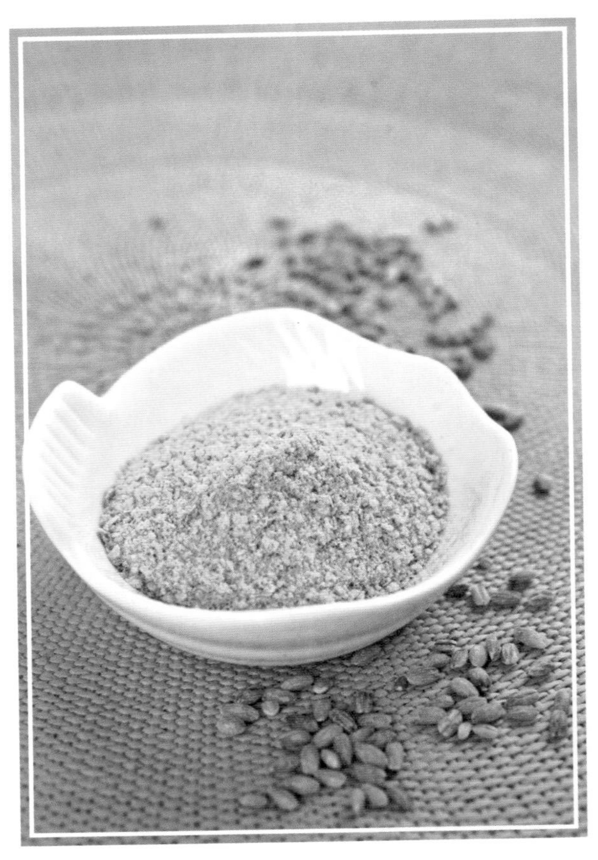

【出处】

《肘后备急方》。

【功效】

行气消积，健脾养胃，用于小儿食饱积滞、腹胀、泄泻。

【材料】

大麦面300克。

【做法】

1 将大麦面放入锅内，用小火炒至微黄而有香气即可，装瓶保存。

2 每次取30克粉末，加水调服，每日3次。

《本草从新》说大麦面“补虚劣，壮血脉，益颜色，实五脏，益气调中，除热止泄，疗消渴，化谷食”。

专家箴言

大麦面可和胃，宽肠，利水，常用于腹胀、食滞泄泻。《唐本草》中说：“大麦面平胃，止渴，消食，疗胀。”《本草拾遗》说它“调中止泻”。《本草纲目》说它“宽胸下气，凉血，消积，进食”。“大麦面作稀糊。令咽之，既滑腻，容易下咽，以助胃气”。经常饱食积滞的小儿不妨常吃经过炒制的大麦面，助消化作用更强。

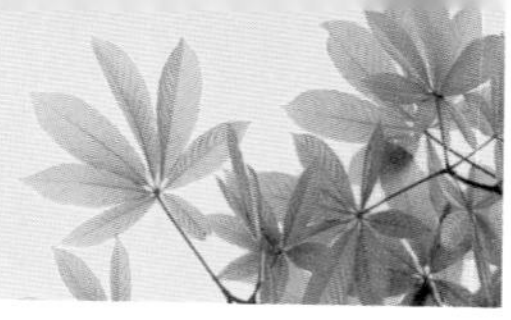

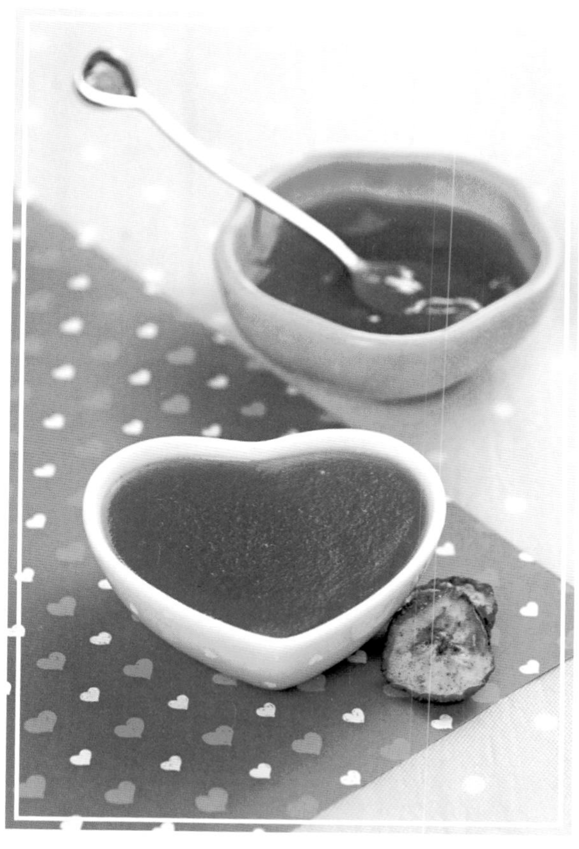

山楂糕

【出处】

民间验方。

【功效】

消食导滞、化瘀止痛，用于食积、肉积，尤其对小儿疳积、小儿乳食停滞有特效。

【材料】

鲜山楂500克，琼脂适量。

【调料】

白糖100克。

【做法】

1 将鲜山楂加水蒸烂，去皮、核，放入搅拌机打成极细的果泥。

2 锅中放入果泥和白糖，加适量水，小火煮开，加入琼脂，不停地搅拌，待琼脂溶化后离火。

3 晾温后盛入容器内，放冰箱冷藏2小时即成。

专家箴言

山楂也叫山里红、红果，不论鲜果还是干品，都能促进消化，调节肠胃功能，是小儿消积的常用材料。

以山楂为主料制成酸甜口味的点心，适合肉食过度、饮食油腻、脘腹胀满、消化不良者食用。尤宜小儿疳积、乳食停滞者作为零点常食。此糕最好在餐后食用，胃酸过多、脾气虚弱者不宜空腹食用。

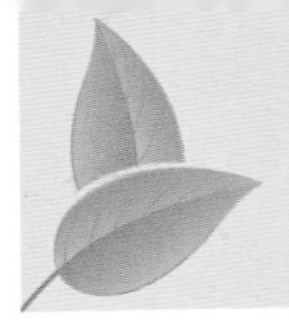

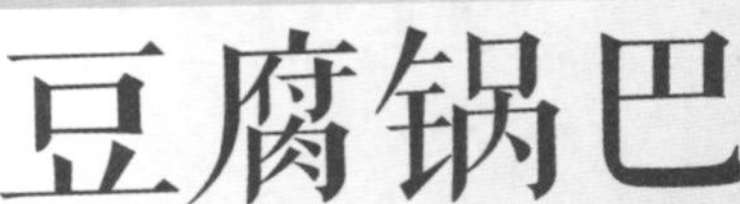

豆腐锅巴

民间验方。

开胃，逐积，用于脾胃不和、食积、反胃，小儿尤宜。

浓豆浆2000毫升。

白糖适量。

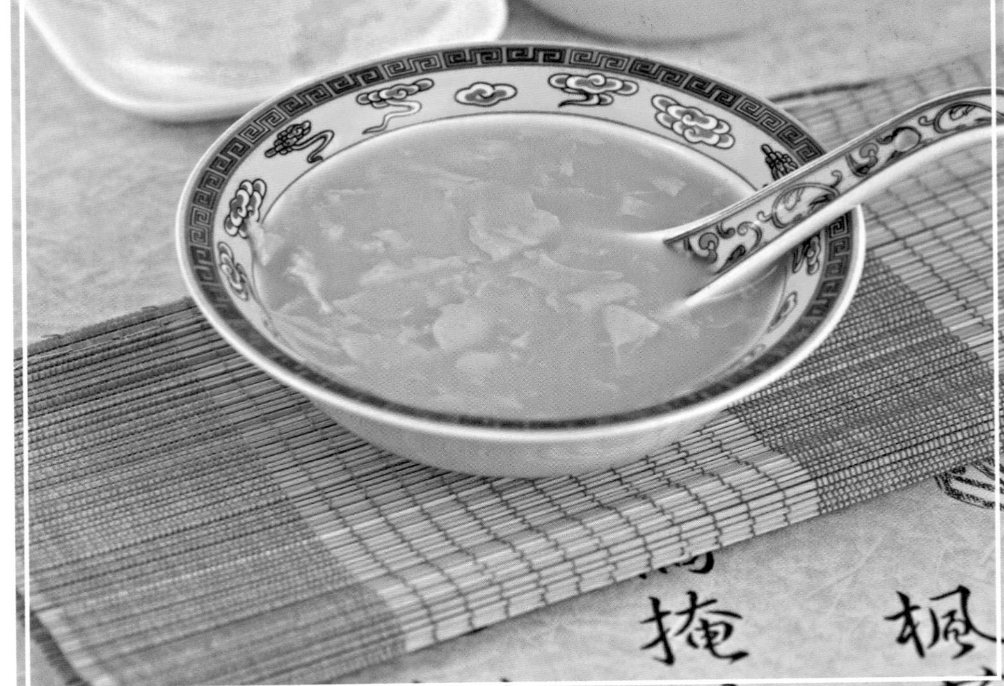

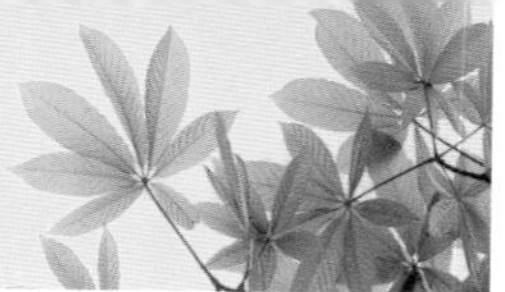

【做法】

1 取平锅上火，倒入浓豆浆。

2 用小火慢煮豆浆至锅干，形成一层锅巴，有焦香味即可关火，取下焦黄的锅巴，晾干后保存好。

3 每次取30克锅巴，捣碎，加适量水，略煮成糊，调入白糖即可。

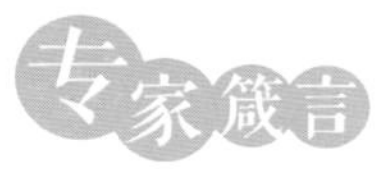

豆腐锅巴是豆腐浆在锅底结成的浆巴，也叫锅炙，是制作豆腐过程中产生的副产品。有开胃、消滞、逐积的功效，常用于调理肠胃失和、痢疾及妇女产后体弱、腰酸等不适。《药性考》说它“开胃，消滞，逐积”。《本草纲目拾遗》说它“治淋浊，补血”。《神方珍记》中记载，将豆腐锅巴炒黄研末，砂糖汤调服，可以治反胃。

豆类及豆制品营养丰富，健脾益气，但有些小儿食用后容易胀气不适，如果食用豆腐锅巴，不仅能保证营养，也能促进消化，避免腹胀。

也可以从市场直接购买豆腐锅巴，研成粉末后水调服用，适合各年龄的儿童。

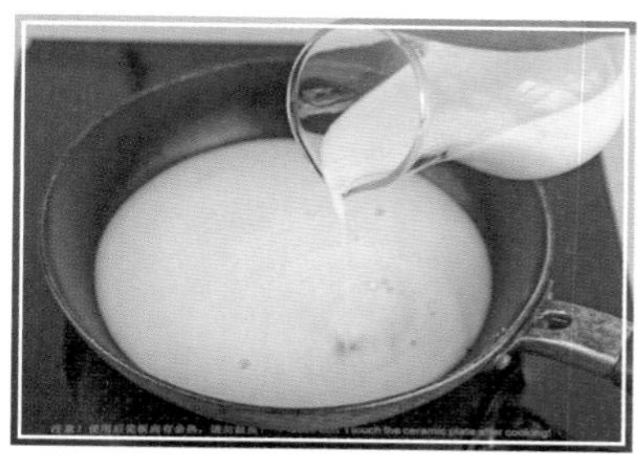

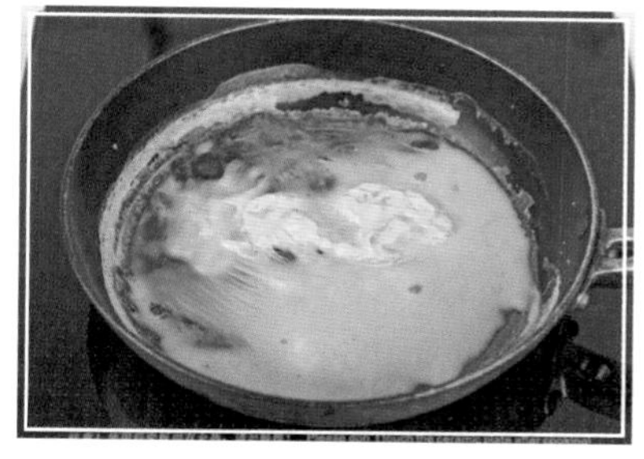

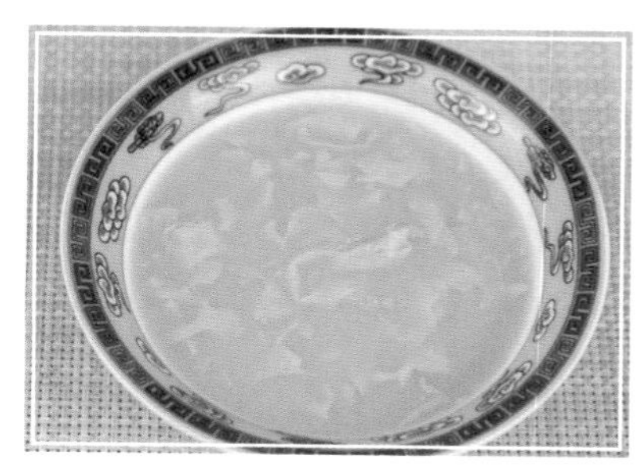

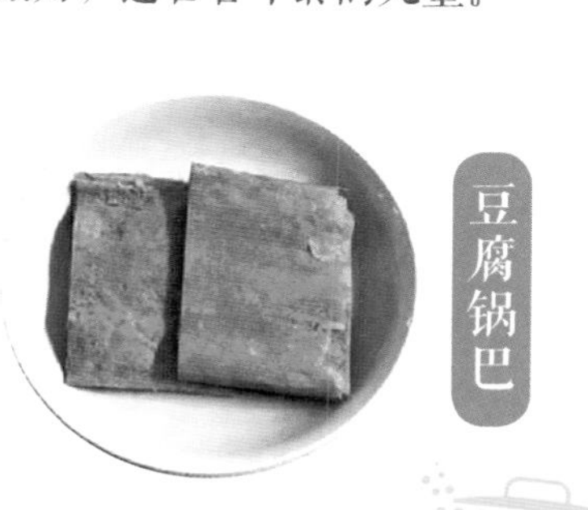

豆腐锅巴

胡萝卜消积汤

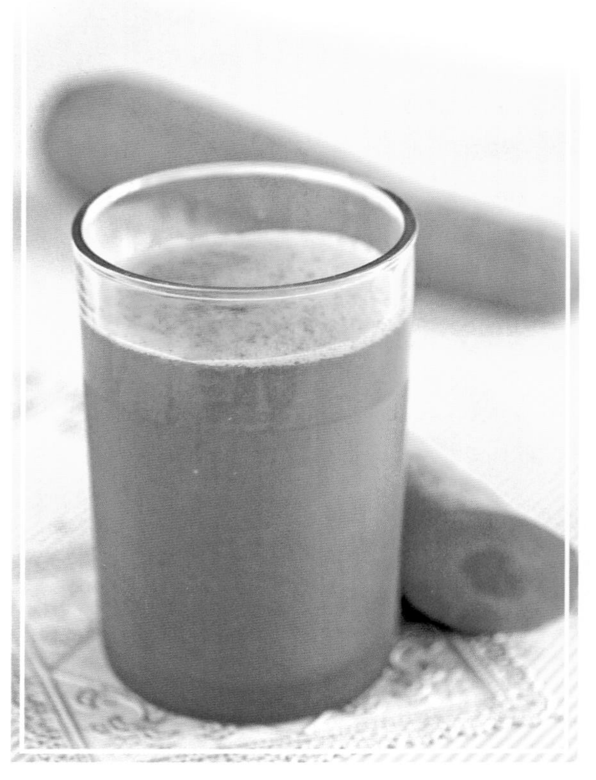

[出处]

民间验方。

[功效]

健脾宽中，消积化滞，用于小儿疳积、脾胃虚弱、肚腹胀大、食少乏力、腹痛肠鸣、腹泻便稀。

[材料]

红胡萝卜500克。

[调料]

白糖20克。

[做法]

1 胡萝卜洗净，捣碎，加适量水，小火煮20分钟，过滤取汁200毫升。

2 汁中加入白糖调匀，一日内分数次服完。

专家箴言

胡萝卜可健脾胃，补气血，化积滞，常用于消化不良、脾虚食少、久痢、腹痛、体虚乏力。《日用本草》说它“宽中下气，散胃中邪滞”。《本草纲目》说它“下气补中，利胸膈肠胃，安五脏，令人健食”。白糖能健脾补中。二者合用，性质温和，既可化滞，又能补虚，尤宜脾胃虚弱、饮食积滞的幼儿。

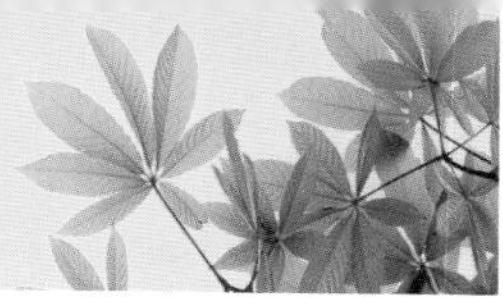

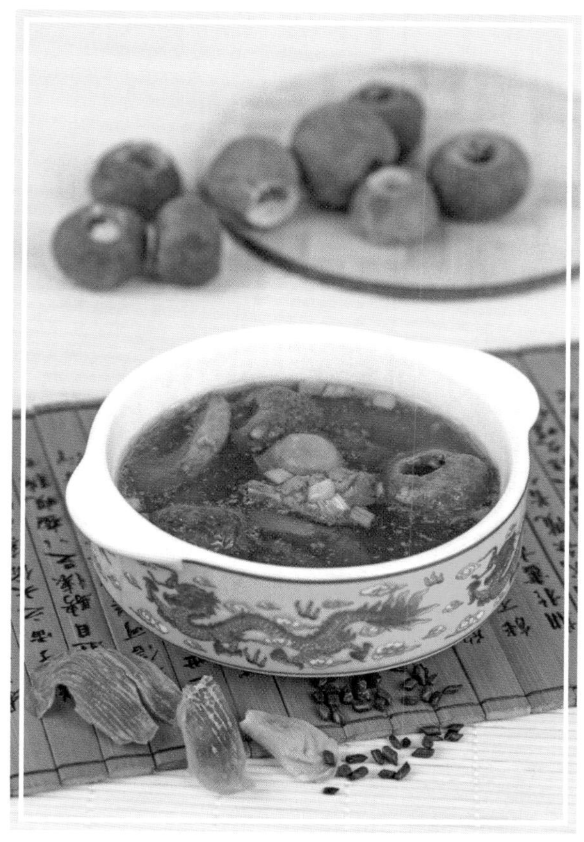

鸡肝内金汤

【出处】

民间验方。

【功效】

益气养血，健脾消食，活血消积，用于小儿疳积。

【材料】

鸡肝60克，鸡内金末、山楂干、决明子各10克。

【调料】

盐、葱花各少许。

【做法】

1 将鸡肝切片，焯水，洗净。

2 锅中先放入决明子和水，煮15分钟，去渣留汤。

3 汤中放入山楂干、鸡内金末、鸡肝，煮5分钟，加盐，撒上葱花即可。

专家箴言

鸡肝有补益肝肾的作用，常用于脾肾虚弱所致小儿疳积。《医林纂要》说它“治小儿疳积，杀虫”。《本草汇言》说它为“消疳明目之药也”。决明子可清泻肝热，润肠通便，有缓泻作用，常与鸡肝合用，治小儿疳积。鸡内金健胃消食，山楂化解肉食积滞。此方对治疗小儿疳积有确切疗效。

小儿阳盛有热者忌服。

山药羊肉丸子汤

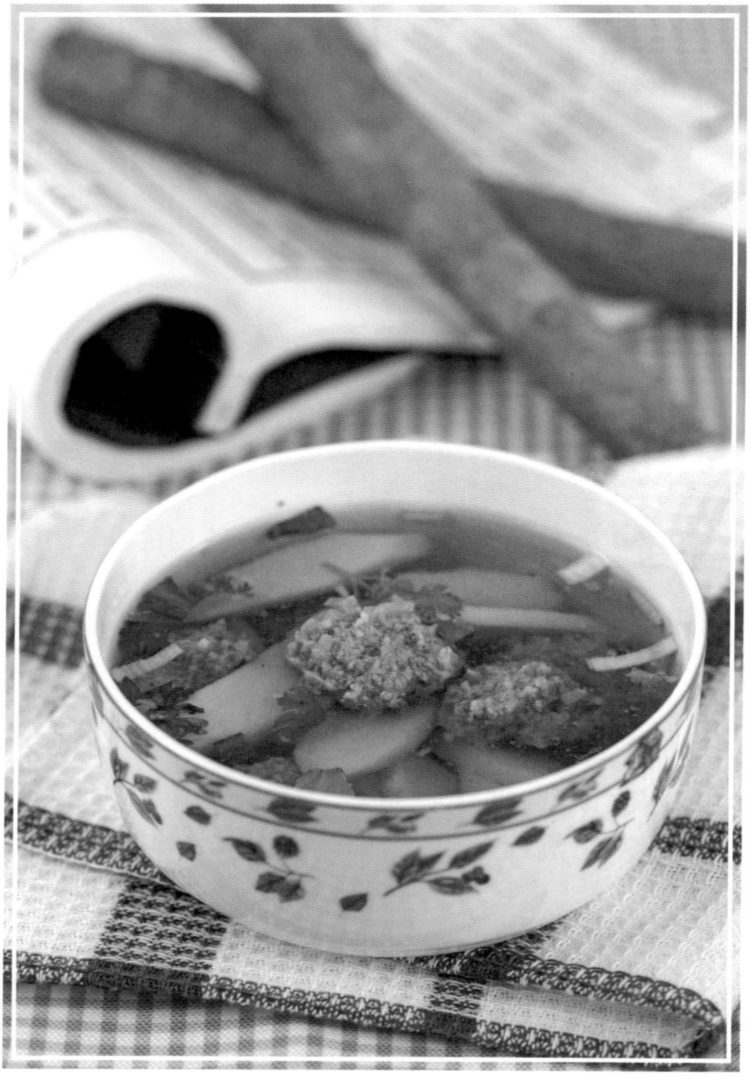

【出处】

民间验方。

【功效】

补脾益胃，补肾止泻，用于小儿脾肾虚弱所致营养不良、发育迟缓、食少便溏、久病体弱。

【材料】

羊肉60克，山药80克，葱末、姜粉、香菜末各适量。

【调料】

料酒、酱油、盐、胡椒粉各适量。

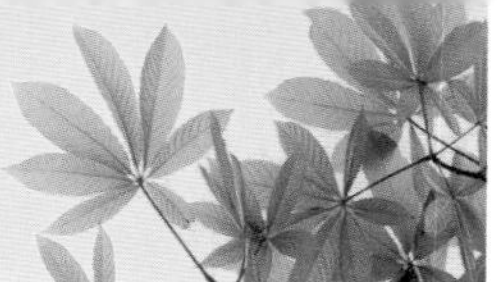

【做法】

1 羊肉去筋膜，洗净，剁成馅，加葱末、姜粉、料酒、盐，搅拌均匀成羊肉馅料。

2 山药去皮，洗净，切片，放入锅中，加适量水，煮10分钟，把羊肉馅料制成丸子，放入汤锅中，煮至丸子浮起，加酱油、盐、胡椒粉调味。

3 盛入汤碗，撒上香菜末即成。

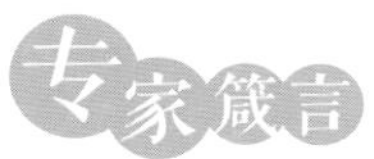

羊肉味甘，性温，可暖脾胃，益肾气，补虚损，常用于脾胃虚寒、中虚反胃、寒性腹痛、虚劳羸瘦等。《日用本草》说它“治腰膝羸弱，壮筋骨，厚肠胃”。金元著名医学家李杲说：“羊肉，甘热，能补血之虚，有形之物也，能补有形肌肉之气。”瘦弱、乏力、食少的小儿尤其适合常食羊肉。

山药可补脾养胃，补肾止泻，常用于脾虚食少、便溏久泻。与羊肉合用，可增强补益脾肾的效果。小儿有“肾气未充、脾常不足”的特点，故适合以此方来调养。

羊肉比较温热，秋冬寒冷季节食用为佳。外感病邪、体热火旺者不宜多吃。

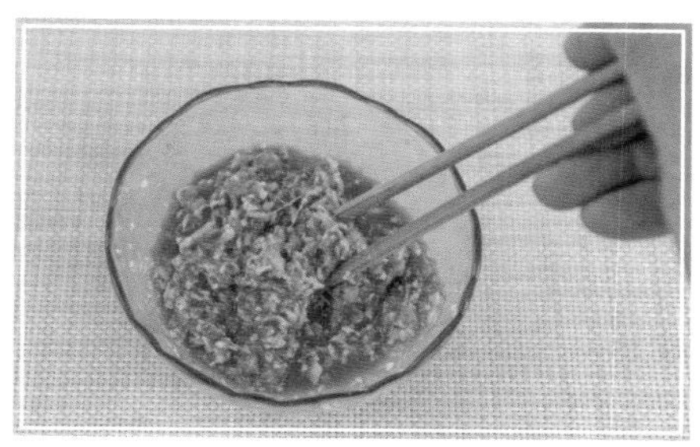

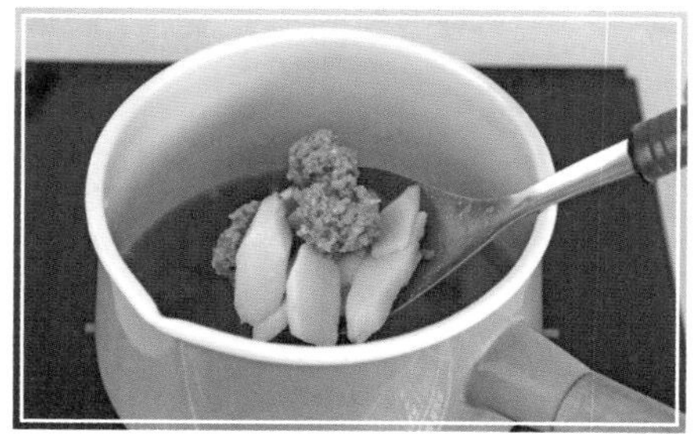

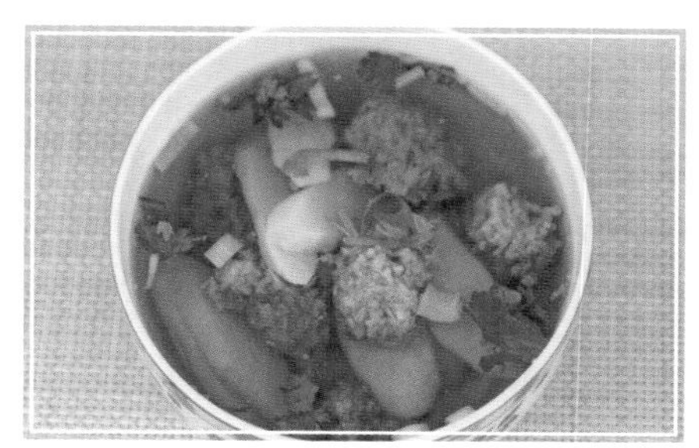

山药鸡胗汤

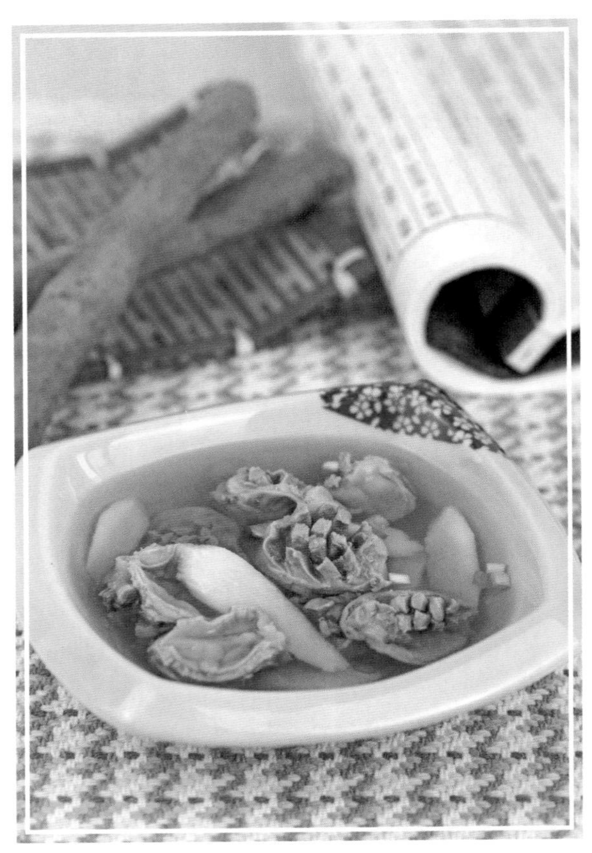

【出处】

民间验方。

【功效】

补气调中，健脾和胃，消食化积，用于小儿疳积、消化不良、胃呆腹胀、慢性腹泻。

【材料】

鸡胗80克，山药60克。

【调料】

香葱末、料酒、盐各适量。

【做法】

1 将鸡胗洗净，切花刀，用料酒腌15分钟。

2 山药去皮，切片，放入锅中加水煮10分钟，放入鸡胗，煮2沸，加盐调味，撒上香葱末即可。

专家箴言

鸡胗也叫鸡肫，是鸡的砂囊，属于鸡胃的一种，负责储存和磨碎食物。鸡胗有健胃消食、化解肠胃食积的作用。山药补益脾肾，益气润燥，固肠止泻，常用于脾虚食少、便溏泄泻。

二者合用，适用于一切脾胃虚弱症，特别是消化不良引起的胃痛、腹胀、慢性腹泻等，尤宜小儿疳积者。

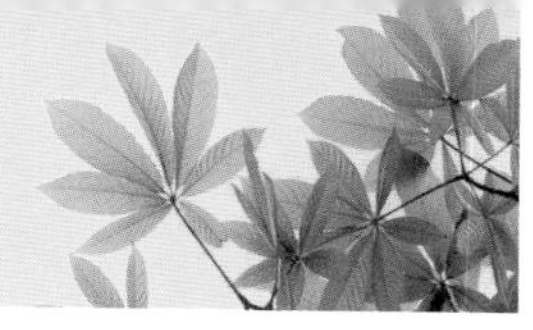

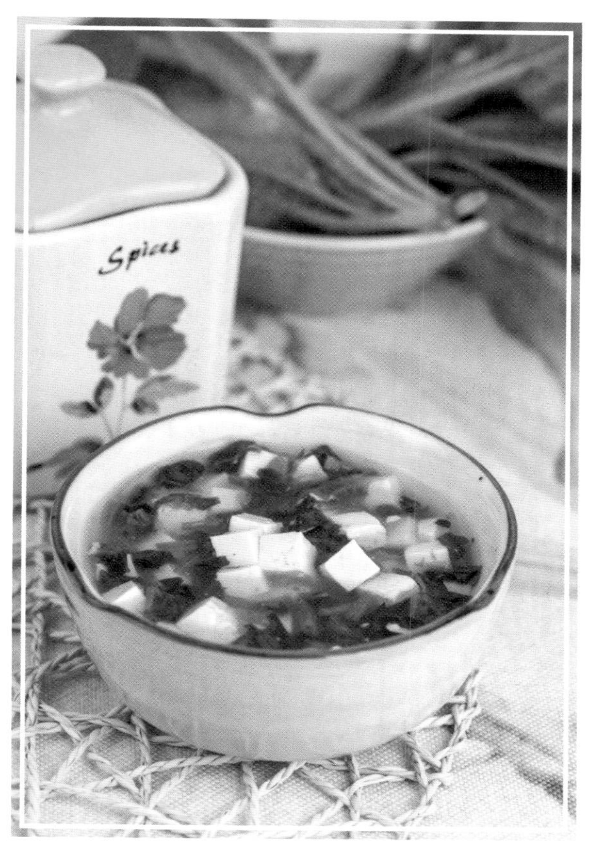

菠菜豆腐羹

［出处］

民间验方。

［功效］

降肝胃之火，下肠胃浊气，用于积滞胀满、大便不通，尤宜小儿内热便秘者。

［材料］

菠菜、豆腐各60克。

［调料］

淀粉、香油、盐、鸡精各适量。

［做法］

1 豆腐切丁；菠菜择洗干净，切小段，焯水备用。

2 锅中放入豆腐丁和适量水，煮5分钟，再放入菠菜略煮，加盐、鸡精调味，勾芡，淋香油即成。

专家箴言

菠菜可滋阴平肝，养血润燥，通便利肠，常用于肝胃火热所致便秘。《本草求真》中说它“既滑且冷，而味又甘，故能入胃清解，而使其热与毒尽从肠胃而出矣”。豆腐可益气和中，生津润燥，清热解毒，常用于胃热毒火、脾虚腹胀。《食鉴本草》说它“宽中益气，和脾胃，下大肠浊气，消胀满”。

脾胃虚寒者不宜多吃。

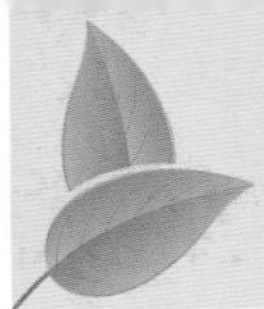

山楂陈皮饮

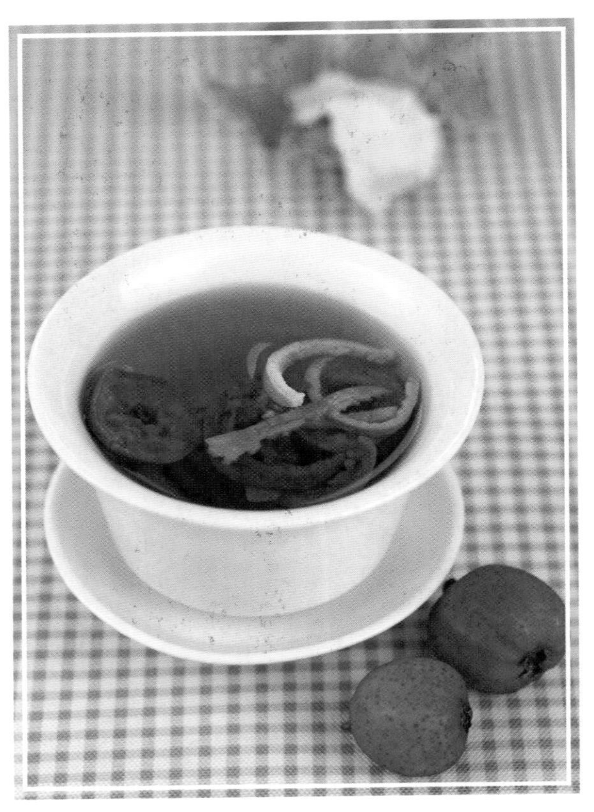

【出处】

民间验方。

【功效】

健胃消食，理气化痰，用于食积腹胀、腹痛腹泻、消化不良、饮食停滞。

【材料】

山楂干15克，陈皮6克。

【调料】

冰糖适量。

【做法】

将山楂干、陈皮和冰糖一起放入盖碗中，冲入沸水，加盖闷泡15分钟饮用。可多次冲泡，餐后代茶饮。

专家箴言

山楂可消食积，散瘀血，驱绦虫，善化肉食积滞。《本草通玄》中说："山楂，味中和，消油垢之积，故幼科用之最宜。"《医学衷中参西录》中说："山楂，若以甘药佐之，化瘀血而不伤新血，开郁气而不伤正气，其性尤和平也。"可见其安全有效。陈皮为橘皮晒干久制而成，可理气健脾，燥湿化痰，常用于胸脘胀满、食少吐泻、胃气上逆等。二者合用可增强消导顺气的作用。

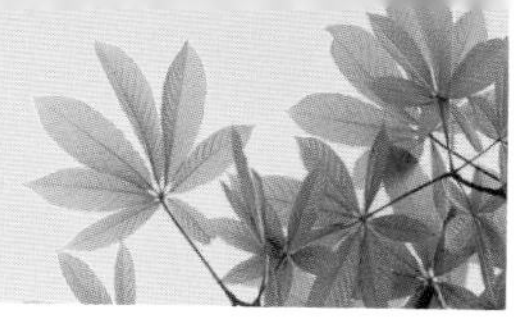

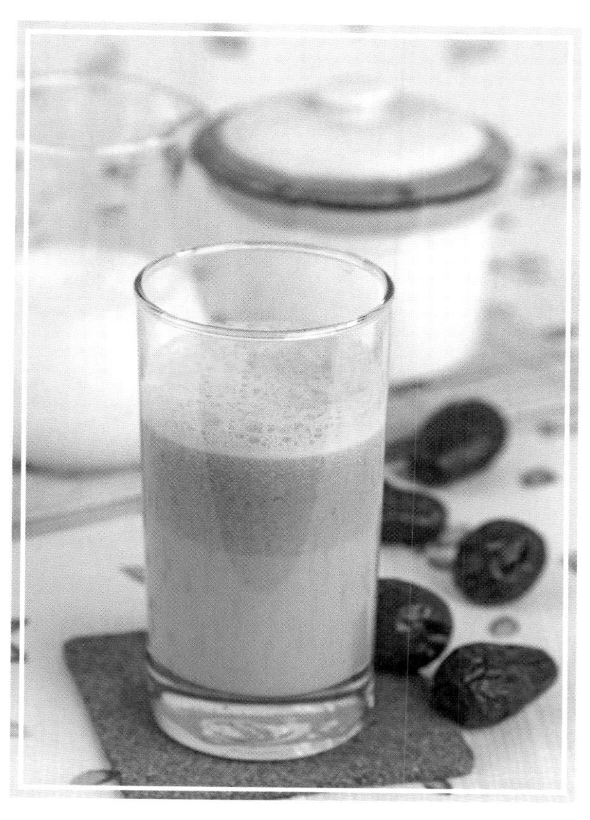

牛奶大枣饮

［出处］

《随息居饮食谱》。

［功效］

健脾益气，养胃润肠，补虚强体，用于小儿脾胃虚弱、食少吐泻、便溏或便秘、面黄肌瘦、倦怠乏力。

［材料］

牛奶 250 毫升，大枣 20 克。

［做法］

将大枣去核，研成粉，冲入热牛奶，搅匀后饮用。

给孩子选择牛奶时，应尽量用新鲜的原味纯牛奶，不要用添加各种口味的乳品饮料或脱脂牛奶。

专家箴言

牛奶可补虚损，益肺胃，生津润肠，常用于虚弱劳损、反胃噎嗝、消渴、便秘。《名医别录》说它“补虚羸，止渴下气”。《本草纲目》说它“治反胃热哕，补益劳损，润大肠，治气痢，除疸黄”。大枣可补中益气，养血生肌，常用于脾虚食少、乏力便溏。此方甘香可口，小儿脾胃虚弱、面黄肌瘦者尤宜饮用。

痰湿积滞者不宜多饮。

图书在版编目（CIP）数据

古方中的调脾胃家常菜 / 余瀛鳌，陈思燕编著 .—北京：
中国中医药出版社，2020.9（2023.1重印）
（简易古食方护佑全家人丛书）
ISBN 978 – 7 – 5132 – 6254 – 5

Ⅰ. ①古…　Ⅱ. ①余… ②陈…　Ⅲ. ①脾胃病 – 食物疗法 – 菜谱
Ⅳ. ① R256.305 ② TS972.161
中国版本图书馆 CIP 数据核字（2020）第 094758 号

中国中医药出版社出版
北京经济技术开发区科创十三街 31 号院二区 8 号楼
邮政编码　100176
传真　010-64405721
河北新华第二印刷有限责任公司印刷
各地新华书店经销

开本 710 × 1000　1/16　印张 13　字数 140 千字
2020 年 9 月第 1 版　2023 年 1 月第 2 次印刷
书号　ISBN 978 – 7 – 5132 – 6254 – 5

定价　59.00 元
网址　www.cptcm.com

服务热线　010–64405510
购书热线　010–89535836
维权打假　010–64405753

微信服务号　zgzyycbs
微商城网址　https：//kdt.im/LIdUGr
官 方 微 博　http：//e.weibo.com/cptcm
天猫旗舰店网址　https：//zgzyycbs.tmall.com

如有印装质量问题请与本社出版部联系（010-64405510）